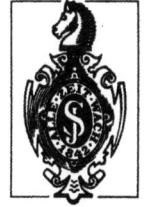

Annette Bauer

Minimale cerebrale Dysfunktion und/oder Hyperaktivität im Kindesalter

Überblick und Literaturdokumentation

Ein Leitfaden für Eltern,
Lehrer, Psychologen und Ärzte

Unter Mitarbeit von Werner Liebig

Springer-Verlag
Berlin Heidelberg New York Tokyo

Dr. Annette Bauer
Deutsche Sporthochschule Köln
Postfach 45 03 27, D-5000 Köln 41

ISBN-13:978-3-540-16367-1   e-ISBN-13:978-3-642-71113-8
DOI: 10.1007/978-3-642-71113-8

CIP-Kurztitelaufnahme der Deutschen Bibliothek. Bauer, Annette: Minimale celebrale Dysfunktion und/oder Hyperaktivität im Kindesalter: Überblick u. Literaturdokumentation; e. Leitf. für Eltern, Lehrer, Psychologen u. Ärzte / Annette Bauer. Unter Mitarb. von Werner Liebig. - Berlin; Heidelberg; New York; Tokyo: Springer, 1986
ISBN-13:978-3-540-16367-1

Das Werk ist urheberrechtlich geschützt. Die dadurch begründeten Rechte, insbesondere die der Übersetzung, des Nachdrucks, der Entnahme von Abbildungen, der Funksendung, der Wiedergabe auf photomechanischem oder ähnlichem Wege und der Speicherung in Datenverarbeitungsanlagen bleiben, auch bei nur auszugsweiser Verwertung, vorbehalten. Die Vergütungsansprüche des § 54, Abs. 2 UrhG werden durch die „Verwertungsgesellschaft Wort", München, wahrgenommen.

© Springer-Verlag Berlin Heidelberg 1986

Die Wiedergabe von Gebrauchsnamen, Handelsnamen, Warenbezeichnungen usw. in diesem Werk berechtigt auch ohne besondere Kennzeichnung nicht zu der Annahme, daß solche Namen im Sinne der Warenzeichen- und Markenschutz-Gesetzgebung als frei zu betrachten wären und daher von jedermann benutzt werden dürften.

Vorwort

Dieses Buch ist Teilergebnis einer langjährigen wissenschaftlichen Auseinandersetzung mit dem Problemkreis der minimalen cerebralen Dysfunktion und einer entsprechenden praktischen Arbeit mit MCD-Kindern. Die dabei gewonnenen Erkenntnisse weisen aus, daß bei Eltern und Lehrern ein zum Teil erhebliches Informationsdefizit über das Symptombild besteht, wodurch es mitunter zu folgenschweren Fehlhaltungen, Fehleinschätzungen und Fehlurteilen kommt. Gleichzeitig besteht eine hohe Bereitschaft und ein intensives Bestreben, sich über die Ursachen, Erscheinungsformen und Behandlungsmöglichkeiten zu informieren, um den Kindern helfen und ihre Gesamtentwicklung fördern zu können. Die Tatsache, daß viele Eltern oft erst nach langen Bemühungen eine angemessene Beratung und Hilfe für sich und ihr Kind finden, zeigt darüber hinaus, daß auch bei (Kinder)Ärzten und Psychologen spezielle Kenntnisse und konkrete Erfahrungen im Umgang mit MCD-Kindern noch nicht immer ausreichend vorhanden sind. Ebenso sind die zuständigen Stellen des öffentlichen Gesundheitswesens über die Problematik und die verschiedenen Möglichkeiten einer gezielten Einflußnahme zu wenig informiert, was dazu führt, daß eine Behandlung in vielen Fällen abgelehnt wird.
Das Buch soll dazu beitragen, allen unmittelbar und mittelbar Betroffenen und Interessierten eine ausreichende Informationsgrundlage zu vermitteln als Voraussetzung für ein angemessenes erzieherisches, therapeutisches und gesellschaftliches Handeln. Wenn auf diesem Wege erreicht wird, daß Kinder mit minimaler cerebraler Dysfunktion in ihren Besonderheiten und Problemen besser verstanden und akzeptiert werden und mögliche Anzeichen einer bestehenden Symptomatik frühzeitig erkannt und systematisch angegangen werden, wäre damit ein wichtiges Ziel erreicht.

Inhaltsverzeichnis

1	Vorbemerkungen	1
1.1	Zielsetzung und Begründung	1
1.2	Aufbau und Inhalt	1
1.3	Literaturauswahl	5
1.4	Bibliographische Angaben	7
2	Überblick zum Themenkreis	8
2.1	Begriffsfeld	8
2.2	Ursachen	18
2.2.1	Prä-, peri- und postnatale Risikofaktoren	22
2.2.2	Aktivierungsstörungen	26
2.2.3	Entwicklungs- und Reifungsverzögerungen	29
2.2.4	Vererbungsfaktoren	30
2.2.5	Biochemische Veränderungen	32
2.2.6	Nahrungsmittelunverträglichkeit	33
2.2.7	Umwelteinflüsse	35
2.3	Erscheinungsbild	38
2.3.1	Aktivitäts- und Antriebsstörungen	43
2.3.2	Wahrnehmungsstörungen	48
2.3.3	Motorische Störungen	52
2.3.4	Organisch-funktionelle Beeinträchtigungen	55
2.3.5	Lern- und Leistungsstörungen	57
2.3.6	Sprachstörungen	63
2.3.7	Affektiv-emotionale Störungen	65
2.3.8	Störungen des Sozialverhaltens	68
2.4	Diagnose	71
2.5	Therapiemöglichkeiten	87
2.5.1	Psychopharmakatherapie	94
2.5.2	Ernährungstherapie	103
2.5.3	Psychotherapie und Verhaltenstherapie	106
2.5.4	Eltern- und Familientherapie	116

2.5.5	Umwelt- und unterrichtsbezogene Maßnahmen	125
2.5.6	Teilleistungsorientierte Verfahren	132
2.5.7	Bewegungsorientierte Verfahren	139
2.6	Entwicklungsverlauf und Prognose	153
2.7	Literaturverzeichnis	158
3	Literaturdokumentation	163
3.1	Monographien	163
3.2	Sammelbände und Kongreßberichte	176
3.3	Beiträge aus Sammelbänden und Kongreßberichten	181
3.4	Zeitschriftenbeiträge	201
3.5	Register-Anhang	288
3.5.1	Schlagwortregister	288
3.5.2	Autorenregister	306

1 Vorbemerkungen

1.1 Zielsetzung und Begründung

Mit der vorliegenden Veröffentlichung wird versucht, ein Themengebiet zu dokumentieren und zugänglich zu machen, welches in den letzten Jahren in Theorie und Praxis immer mehr an Bedeutung gewonnen hat. Außer Ärzten und Psychologen interessieren sich vor allem Eltern und Lehrer für die möglichen Ursachen, Erscheinungsformen sowie Behandlungs- und Förderungsmöglichkeiten bei Kindern mit minimaler cerebraler Dysfunktion, da sie in zunehmendem Maße mit dieser Problematik konfrontiert werden. Zwar liegt zu diesem Thema ein großer Umfang an wissenschaftlichen Publikationen vor, die für den interessierten oder unmittelbar betroffenen Personenkreis allerdings kaum noch überschaubar und häufig nur schwer erreichbar sind. Aus diesem Grund sind bereits vorliegende Kenntnisse, Anregungen, Hinweise und Hilfen oftmals nicht ausreichend bekannt und können für Erziehung und Therapie nicht immer in dem erforderlichen Ausmaß genutzt werden. Die nachfolgenden theoretischen Ausführungen und die sich daran anschließende Literaturdokumentation sollen einen ersten Einblick und Überblick zum Themenkreis der minimalen cerebralen Dysfunktion und/oder Hyperaktivität im Kindesalter vermitteln und die Möglichkeit zu einer kritischen Auseinandersetzung mit der Problematik eröffnen. Dazu gehören grundlegende medizinische, pädagogische und psychologische Erkenntnisse ebenso wie spezielle theoretische Konzeptionen, empirische Untersuchungsbefunde oder Erfahrungsberichte aus der Praxis.

1.2 Aufbau und Inhalt

Der erste Teil des Buches enthält eine Zusammenfassung der wichtigsten Aussagen zu folgenden Themenschwerpunkten: Begriffsfeld, Ursachen, Erscheinungsformen, Diagnose, Therapiemöglichkeiten und Entwicklungsverlauf bzw. Prognose. Die Symptomatik und die verschiedenen Behandlungsansätze werden relativ ausführlich dargestellt, da der Früherkennung und richtigen Beurteilung von Funktions-, Lern-, Leistungs- und Verhaltensstörungen ebenso wie der Besserung oder weitgehenden Beseitigung der Symptome eine maßgebliche Bedeutung zukommt. Auf zwei Behandlungsmöglichkeiten wird besonders umfassend eingegangen: die Psychopharmakatherapie, weil die zunehmende "Medizinisierung" und "Medikalisierung" kindlicher Verhaltensstörungen gegenwärtig noch umstritten ist, und die bewegungsorientierten Verfahren, weil diese in den letzten Jahren im Hinblick auf eine Förderung der Gesamtpersönlichkeit eine immer stärkere Gewichtung bekommen haben.

Aufgrund der großen Anzahl von Publikationen kann mit der theoretischen Einführung nur ein Ausschnitt aus der nachfolgenden Dokumentationsstudie wiedergegeben werden. Eine eingehende Erörterung und Diskussion in Form einer umfassenden Literaturübersicht würde den Rahmen des Buches überschreiten und der mehr praxisorientierten Zielsetzung nicht mehr gerecht werden. Die Ausführungen zum Thema stützen sich fast ausschließlich auf deutschsprachige Literatur. Die bibliographischen Angaben im Textteil sind bis auf wenige Ausnahmen mit denen der Literaturdokumentation identisch und können dort ermittelt werden. Auf Beiträge aus dem anglo-amerikanischen Sprachraum wurde nur zurückgegriffen, wenn für die Darstellung eines Sachverhaltes keine deutschsprachigen Publikationen vorlagen. Autoren, die nicht gleichzeitig auch in der Dokumentationsstudie erfaßt sind, werden in einem gesonderten Literaturverzeichnis im Anschluß an den Textteil zusammengefaßt.

Der zweite Teil des Buches umfaßt die bereits angespro-

chene Dokumentationsstudie, die mit 249 Titeln eine
Auswahl der wichtigsten, in den letzten beiden Jahrzehnten erschienenen themenrelevanten Veröffentlichungen darstellt. Jeder Beitrag wurde einer der folgenden Untergruppen zugeordnet:

- Monographien (21 Titel)
- Sammelbände und Kongreßberichte (9 Titel)
- Beiträge aus Sammelbänden und Kongreßberichten (32 Titel)
- Zeitschriftenbeiträge (187 Titel)

Unveröffentlichte Dissertationen, Habilitationsschriften, Diplomarbeiten, Staatsexamensarbeiten, Manuskripte und Vorträge wurden nicht mitaufgenommen, da die vollständige Erfassung und Beschaffung dieser Literatur selbst in Fachkreisen mit großen Schwierigkeiten verbunden ist.
Die Literaturdokumentation ist über alle Untergruppen hinweg fortlaufend nummeriert. Innerhalb der einzelnen Untergruppen sind die Titel nach Verfassern geordnet. Mehrere Beiträge desselben Verfassers werden in chronologischer Reihenfolge aufgeführt, bei gleichem Erscheinungsjahr erfolgt eine Unterscheidung durch arabische Buchstaben (a,b,c,). Die Ausdifferenzierung bezieht sich gleichzeitig auch auf das sich an den Textteil anschließende Literaturverzeichnis. Die bibliographischen Angaben, die in der Dokumentationsstudie nicht ermittelt werden können, müssen dort nachgeschlagen werden. Bei einem Autor und einem Mitverfasser erfolgt die Literaturangabe zunächst alphabetisch nach dem Koautor, dann chronologisch. Bei mehreren Autoren wird zunächst chronologisch vorgegangen, bei gleichem Erscheinungsjahr erst nach Anzahl der Koautoren und dann in alphabetischer Reihenfolge. Jede Dokumentation beinhaltet die jeweils wichtigsten Aussagen, unter besonderer Berücksichtigung von Fragestellung, Untersuchungsan-

satz oder theoretischer Konzeption, angewandten Methoden oder Testverfahren sowie erzielten Ergebnissen oder Erkenntnissen. Monographien wurden in ihrem Inhalt im Vergleich zu Zeitschriftenartikeln geringfügig weniger detailliert wiedergegeben, um den Umfang der Dokumentationen annähernd gleich zu gestalten. Ähnlich verhält es sich bei Sammelbänden oder Kongreßberichten, die mehrere Einzelbeiträge beinhalten und in bezug auf die angesprochenen Themengebiete zusammenfassend besprochen wurden, ohne daß der Einzelartikel in seinem vollen Inhalt ausführlich referiert wurde. Sammelbände mit zahlenmäßig überwiegend themenspezifischen Arbeiten wurden unter Auslassung nicht-relevanter Beiträge als Gesamtwerk dokumentiert. Wenn in einem Buch nur wenige themenrelevante Abhandlungen vorlagen, wurden diese der Kategorie "Beiträge aus Sammelbänden und Kongreßberichten" zugeordnet und an entsprechender Stelle besprochen.

Am Ende des Buches findet sich ein Registeranhang, der in ein Autorenregister und ein Schlagwortregister unterteilt ist. Das Autorenregister enthält in alphabetischer Reihenfolge alle Verfasser und Mitverfasser aus der Dokumentationsstudie. Die Ziffern beziehen sich auf die Numerierung der Titel. Die im Textteil zusätzlich erwähnten Autoren sind dem gesonderten Literaturverzeichnis zu entnehmen. Im Schlagwortregister wurden die einzelnen Beiträge im Hinblick auf eine möglichst vollständige und differenzierte Erfassung mit so vielen Stichworten erschlossen, wie es der Inhalt der jeweiligen Dokumentation zuließ. Die als Oberbegriff geltende Bezeichnung minimale cerebrale Dysfunktion ist im Stichwortkatalog nicht mehr aufgeführt. Synonyme Begriffe oder Teilsymptome wie leichte frühkindliche Hirnschädigung, Hyperaktivität, Hyperkinesie usw. wurden bei der Verschlagwortung hingegen mitberücksichtigt. Artikel, die sich ganz allgemein mit einer Thematik beschäftigen, wurden entsprechend übergeordneten Begriffen zugeteilt, wie beispielsweise dem Stichwort Therapie. Spezielle Fragestellungen oder Aspekte müssen unter den jeweiligen speziellen Schlagwörtern nachgeschlagen werden (z.B. Ernährungtherapie, Psychopharmakatherapie, Psychotherapie, Verhaltenstherapie usw.).

1.3 Literaturauswahl

Die Dokumentation beschränkt sich auf Publikationen über den Zeitraum von 1965 bis 1985. Die zeitliche Begrenzung auf die letzten zwanzig Jahre begründet sich darin, daß die Thematik und Problematik der minimalen cerebralen Dysfunktion ungefähr zu Beginn der sechziger Jahre im deutschsprachigen Raum aktuell wurde und vor allem in den letzten zehn Jahren immer mehr in den Vordergrund des Interesses gerückt ist. Die über den Gesamtzeitraum kontinuierlich angestiegene Zahl der Veröffentlichungen läßt dies unmittelbar deutlich werden. Eine Einschränkung auf deutschsprachige Literatur wurde vorgenommen, weil eine internationale Literaturdokumentation zu umfangreich geworden wäre und dem wissenschaftlichen Rahmen den Vorzug gegeben hätte. Hierdurch wäre die primär praxisorientierte Zielsetzung in Frage gestellt und die gewünschte Auseinandersetzung mit der Thematik erschwert worden. Gegen die Verwendung von internationalem Dokumentationsmaterial sprach auch die oftmals nur begrenzte Beschaffungs- und Zugriffsmöglichkeit sowohl für den Dokumentator, vor allem aber für den am Original interessierten Leser. Hinzu kam die Überlegung, daß sprachlich und soziokulturell bedingte terminologische Unterschiede die Literaturzusammenstellung und Auswertung mitunter erheblich erschwert hätten.

Die Dokumentation der Veröffentlichungen erfolgte sowohl unter wissenschaftstheoretischen als auch praktischen Gesichtspunkten, wobei einer sachlichen Darstellung der Vorzug gegeben wurde. Auf eine Wertung oder Beurteilung der einzelnen Arbeiten wurde verzichtet, um eine möglichst große Objektivität zu gewährleisten. Für die Literaturauswahl waren folgende Kriterien maßgebend:

- Veröffentlichungen, die im Titel einen konkreten Bezug zu irgendeinem Aspekt der minimalen cerebralen Dysfunktion und/oder Hyperaktivtät im Kindesalter aufweisen, wurden unabhängig von der Quantität und Qualität des Beitrages erfaßt.
- Arbeiten, bei denen die bibliographischen Angaben keine themenrelevanten Aussagen enthalten, die sich inhaltlich aber trotzdem mit der Fragestellung beschäftigen, wurden mitberücksichtigt, soweit sie bei der Literaturrecherche ermittelt werden konnten.
- Beiträge, die sich unter Verwendung anderer, zum Teil synonymer oder ähnlicher Begriffe mit der Gesamtproblematik oder Teilaspekten beschäftigen, und somit unmittelbar mit dem behandelten Themenkreis in Beziehung stehen, wurden mitaufgenommen. Hierzu gehören beispielsweise Bezeichnungen wie hirnorganisches Psychosyndrom, frühkindliches exogenes Psychosyndrom, Hyperkinesie, minimale Zerebralparese, motorische Unruhe, Hirnfunktionsstörung, leichte frühkindliche Hirnschädigung usw.

Publikationen, die nicht eindeutig einem dieser Auswahlkriterien zuzuordnen waren, blieben unberücksichtigt. Dadurch ist zu erklären, daß eine gewisse Anzahl von Störungsbildern, die der minimalen cerebralen Dysfunktion als Grenzbereiche zugerechnet werden können, nicht bearbeitet wurde. Dies gilt beispielsweise für den Bereich der Teilleistungsschwächen, zu dem zwar relativ viele Beiträge vorliegen, die sich aber häufig mit der Problematik ganz allgemein beschäftigen, zum Teil auch für Kinder mit minimaler cerebraler Dysfunktion zutreffend sind, aber nicht in jedem Fall speziell darauf bezogen. Der Begriff der Lernstörung geht ebenfalls zu einem gewissen Anteil in den Themenkreis mit ein, da die meisten MCD-Kinder zugleich auch mehr oder weniger ausgeprägte Lernschwierigkeiten aufweisen oder manchmal sogar eine Sonderschule für Lernbehinderte besuchen. Gleiches gilt für den Begriff der Verhaltensstörung, der für diese Kinder aufgrund ihrer verschiedenen Auffälligkeiten im Verhalten und Handeln ohne weiteres Gültigkeit besitzt, aber keineswegs gleichbedeutend damit ist, daß alle MCD-Kinder der sehr umfassenden Kategorie "verhaltensgestört" oder "erziehungsschwierig" zugeordnet werden können. Auch andere angrenzende Themengebiete wie Anfallsleiden, Risikokinder, Legasthenie usw. wurden von der Dokumentation ausgeschlossen. Im Hinblick auf eine sinnvolle Themeneingrenzung und einen vertretbaren Gesamtumfang wurde sowohl bei der thematischen Einführung als auch bei der Literaturdokumentation eine Einschränkung auf die Kernproblematik vorgenommen, mit all dem damit verbundenen Für und Wider.

1.4 Bibliographische Angaben

Die einzelnen Beiträge des Dokumentationsteils wurden unter Berücksichtigung folgender bibliographischer Angaben erfaßt:

- Monographien
  Verfasser; Titel; Verlag; Erscheinungsort; Erscheinungsjahr; Auflage; Umfang
- Sammelbände und Kongreßberichte
  Herausgeber; Titel; Verlag; Erscheinungsort; Erscheinungsjahr; Auflage; Umfang
- Beiträge aus Sammelbänden und Kongreßberichten
  Verfasser; Titel; Herausgeber des Sammelbandes oder Kongreßberichtes; Titel des Sammelbandes oder Kongreßberichtes; Verlag; Erscheinungsort; Erscheinungsjahr; Auflage; Seitenzahl
- Zeitschriftenbeiträge
  Verfasser; Titel; Zeitschrift; Jahrgang oder Band; Erscheinungsjahr; Seitenzahl.

2 Überblick zum Themenkreis

2.1 Begriffsfeld

Die derzeitige Diskussion um den Begriff "Minimale cerebrale Dysfunktion" kennzeichnet sich durch die grundsätzliche Problematik, daß das Erscheinungsbild häufig unterschiedlich beschrieben, bewertet und definiert wird. Außer dem inzwischen stark verbreiteten Terminus "Minimale cerebrale Dysfunktion" gibt es eine Vielzahl anderer, mehr oder weniger umfassender Bezeichnungen, die entweder als Synonyme verwendet werden oder bestimmte Teilaspekte des Phänomens abdecken. Hierzu gehören: Hyperaktivität bzw. hyperaktives Syndrom, Hyperkinesie bzw. hyperkinetisches Syndrom, motorische Unruhe, Impulsivitätsstörung, Unreife des Zentralnervensystems, leichte frühkindliche Hirnschädigung, minimale Zerebralparese, frühkindlich exogenes Psychosyndrom, Hirnreifungsverzögerung, leichte Hirnfunktionsstörung, zerebrale Leistungsstörung, neurogene Lernstörung, hirnorganisch-psychisches Achsensyndrom usw. Die Vielfalt der Begriffe macht deutlich, wie uneinheitlich die Auffassungen über das Störungsbild gegenwärtig noch sind, und läßt erkennen, daß dasselbe Phänomen von verschiedenen wissenschaftstheoretischen und fachdidaktischen Standpunkten aus unterschiedlich akzentuiert wird.

Im Verlauf der letzten Jahrzehnte erfolgte ein allmählicher Begriffswechsel von dem zunächst eng umschriebenen medizinischen Krankheitsbild der "Hyperkinesie" über die noch mit einem eindeutigen hirnorganischen Korrelat verbundene "minimale Hirnschädigung" (minimal brain damage/MBD) (STRAUSS u. WERNER 1941) zum mehr funktionalen Konzept der "minimalen Hirnfunktionsstörung" (minimal brain dysfunction/MBD) bzw. "minimalen cerebralen Dysfunktion" (MCD) (CLEMENTS 1966). Charakteristisch für diesen Wandel ist die zunehmende Auswei-

tung und immer stärkere Miteinbeziehung von Entwicklungsabweichungen und kindlichen Verhaltensstörungen. Erste kritische Stellungnahmen gegenüber dem MCD-Begriff erfolgten bereits unmittelbar nach seiner Einführung, weil das Konzept der minimalen Hirnschädigung trotz Begriffswechsel in einer fast unveränderten inhaltlichen Festschreibung übernommen wurde. Begünstigt wurde dies noch durch die im anglo-amerikanischen Sprachraum identischen Abkürzungen für "minimal brain damage" (MBD) und "minimal brain dysfunction" (MBD). Um einer solchen Verwechslung entgegenzuwirken, wird vor allem im deutschen Sprachraum der Begriff "Minimale cerebrale Dysfunktion" (MCD) bevorzugt. Allerdings steht auch diese Bezeichnung ohne eindeutige Veränderungen des Bedeutungsgehalts und der inhaltlichen Determinierung nahezu gleichwertig neben dem Begriff der leichten frühkindlichen Hirnschädigung und wird in der Mehrzahl der Fälle als Synonym verwendet. ROSS (1982) sieht darum in der Einführung des Terminus "Minimale cerebrale Dysfunktion" lediglich einen "semantischen Schachzug", um den Nachweis einer Hirnschädigung zu umgehen.
Trotz dieser Einwände und einer Vielzahl anderer Kritikpunkte, auf die im folgenden noch näher eingegangen wird, hat sich der praxisorientierte Begriff "Minimale cerebrale Dysfunktion" in internationalen Fachkreisen immer mehr durchgesetzt. Zur Zeit werden "unter diesem Symptombild ganz verschiedenartige, qualitativ und quantitativ kaum definierbare neurologische, psychische und neuropsychiatrische Symptome zusammengefaßt ..., die in ihrem Gesamtmuster in kein anderes bekanntes neurologisches oder psychiatrisches Krankheitsbild einzuordnen sind" (SCHIRM u. THIESEN-HUTTER 1981 b,136). Da das Störungsbild kein einheitliches Syndrom darstellt, sondern eher eine Summation von Einzelsymptomen ist, liegt eine verbindlich Definition bisher nicht vor. Gültig-

keit hat noch immer die bereits 1966 von CLEMENTS gegebene Begriffserklärung, wonach sich die Bezeichnung auf Kinder "von nahezu durchschnittlicher, durchschnittlicher oder überdurchschnittlicher Intelligenz bezieht, die gewisse Lern- und/oder Verhaltensstörungen aufweisen, welche einen geringen bis schweren Ausprägungsgrad erreichen können und die mit geringen Funktionsstörungen des Zentralnervensystems verbunden sind. Diese Abweichungen charakterisieren sich durch eine unterschiedliche Kombination von Beeinträchtigungen im Bereich von Wahrnehmung, Begriffsbildung, Sprache, Gedächtnis, Aufmerksamkeit, Impulskontrolle oder Motorik" (VOGT 1978,9).

Wenngleich in Fachkreisen häufig verwendet, wird der Begriff mitunter als wenig überzeugend und zutreffend beurteilt und hat im Verlauf der Jahre zu einer vielseitigen Kritik am MCD-Konzept geführt. Einige Autoren plädieren dafür, von der Hypothesierung eines umfassenden Syndroms abzusehen und stattdessen lieber eine Unterteilung in leichter zu objektivierende Einzelsymptome vorzunehmen (SCHWEIZER 1974; LEYENDECKER 1982; SCHMIDT et al. 1982 b). "Zerebrale Dysfunktion ist ... kein eigenes Syndrom, sondern eine syndromübergreifende oder syndromimmanente Zustandsbeschreibung" (ESSER u. SCHLACK 1984; XVIII). Eine Charakterisierung des Phänomens sollte sich aus diesem Grund besser nur auf die mit einer minimalen cerebralen Dysfunktion verbundenen Funktions-, Leistungs- und Verhaltensstörungen beschränken. Eine solche differenzierte Erfassung der einzelnen Symptome liefert unter Umständen mehr brauchbare Informationen als die Anwendung des umfassenden MCD-Begriffs. Je mehr nämlich die verschiedenen Symptome miteinander vermischt werden, umso schwieriger ist es, empirisch nachweisbare und interpretierbare Ergebnisse zu erzielen und in der Praxis in entsprechende Förderungsmaßnahmen umzusetzen. Andere Autoren lehnen die Konzeption eines MCD-Syndroms vollkommen ab, mit der Begründung, daß diese in zunehmendem Maße auf jedes Kind angewandt wird, das nicht ganz den normativen Erwartungen der Gesellschaft entspricht (SCHMITT 1977; BIERMANN u. TROTZEK 1981; STAPPER 1984; VOSS 1984). Ein so umfassender Begriff scheint schon allein deswegen überdenkenswert, weil "sich die Grenzen zwischen einem Persönlichkeitsbild, das durch eine minimale Hirnschädigung so geworden ist, und dem, was wir gemeinhin als Individualität oder persönliche Note eines Menschen bezeichnen, nicht selten verwischen bzw. fließende Übergänge erkennbar sind" (HARBAUER 1974,157).

Außer den bereits angeführten unterschiedlichen Standpunkten gibt es noch einige weitere Kritikpunkte, die immer wieder genannt und im folgenden kurz zusammengefaßt werden. So wird der MCD-Begriff vor allem deswegen in Frage gestellt, weil:

- es sich nicht um ein eigenes, exakt umschriebenes Krankheitsbild handelt, demzufolge eine Abgrenzung gegenüber anderen pathologischen Erscheinungsformen schwer möglich ist;
- durch die synonyme Gleichsetzung mit anderen Begriffen die Klarheit einer Definition und damit auch die Aussagewertigkeit eher gehemmt als gefördert wird;
- Ursachen und Pathogenese zur Zeit noch nicht hinreichend bestimmbar sind, so daß es sich in erster Linie um eine am Symptomkomplex orientierte Definition handelt, der eine eindeutige Kausalbeziehung fehlt;
- eine genaue und umfassende Beschreibung der verschiedenen Funktionsschwächen sowie Lern-, Leistungs- und Verhaltensstörungen bisher nicht vorliegt;
- eine sichere Erfassung und Beurteilung des Phänomens aufgrund der Vielschichtigkeit, Heterogenität und Undifferenziertheit der verschiedenen Primär- und Sekundärsymptome kaum möglich ist;
- eine medizinisch und/oder psychologisch fundierte MCD-Diagnose auf dem Hintergrund standardisierter Testverfahren noch nicht erstellt werden kann;

- die Zuschreibung von Ursachenfaktoren und Symptomen bisher ohne ausreichende wissenschaftliche Grundlage, empirische Belegung oder durch Replikation gesicherte Ergebnisse erfolgt;
- die Vielfalt der Abstufungen und Ausprägungen wie auch die Anzahl der Funktionsstörungen in dem Begriff nicht genügend repräsentiert werden;
- das Adjektiv "minimal" - im Gegensatz zu "maximal" - die Vermutung nahelegt, daß nur eine geringfügige Funktionsstörung vorliegt, was in Anbetracht des erheblichen Ausmaßes der Problematik nicht immer zutreffend erscheint.

(NISSEN 1972; BERGER 1977; BÖHME 1980; NEUHÄUSER 1980 a,c; SCHIRM u. THIESEN-HUTTER 1981 b; BACHMANN 1982; HÖGER 1983; KNÖLKER 1984; ESSER u. SCHLACK 1984,1985 u.a.).

Ergänzend zu den hier angeführten mehr wissenschaftstheoretisch begründeten Kritikpunkten wird der Begriff verstärkt auch unter praxisbezogenen Gesichtspunkten gewertet und diskutiert. Hingewiesen wird vor allem auf die Tatsache, daß mit der Bezeichnung in zunehmendem Maße eine Etikettierung und Stigmatisierung verbunden ist, ohne daß dafür eine ausreichende medizinisch-psychologische Grundlage gegeben ist (NEUHÄUSER 1980 a). Etikettierung meint dabei, daß das Störungsbild das Ergebnis sozialer Interaktionen und sozialpolitischer Zuschreibungsprozesse ist. Hier wird minimale cerebrale Dysfunktion nicht als Störung mit Krankheitswert (organisches Modell) oder als normabweichendes, fehlangepaßtes Verhalten (soziologischer Ansatz) gesehen, sondern die Bezeichnung selbst bildet die eigentliche Grundlage für die Entwicklung und Verfestigung des Symptomkomplexes. Eine solche Etikettierung ist zwangsläufig immer mit der Gefahr verbunden, daß die betroffenen Kinder allzu leicht als überdauernd geschädigt bzw. nicht normal eingestuft werden (VOSS 1983). Die Einschätzung und Erwartung bei Eltern und Lehrern, aber auch beim Kind selbst, können in erheblichem Maße eingeschränkt werden. Die Kinder sehen sich selbst in ei-

nem anderen Licht und werden nicht mehr ihren individuellen Fähigkeiten entsprechend objektiv beurteilt, sondern oftmals von vorneherein als lernschwierig oder verhaltensauffällig angesehen. LEYENDECKER (1982,56) weist darauf hin, daß eine Etikettierung nicht selten "von der Möglichkeit therapeutischer Beeinflussung der Umwelt ablenkt und die für eine möglicherweise psychisch bedingte Störung verantwortlichen Umweltbedingungen, Personen und Institutionen von der Verantwortung freispricht". Ebenso darf nicht übersehen werden, daß bei einer vorschnellen Kennzeichnung als MCD-Kind tatsächlich gegebene Lernbehinderungen mitunter verkannt, von Eltern zur eigenen Entlastung als durch eine minimale cerebrale Dysfunktion verursacht angesehen und pädagogisch falsch angegangen werden. Darüber hinaus kann eine Typisierung im Sinne einer sogenannten "self-fulfilling-prophecy" leicht einen selbstverstärkenden Charakter bekommen. Die Problematik wird verschärft, wenn das Kind sich selbst als MCD-Kind erlebt und bereits vorhandene Leistungs- und Versagensängste, Mißerfolgsmotivation und mangelndes Selbstwertgefühl zu Depression und Resignation führen. Bestehende Erziehungsschwierigkeiten können intensiviert werden, da das Kind seine Sonderstellung erkennt und seine Verhaltensauffälligkeiten teils bewußt, teils unbewußt in die Auseinandersetzung mit der Umwelt einbringt.
Selbst wenn diese Argumente offensichtlich machen, daß eine Etikettierung die Schwierigkeiten der betroffenen Kinder noch vergrößern kann, muß dies nicht immer so sein. Ein solcher negativer Effekt wird in der Regel nur dann auftreten, wenn Erziehungspersonen, Beratungsstellen und Vertreter des Gesundheitswesens nicht ausreichend über das tatsächliche Symptombild informiert sind, so daß sich falsche Meinungen, Einstellungen und Erwartungen bilden. Unter optimalen Bedingungen kann eine

derartige Kennzeichnung auch hilfreich sein. Dann nämlich, wenn dadurch erreicht wird, daß die Umwelt auf die individuellen Probleme der Betroffenen hingewiesen und aufmerksam gemacht wird und die Möglichkeit erhält, die Problematik von MCD-Kindern besser zu verstehen und sich entsprechend zu verhalten. Auf diese Weise können Fehleinschätzungen und Überforderungen weitgehend vermieden und eine Förderung im Sinne von Prävention und Therapie ermöglicht werden. Ein ausreichendes Problembewußtsein bei Eltern wie Lehrern kann eine positive Grundhaltung entstehen lassen. "Eltern können ihr Kind in einem 'positiven Licht' sehen. Ihr Kind braucht auf Grund seines 'neurophysiologischen Handicaps' positive Zuwendung und Hilfe und wird nicht mehr als 'böse' oder 'schwer-erziehbar' eingeschätzt" (MANGOLD 1974,96). Letztendlich darf nicht außer acht gelassen werden, daß ohne eine konkrete Bezeichnung des Syndroms, d.h. ohne eine gewisse Etikettierung, die Notwendigkeit einer therapeutischen Intervention und einer Kostenübernahme durch die zuständigen Stellen des öffentlichen Gesundheitswesens in Frage gestellt ist. Dies gilt nicht nur für den Zustand akuter Behandlungsbedürftigkeit, sondern insbesondere auch für den Bereich der Prävention. FRISCHKNECHT (1976) weist darauf hin, daß aus versicherungsrechtlichen Gründen der Arzt oftmals auch bei minimalen Funktionsstörungen dazu gezwungen ist, einen organischen Schaden nachzuweisen, um dem Kind die notwendige Behandlung zu ermöglichen.

Auch wenn die Bezeichnung "Minimale cerebrale Dysfunktion" aus den angeführten Gründen teilweise noch umstritten ist, wird sie auch positiv bewertet. Dabei begründen die Befürworter des MCD-Begriffes ihre Auffassung größtenteils anhand derselben Kriterien, die von den Gegnern als Kritikpunkte angeführt werden. So wird der Begriff vor allem deswegen bevorzugt, weil damit

eine umfassende Beschreibung des Erscheinungsbildes gegeben ist, die der Komplexität des Syndroms und der Spannweite der damit verbundenen medizinischen, pädagogischen und psychologischen Normvarianten am ehesten gerecht wird. Nach EICHLSEDER (1974 a,118) kann man "ruhig vorläufig von einem Syndrom sprechen", wenn man dabei nicht vergißt, daß man es mit sehr verschiedenartigen Kindern zu tun hat, "die einige, zwar sehr hervorstechende Eigenschaften gemeinsam haben, aber sich wahrscheinlich ätiologisch und pathogenetisch unterscheiden". In diesem Zusammenhang wird auch das Argument einer Symptomdifferenzierung mit der Begründung abgelehnt, daß es sich bei der minimalen cerebralen Dysfunktion gerade nicht um eine Summe von unabhängigen Einzelsymptomen handelt, sondern um ein Zusammenwirken verschiedener Funktions- und Teilleistungsschwächen. Eine isolierte Betrachtung spezieller Merkmalsgruppen oder Hauptkriterien wäre unter empirischen Gesichtspunkten zwar wünschenswert und gerechtfertigt, würde aber der Gesamtproblematik und Ganzheitlichkeit des Störungsbildes nicht entsprechen. TOUWEN (1982) betont diesbezüglich, daß es zu nichts führt, die Vielschichtigkeit der Symptomatik immer wieder als kritischen Punkt des MCD-Begriffes anzuführen, da gerade diese Vielfalt auch das Hauptkennzeichen sei, das durch die kausale Verknüpfung von neurologischen Funktionsstörungen und Verhaltensauffälligkeiten bedingt sei.
Als weiteres Argument wird angeführt, daß beim Begriff der minimalen cerebralen Dysfunktion mehr der funktionale Aspekt der Störung im Vordergrund steht und nicht mehr die Substratschädigung wie beim Begriff der leichten frühkindlichen Hirnschädigung. Eine konkrete Hirnschädigung ist bei MCD-Kindern nur selten feststellbar. Es handelt sich nachweislich eher um Funktionsstörungen, die im Verhaltens-, Lern- und Leistungsbereich sichtbar

und diagnostizierbar werden (NEUHÄUSER 1980 a,1981).
Der wesentliche Unterschied zwischen dem MCD-Konzept
und solchen "Konzeptionen, die in irgendeiner Form diese Krankheitsbilder auf eine Hirnschädigung im weitesten Sinne fixieren, liegt gerade in dem Wunsch, das ätiologische Moment zugunsten einer pathogenetischen Beschreibung auszuklammern" (BERGER et al. 1977,23).
Die mit dem Begriff verbundene Hervorhebung gestörter Funktionen des Verhaltens und Handelns wirkt auch der sogenannten "Medizinisierung" entgegen. Gemeint ist damit die Tendenz, Verhaltensabweichungen im Kindesalter aus verschiedenen Gründen in zunehmendem Maße als "Krankheit" und damit als Aufgabe der Medizin zu definieren (VOSS 1983). Die Bezeichnung "Minimale cerebrale Dysfunktion" ist nicht mehr nur medizinisch ausgerichtet, d.h. nicht allein die organischen Bedingungsfaktoren sind bestimmend und die Ursachen werden nicht mehr in erster Linie beim Individuum gesucht. Minimale cerebrale Dysfunktion wird vielmehr als das Produkt eines Interaktionsgeschehens im sozialen Kontext gewertet (CONRAD 1983).
Die Anwendung eines mehr übergeordneten Begriffes erscheint auch deswegen vertretbar, weil die Beschreibungskriterien viele Ähnlichkeiten, Gemeinsamkeiten oder Übereinstimmungen mit anderen hirnorganischen Krankheitsbildern aufweisen, wie dem hirnorganischen Psychosyndrom, dem frühkindlichen exogenen Psychosyndrom oder der leichten frühkindlichen Hirnschädigung. Es handelt sich fast immer um dieselben Phänomene, die je nach wissenschaftstheoretischem Hintergrund und individueller Sichtweise und Akzentuierung unterschiedlich gesehen werden. In diesem Sinne ist "die Bezeichnung minimale cerebrale Dysfunktion eine Zusammenfassung unterschiedlicher Symptome aus verschiedenen Bereichen und dient in dieser Form primär einer interdisziplinären Verständigung" (THIESEN-HUTTER u. SCHIRM 1981 b,190).

Letztendlich kann den zuvor genannten Kritikpunkten noch entgegengehalten werden, daß sich das Problem einer nicht eindeutigen, diagnostisch fundierten Definition sicherlich nicht nur bei der minimalen cerebralen Dysfunktion stellt, sondern gleichermaßen bei einer Vielzahl anderer Syndrome oder Krankheitsbilder. Zuweilen hat man den Eindruck, daß der MCD-Problematik aufgrund ihrer augenblicklichen Aktualität einfach mehr - vielleicht zuviel - Beachtung geschenkt wird. Andere medizinisch-psychologische Begriffe würden einer derart kritischen Prüfung, wie sie zur Zeit der minimalen cerebralen Dysfunktion auferlegt wird, ebenfalls kaum standhalten. Immer dann nämlich, wenn sich organische und psychische Bedingungsfaktoren mit Umweltkomponenten mischen, ist eine eindeutige Kausaldiagnose kaum möglich und demzufolge auch keine ätiologisch, pathogenetisch oder syndromatisch klar eingrenzbare Definition. Dies schließt jedoch nicht aus, daß der einzelne Betroffene und die Gesellschaft mit dem jeweiligen Symptombild konfrontiert und vor die Aufgabe gestellt wird, sich damit auseinanderzusetzen und zu helfen, unabhängig davon, ob eine wissenschaftstheoretisch abgesicherte und haltbare Definition vorliegt. Die Schwierigkeiten von sogenannten MCD-Kindern sind gegenwärtig in ihren individuellen und gesellschaftlichen Auswirkungen nicht zu übersehen und sollten nicht in Ermangelung eines absolut zutreffenden Begriffes beiseite geschoben, unterschätzt oder herabgemindert werden. Auch wenn zwischen dem in der Praxis immer häufiger gebrauchten Begriff "Minimale cerebrale Dysfunktion" und dem wissenschaftlich noch umstrittenen Begriff "Minimale cerebrale Dysfunktion" eine nicht zu übersehende Diskrepanz besteht, gibt es sicherlich MCD-Kinder mit allen ihren Problemen, die Ärzten, Psychologen, Lehrern und Eltern hinreichend bekannt sind, und entsprechend ernst genommen werden müssen.

2.2 Ursachen

Die schon bei der Begriffsbestimmung deutlich gewordene Unsicherheit und Vielschichtigkeit des MCD-Konzeptes zeigt sich gleichermaßen in den ätiologischen Erklärungsansätzen. SCHIRM u. THIESEN-HUTTER (1981 b,136) weisen darauf hin, daß der Begriff "Minimale cerebrale Dysfunktion" oder "leichte frühkindliche Hirnschädigung" den Anschein erweckt, "eine ätiologisch klar definierte Diagnose zu sein; dabei sind weder Ursachen noch Pathogenese hinreichend bekannt." Eine Beurteilung der Entstehungsbedingungen ist gegenwärtig nur im Sinne einer Wahrscheinlichkeitsaussage möglich und selten definitiv beweisbar. Dies bedeutet aber nicht, daß deswegen auch das Störungsbild in seiner Existenz notwendigerweise anzuzweifeln ist. Selbst wenn eine ausreichend bewiesene ätiopathogenetische Grundlage zur Zeit noch fehlt, sind die Besonderheiten und Schwierigkeiten von MCD-Kindern sicherlich gegeben. Die minimale cerebrale Dysfunktion ist hier kein Einzelfall. Es gibt andere psychopathologische Erscheinungsformen, deren Ursachen ebenfalls noch nicht eindeutig geklärt sind, die als Symptombild aber zweifellos bestehen und deshalb beachtet und gegebenenfalls behandelt werden müssen. Nach EICHLSEDER (1974 a,118) finden sich "in der Medizin, insbesonders in der Psychiatrie, mehrere Beispiele von Krankheiten, die lange Zeit ohne Kenntnis der genauen Zusammenhänge mit einem sehr dauerhaften diagnostischen Schildchen versehen blieben". Allerdings wird durch die noch bestehenden Unklarheiten die Erstellung einer genauen Diagnose und die Anwendung kausalorientierter Therapien wesentlich erschwert, wenn nicht zum Teil sogar unmöglich gemacht.

Die Ungewißheit in bezug auf mögliche Ursachen beruht
einerseits auf wissenschaftstheoretischen und unter-
suchungsmethodischen Unzulänglichkeiten, andererseits
auf grundlegenden Schwierigkeiten bei der ätiologischen
Zuordnung. Im ersten Fall liegen die Gründe vor allem
in einer noch zu geringen Anzahl an empirischen Untersuchungen, einem Mangel an differenzierten Befunden,
einer nicht immer einwandfreien Untersuchungsmethodik,
einer nur geringen Übereinstimmung schon vorliegender
Ergebnisse und einer nicht ausreichenden wissenschaftlichen Begründung und Absicherung durch entsprechend
systemorientierte Konzeptionen und Modellvorstellungen.
Im anderen Fall wird die Aufdeckung ätiologischer Faktoren ganz allgemein dadurch erschwert, daß die inter-
nen Wirkmechanismen und Wirkzusammenhänge bei einer
minimalen cerebralen Dysfunktion nur schwer erfaßt und
analysiert werden können. Die genaue ätiologische Zuordnung bestimmter Schädigungsfaktoren oder Störungs-
komponenten ist gegenwärtig kaum möglich. Die hirnorganische Bedingtheit in Form einer klar umschriebenen
Hirnschädigung konnte bisher nicht sicher nachgewiesen
werden, weshalb angenommen wird, daß dem Verhaltenssyndrom mit großer Wahrscheinlichkeit eine leichte
Hirnfunktionsstörung zugrunde liegt (LEMPP 1977; KNÖLKER
1984; STÄDELI 1984 a). Diese ist zwar theoretisch erklärbar, als organismischer, insbesondere zentralnervöser Prozeß in bezug auf Art, Ausmaß und Lokalisation
allerdings nur schwer bestimmbar und objektivierbar.
Die ätiologischen Erklärungen erfolgen darum fast
ausschließlich auf der Grundlage beobachtbarer Verhaltenssymptome und haben damit eher den Charakter von
Vermutungen. Eine sichere Ursachenzuschreibung der Symptome ist gleichermaßen schwierig, da sich primäre und
sekundäre Symptome zu späteren Entwicklungszeitpunkten

fast immer überlagern und nur selten voneinander trennen lassen. Darüber hinaus können dieselben Symptome auf unterschiedliche oder gleiche Verursachungsbedingungen zurückgehen, gleiche ätiologische Faktoren wiederum zu unterschiedlichen oder gleichen Erscheinungsbildern führen. Mitunter liegen irgendwelche Ursachen vor, ohne daß es überhaupt zum Auftreten einer minimalen cerebralen Dysfunktion kommt; oder aber es sind MCD-spezifische oder MCD-ähnliche Symptome zu beobachten, ohne daß entsprechende Verursachungsbedingungen nachweisbar sind. Letztendlich werden von verschiedenen Fachdisziplinen und Fachleuten je nach individueller Betrachtungsweise, theoretischem Standpunkt und wissenschaftlicher Ausrichtung unterschiedliche Ätiologiekomplexe bevorzugt behandelt und in den Vordergrund gestellt.

Die noch bestehenden Unklarheiten und Widersprüche lassen erkennen, daß eine eindeutige und genau umschriebene Ätiologie gegenwärtig nicht gegeben ist. Aus diesem Grund sollte nach Auffassung einiger Autoren auch besser nur von pathogenetischen Zusammenhängen oder Ätiopathogenese gesprochen werden (STEINHAUSEN 1976,1983; NEUHÄUSER 1980 d; STÄDELI 1984 a). Dies zumal eine minimale cerebrale Dysfunktion so gut wie nie die Folge von

Abb.1

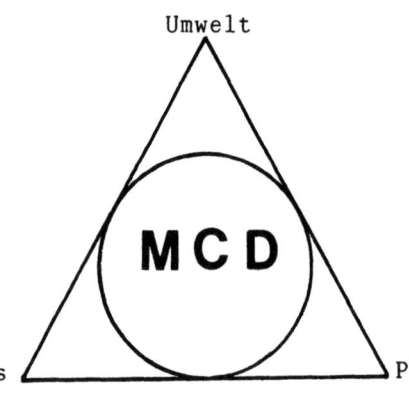

nur einem oder mehreren Schadensereignissen ist, sondern sich erst im Verlauf der Entwicklung durch das Zusammentreffen verschiedener potentieller Verursachungs-, Auslöse- oder Verstärkungsbedingungen innerhalb der Dimensionen Organismus, Persönlichkeit und Umwelt herausbildet und manifestiert (s.Abb.1). Die mangelnde Eindeutigkeit der Verursachungsbedingungen wie auch die Heterogenität und Vielschichtigkeit der Symptomatik machen eine einheitliche Ätiologie unwahrscheinlich und legen die Vermutung nahe, daß es mehrere Ursachen gibt. Allem Anschein nach gibt es nicht das MCD-Kind, sondern viele verschiedene MCD-Kinder. Da es sich offensichtlich nicht um ein monokausales Phänomen handelt, wird in zunehmendem Maße eine multifaktorielle bzw. multidimensionale Verursachung unter Berücksichtigung verschiedener subgruppenspezifischer Teil-Ätiologien diskutiert (STEINHAUSEN 1980 b; SCHENCK 1980; KNÖLKER 1981; BROCKE 1984 a,b,c; MARTINEZ et al. 1985). Dies bedeutet, daß dieselben Symptome bei verschiedenen MCD-Kindern durch unterschiedliche ätiologische und pathogenetische Bedingungen verursacht sein können. Darüber hinaus können die jeweiligen Verursachungsbedingungen bei demselben Kind einzeln oder vermehrt auftreten und wirksam werden, in unterschiedlicher Kombination vorkommen, sich gegenseitig beeinflussen und verstärken und zu Hirnfunktionsstörungen unterschiedlicher Art und Ausprägung führen. Es ist anzunehmen, daß zwischen den einzelnen ätiopathogenetischen Komponenten unmittelbare Wirkzusammenhänge und Wechselbeziehungen bestehen, so daß erst die Summation und Potenzierung der Teil-Ursachen für das endgültige Verhaltenssyndrom verantwortlich sind (BROCKE 1984,a,b,c). In der Regel wird das Erscheinungsbild der minimalen cerebralen Dysfunktion oder Hyperaktivität im Kindesalter mit folgenden Ätiologiekomplexen in Verbindung gebracht: hirnorganische Faktoren wie entzündliche, toxische oder traumatische Erkrankungen des Gehirns und/oder Risikofaktoren im prä-, peri- und postnatalen Zeitraum; Aktivierungsstörungen bzw. zentralnervöse Regulationsstörungen; Vererbungsfaktoren; Reifungs- und Entwicklungsverzögerungen des Zentralnervensystems; neuro- bzw. biochemische Veränderungen; Nahrungsmittelzusätze bzw. -unverträglichkeiten; psychogene Faktoren bzw. Umwelteinflüsse. Unabhängig davon können Störungen ihren Ursprung auch in vollständig unbekannten Ursachen haben (NISSEN 1974; SCHENCK 1980; WENDER u. WENDER 1980; BIERMANN u. TROTZEK 1981; BACHMANN 1982; HAFER 1984)

2.2.1 Prä-, peri- und postnatale Risikofaktoren

Über die Bedeutung hirnorganischer Erkrankungen und Risikofaktoren für die Entstehung einer minimalen cerebralen Dysfunktion ist man sich weitestgehend einig, da diese im Verhältnis zu anderen Diagnosegruppen bei MCD-Kindern wesentlich häufiger nachweisbar sind (SCHIRM et al. 1973; LEMPP 1978; SIEBER 1978; ONDARZA-LANDWEHR 1979; VOGT u. PECHSTEIN 1979; NEUHÄUSER 1980 b; STEINHAUSEN 1980,1983; STÄDELI 1984 a). Welche kausalen Zusammenhänge hier im einzelnen bestehen, ist allerdings noch offen, da es bisher nicht gelungen ist, spezielle Risikofaktoren für das Symptombild einzugrenzen. Bisher wird die Verursachung "überwiegend in einer leichten organischen Irritation des kindlichen Gehirn gesehen, die während der Schwangerschaft und des ersten Lebensjahres abgelaufen ist" (HARBAUER 1980,356). Solange die Art und das Ausmaß der Beteiligung einzelner Risikofaktoren oder bestimmter Kombinationen an der Entstehung einer Hirnfunktionsstörung noch nicht genau geklärt sind, sollte das "Vorhandensein von Risikofaktoren in der Schwangerschafts- und Geburtsanamnese nicht mit einer Schädigung des ZNS gleichgesetzt werden" (SCHIRM u. THIESEN-HUTTER 1981 b,137). Risikofaktoren können, müssen aber nicht zu einer minimalen cerebralen Dysfunktion führen. Mitunter kommt es dazu erst in Verbindung mit anderen Verursachungsbedingungen, insbesondere negativen exogenen Umwelteinflüssen. Risikofaktoren sind nach TOUWEN (1974) nur als erster Hinweis auf eine zukünftige Fehlentwicklung zu verstehen, genaue Aussagen über Wahrscheinlichkeit und Richtung sind jedoch nicht möglich. Ein isoliertes Ereignis kann möglicherweise Ursache für eine minimale cerebrale Dysfunktion sein, als Nachweis oder diagnostisches Kriterium ist es jedoch unzureichend, da das typische Bild der minimalen cerebralen Dysfunktion in der Regel das Resultat einer Summe verschiedener Einwirkungen oder Einflußfaktoren ist. Aussagekräftiger ist demzufolge das gleichzeitige oder vermehrte Auftreten verschiedener Risikofaktoren und neurofunktionaler Entwicklungsstörungen (HENSELMANN 1972; NEUHÄUSER 1980 b; SCHIRM u. THIESEN-HUTTER 1981 b; JUNGMANN 1983).

Bisher liegen erst wenige gesicherte Untersuchungsergebnisse und konkrete Aussagen über die Auftretenshäufigkeit und den Ausprägungsgrad von Risikofaktoren bei MCD-Kindern vor. Nach SCHENCK (1980) sind genaue Angaben vor allem deswegen kaum möglich, weil zwar bekannt ist, welche Noxen zu einer Hirnschädigung oder Hirnfunktionsstörung führen können, nicht jedoch, wie oft und wann sich aus diesen Einwirkungen tatsächlich eine eindeutige Hirnschädigung oder Hirnfunktionsstörung ergibt. Sicher ist allerdings, daß für die später zu erwartende Symptomatik vor allem zwei Faktoren entscheidend sind, der Zeitpunkt der Schädigung und die Wahrscheinlichkeit eines Sauerstoffmangels. Hinsichtlich des Zeitpunktes steht fest, daß dieser für das Ausmaß der möglichen Beeinträchtigungen von wesentlich größerer Bedeutung ist als Art und Ort der Schädigung (CORBOZ

1977; LEMPP 1978; SCHNEIDER 1978). Je früher das Ereignis eintritt, umso stärker wird das noch in der Entwicklung befindliche kindliche Gehirn davon betroffen. Auf einer frühen Entwicklungsstufe sind selbst geringfügige Schädigungen fast immer mit einer diffusen zerebralen Beeinträchtigung verbunden, da zu diesem Zeitpunkt aufgrund der erst geringen Ausdifferenzierung immer mehrere zentrale Funktionseinheiten betroffen sind. Außer dem Zeitpunkt der Schädigung ist vor allem eine unzureichende Sauerstoffversorgung von maßgeblicher Bedeutung. Für viele Risikofaktoren wird angenommen, daß sie das kindliche Gehirn erst dadurch schädigen, daß sie mit einem Sauerstoffmangel unmittelbar verbunden sind oder darin einmünden, insbesondere in Form von Hypoxie, Asphyxie oder Azidose. Schon die Unterbrechung der Sauerstoffzufuhr für wenige Minuten kann zu schwerwiegenden Folgen führen (HENSELMANN 1972; STÄDELI 1984 a). Auch wenn die Aussagewertigkeit und Gültigkeit von Risikobefunden noch nicht endgültig geklärt ist, können daraus doch wichtige Hinweise auf ätiologische Zusammenhänge abgeleitet werden. Dabei konzentriert sich die Abschätzung einer möglichen Beteiligung hirnorganischer Faktoren an der MCD-Symptomatik in erster Linie auf eine negative zentralnervöse Beeinflussung während Schwangerschaft, Geburt und erster Lebenszeit, also im prä-, peri- und postnatalen Zeitraum.

Zu den pränatalen Risikofaktoren zählen vor allem Blutungen während der ersten drei Schwangerschaftsmonate (Graviditätsblutungen), entzündliche Erkrankungen oder virale, bakterielle und parasitäre Infektionen bei der Mutter (z.B. Rötelnembryopathie, Toxoplasmose, Virus-Hepatitis), Diabetes, Schwangerschaftsgestose, uteroplazentare Durchblutungsstörungen, Belastungen durch Röntgenstrahlen, Fehl- und Mangelernährung sowie toxische Schädigungen durch Nikotin, Alkohol, Drogen- oder

Medikamentenmißbrauch. Aller Wahrscheinlichkeit nach
haben auch außergewöhnliche psychische Belastungen wie
Streß, Verlust einer nahestehenden Person oder irgend-
ein psychisches Trauma während der Schwangerschaft einen Einfluß auf das ungeborene Kind (BERNUTH 1971;
LEMPP 1978 a; VOGT u. PECHSTEIN 1979; SCHENCK 1980;
BACHMANN 1982; HARBAUER 1984; STÄDELI 1984 a).
Im Vordergrund aller Schädigungsmöglichkeiten stehen,
wie bereits angedeutet, die Ereignisse während der Geburt. Diese sind fast immer mit einem Sauerstoffmangel
verbunden und haben darum als potentielle Verursachungsbedingungen das größte Gewicht. Von Bedeutung sind Lageanomalien, Nabelschnurkomplikationen, instrumentale
oder operative Entbindungen (Kaiserschnitt-, Saugglok-
ken- oder Zangengeburt), Sturzgeburten, verlängerte
Wehentätigkeit oder Geburtsdauer, Beckenanomalien,
forcierte medikamentöse Geburtseinleitung, abweichen-
des Geburtsgewicht (Untergewicht) oder abweichender
Geburtstermin (Frühgeburt/Spätgeburt) (NISSEN 1972;
SCHIRM et al. 1973; VOGT u. PECHSTEIN 1978; JUNGMANN
1983).
Bei den postnatalen Schädigungen handelt es sich überwiegend um fieberhafte und entzündliche Erkrankungen
mit unmittelbarer Auswirkung auf zerebrale Funktionen
(Encephalitis, Meningitis, zerebrale Krampfanfälle)
oder Infektionskrankheiten (Scharlach, Keuchhusten,
Mumps, Windpocken, usw.), die vor allem im Säuglings-
und Kleinkindalter die Gefahr einer hirnorganischen
Mitreaktion beinhalten. Ebenso können Neugeborenen-
gelbsucht, Impfschäden, Atemstörungen oder Atemnotzu-
stände, Ernährungsstörungen, Vergiftungen, Verletzun-
gen oder Unfälle als Schädigungsmöglichkeiten in Betracht kommen (HARBAUER 1974; VOGT 1978; SCHENCK
1980).

2.2.2 Aktivierungsstörungen

Minimale cerebrale Dysfunktion wird im Hinblick auf das Leitsymptom der Hyperaktivität auch vor dem Hintergrund zentralnervöser Beeinträchtigungen als Folge einer Aktivierungsstörung diskutiert (STEINHAUSEN 1976; EISERT 1980; HARBAUER 1980; BROCKE 1984 a,b,c; FOCKEN et al. 1984). Ausgegangen wird von der Annahme, daß die Symptomatik vorwiegend Ausdruck einer Besonderheit des Aktivierungssystems ist. Damit ist gemeint, daß die Kinder sich in ihrem individuellen und konstitutionellen Aktivierungsniveau von anderen Vergleichsgruppen dahingehend unterscheiden, daß bei ihnen kein optimal leistungsfördernder Erregungszustand besteht. Als Folge einer Abweichung von der sogenannten Mittellage kann es sich entweder um ein habituell zu hohes oder zu niedriges Aktivierungsniveau mit entsprechender Tendenz zur Hyper- oder Hypoaktivierung handeln. Welche Art der Aktivierungsstörung der Symptomatik zugrunde liegt, konnte bisher nur theoretisch erklärt, empirisch aber nicht zufriedenstellend nachgewiesen werden. Es gilt zwar als gesichert, daß Störungen in der zentralnervösen Erregung und Hemmung dafür verantwortlich sind, die Erklärung auf der Grundlage einer einheitlichen Aktivierungstheorie ist jedoch nicht möglich.

Anfangs wurde das mit einer minimalen cerebralen Dysfunktion verbundene hyperaktive Verhalten als chronisch überhöhter Aktivierungszustand interpretiert, der seine Ursache in einer fortlaufenden Übererregung des Zentralnervensystems hat (LAUFER et al. 1957; FREIBERGS u. DOUGLAS 1969). Die These, daß Hyperaktivität eine Reaktion auf Überstimulation ist, gilt zur Zeit als unwahrscheinlich, da entsprechende Versuche gezeigt haben, daß die Symptomatik bei Reizreduzierung oder Reizarmut eher stärker als schwächer wird und die Kinder bei zusätzlicher Stimulierung sogar ruhiger werden.

Als weitere Möglichkeit wird angenommen, daß die Übererregung nicht die Folge gestörter zentralnervöser Erregungsprozesse ist, sondern vielmehr auf eine Störung der Hemmungszentren zurückzuführen ist (DYKMAN et al. 1971). Aufgrund einer mangelnden Reizdiskrimination, -selektion und -filterung können sich die Kinder gegen störende Außenreize nicht genügend abschirmen, so daß es zu einer Reizüberflutung und fortwährenden Überstimulation kommt. Diese wird in den Merkmalen der Hyperaktivität und Impulsivität freigesetzt und ausreguliert und kann zu weitreichenden Verhaltens-, Lern- und Leistungsstörungen führen.

Eine andere Begründung liegt darin, daß die zu beobachtenden Antriebs- und Aktivitätsstörungen nicht das Ergebnis übersteigerter Stimulation sind, sondern ganz im Gegenteil die unmittelbare Folge von Unterstimulation (ZENTALL 1977). Es handelt sich um ein Kompensationsverhalten, das dem Kind zur Erlangung des individuell als optimal empfundenen Aktivierungsniveaus dient. Dieses liegt bei MCD-Kindern sehr wahrscheinlich wesentlich höher als bei anderen Kindern, weshalb diese Kinder für das gleiche Leistungsniveau entsprechend mehr Stimulation brauchen. Ein Absinken des Erregungszustandes auf ein suboptimales Niveau wird durch Eigenstimulation verhindert und der Ausgangszustand wiederhergestellt. Hyperaktivität übernimmt also innerhalb eines Regelkreissystems die Funktion des Regulators und dient der Herstellung des individuellen psychophysischen Gleichgewichtes. Unmittelbar bestätigt wird diese Theorie durch die Tatsache, daß die Mehrzahl aller hyperaktiven Kindern auf eine Behandlung mit anregenden Psychopharmaka, sogenannten Stimulantien, positiv im Sinne einer Verminderung von Hyperaktivität und Impulsivität reagiert. Allem Anschein nach erübrigt sich durch die medikamentöse Erhöhung des Aktivierungsniveaus das reizaufsuchende Verhalten. Eine ähnliche Wirkung zeigt sich auch bei Aufgaben mit hohem Neuigkeitswert und bei einem ausreichenden Bewegungsangebot.

Als weitere Erklärungsmöglichkeit wird diskutiert, daß die Störungen im Aktivierungssystem unabhängig von einem zu hohen oder zu niedrigen Aktivierungsniveau, bzw. einer Über- oder Unterstimulation, auf einer mangelnden Anpassung zentralnervöser Prozesse an situative Anforderungen beruhen (VAN DER SCHOOT 1977,1978; DOUGLAS 1980). In diesem Fall liegt die eigentliche Störungsquelle nicht im Aktivierungsniveau, sondern in der Regulations- und Steuerungsfähigkeit. Die unzureichende Kontrolle zwischen sensorischer Reizaufnahme und motorischer Umsetzung bildet die Ursache für hyperaktives Verhalten und die damit verbundenen Lern- und Leistungsstörungen. Bestätigt wird diese Annahme dadurch, daß viele MCD-Kinder keine überdauernde Tendenz zur Hyperaktivität aufweisen, sondern das Auftreten in Abhängigkeit von bestimmten Situationen oder Personen stark variieren kann. Die Kinder sind offensichtlich nicht dazu in der Lage, ihr Aktivierungsniveau zu modifizieren und den augenblicklichen Gegebenheiten anzupassen.

Welcher der aktivierungstheoretischen Ansätze tatsächlich zutrifft, ist gegenwärtig noch nicht sicher. Die ätiologischen Zusammenhänge sind zwar theoretisch nachvollziehbar und werden von BROCKE (1984 a,b) eingehend diskutiert und problematisiert, empirisch sind sie aber nur schwer beweisbar. Gestützt wird das ätiologische Modell vor allem durch das beobachtbare hyperaktive und impulsive Verhalten und Handeln der Kinder, die wirksame Reduzierung der Symptomatik durch Psychopharmaka sowie durch den Nachweis neuro- und psychophysiologischer Veränderungen im Bereich von Reaktionszeit, Hautwiderstand und Hautleitfähigkeit, EEG-Abweichungen (Alpha-Frequenz, Alpha-Rhythmus), Herzfrequenz und

Daueraufmerksamkeit (BERGER u. SCHUCH 1977; DORNETTE u. EISELE 1977; MARTINIUS 1977; PFROMM-TITTMANN 1977; SCHLACK 1977; EHRHARDT et al. 1985). Die zentralnervöse Regulationsstörung kann ebenso wie alle anderen Ursachen nur als Teil-Ätiologie oder Mitverursachungsbedingung einer minimalen cerebralen Dysfunktion verstanden werden. BROCKE (1984 b) sieht eine Bestätigung hierfür in der Tatsache, daß nur ca. 60 - 70 % aller hyperaktiven Kinder auf eine Stimulantienbehandlung positiv ansprechen und damit eine beeinflußbare Aktivierungsstörung aufweisen. Die Wirksamkeit der Psychopharmaka beweist aber auch, daß zwischen psychophysiologischen und biochemischen Verursachungsbedingungen ein enger Zusammenhang besteht und darüber hinaus genetische Faktoren und/oder Umwelteinflüsse gleichermaßen von Bedeutung sein können.

2.2.3 Entwicklungs- und Reifungsverzögerungen

Vor dem Hintergrund einer möglichen Entwicklungs- und Reifungsverzögerung des Zentralnervensystems wird die minimale cerebrale Dysfunktion häufig auch als Hirnreifungsverzögerung bezeichnet (HENSELMANN 1972; SIEBER 1978; LEMPP 1979; FRIEDRICH 1983; BROCKE 1984 a). Es wird davon ausgegangen, daß das Lebensalter bei MCD-Kindern nicht mit dem Entwicklungsalter übereinstimmt. Die Kinder sind auf einer früheren Entwicklungsstufe stehen geblieben und zeigen Verhaltensweisen, die denen jüngerer Kinder entsprechen. Diese Annahme wird zunächst einmal durch die Tatsache gestützt, daß MCD-Kinder häufig ein konstitutionell verändertes Aktivierungsniveau aufweisen, das ebenso wie die entsprechenden EEG-Aufzeichnungen eher für jüngere Kinder typisch ist und auf eine verzögerte kortikale Reifung hindeutet (SCHMIDT 1981 a; CAMMANN et al. 1984). Dabei gibt STEINHAUSEN (1983,959) jedoch zu bedenken, daß "Zeichen

eines Reifungsdefizits im EEG die Diagnose stützen, ... jedoch nicht als isoliertes Phänomen zur Zuschreibung einer cerebralen Dysfunktion führen" sollten. Weitere Anhaltspunkte für den Erklärungsansatz finden sich darin, daß das Verhalten der Kinder häufig als "unreif" beschrieben wird (PADILLA DE OLIVARES et al. 1977; KLICPERA u. HEYSE 1981) und ein Teil der Symptomatik - insbesondere die primären Erscheinungsformen der Hyperaktivität und Impulsivität - mit zunehmendem Lebensalter verschwindet (SCHMIDT 1973,1981 a.; WENDER u. WENDER 1980; ESSER u. SCHLACK 1985).
Wie BROCKE (1984 b,c) erläutert, sind die im einzelnen vorliegenden Bedingungsfaktoren noch nicht hinreichend geklärt, bedürfen einer weiteren wissenschaftlichen Absicherung und sollten darum noch kritisch bewertet werden. Außer Zweifel steht allerdings, daß die hier angesprochenen Verursachungsbedingungen sicherlich in enger Wechselbeziehung zu anderen Teil-Ätiologien wie etwa frühkindlichen Risikofaktoren, biochemischen Veränderungen oder Abweichungen im Aktivierungssystem stehen.

2.2.4 Vererbungsfaktoren

Genetische und konstitutionelle Komponenten werden bereits seit einigen Jahren mit der Entstehung einer minimalen cerebralen Dysfunktion in Verbindung gebracht. (SCHWEIZER 1974; HARTH 1976; VOGT 1978; BACHMANN 1982; BROCKE 1984 b). Auch hier ist noch weitestgehend offen, welcher Art die erbbiologische Bedingtheit ist und in welchem Umfang sie eine Rolle spielt. Aussagen und Meinungen hierzu sind noch weitestgehend spekulativ und teilweise widersprüchlich. Bislang wird die Verursachung entweder auf Chromosomenabweichungen oder normale Vererbungsvorgänge zurückgeführt, in deren Folge es zu strukturellen, zentralnervösen oder biochemischen Ver-

änderungen kommen kann. WENDER u. WENDER (1980) vermuten die Vererbung einer Störung im Monoamin- bzw. Katecholaminstoffwechsel oder zumindest eine gewisse Veranlagung für eine erhöhte Störanfälligkeit. VOGT (1978) sieht als weitere Möglichkeit eine vererbte Disposition zu Geburtskomplikationen, wie etwa eine Prädisposition zu Früh- oder Kaiserschnittgeburten. Darüber hinaus wird das gehäufte familiäre Vorkommen einer minimalen cerebralen Dysfunktion oder bestimmter MCD-Symptome als Unterstützung des Erklärungsansatzes gewertet (LEMPP 1978 a; SIEBER 1978; BACHMANN 1982; KALBE 1984). Zuweilen zeigen Geschwister oder Verwandte ein ähnliches Erscheinungsbild. Eltern berichten nicht selten, daß sie früher ähnliche Auffälligkeiten und Probleme hatten wie ihr Kind. In diesem Zusammenhang bezeichnen einige Autoren die Hyperaktivität im Kindesalter auch als vererbte Temperamentskonstellation (EICHLSEDER 1977 c; WENDER u. WENDER 1980). Weitere Hinweise auf eine hereditär-genetische Verursachung finden sich darin, daß das Symptombild bei Jungen weitaus häufiger nachgewiesen wird als bei Mädchen, so daß eine geschlechtsspezifische Disposition vermutet werden kann. Die Relation wird in der Regel mit 4:1, zuweilen sogar mit 9:1 angegeben (EICHLSEDER 1977 a; GWERDER 1978; SIEBER 1978; BAUER u. LIEBIG 1985). Eine gewisse Absicherung erhält die Hypothese einer erblich bedingten Konstellation auch durch Zwillings- und Adoptionsstudien, die allerdings zum Teil noch mit dem Problem einer nicht immer einwandfreien Untersuchungsmethodik behaftet sind.
Grundsätzlich können aufgrund der bisherigen Erkenntnisse erbbiologische Belastungen als Ursache nicht ausgeschlossen werden. Sie können als Teil-Ätiologie zumindest für eine Gruppe von Kindern zutreffend sein, haben aber im Vergleich zu anderen ätiologischen Fak-

toren einen geringen Stellenwert und sind als alleinige Ursache unwahrscheinlich (KALBE 1984).

2.2.5 Biochemische Veränderungen

Seit einiger Zeit werden biochemische bzw. neurochemische Veränderungen im Hirnstoffwechsel als mögliche Ursache angeführt. Falls sich diese Vermutung als richtig erweist, könnten hierdurch manche bisher ungeklärten Zusammenhänge verständlich werden. Erklärt wird das Auftreten einer minimalen cerebralen Dysfunktion durch Störungen im zentralen Monoamin- bzw. Katecholaminstoffwechsel und ein unausgewogenes Verhältnis sogenannter Transmittersubstanzen, die für die Impulssteuerung verantwortlich sind (MARTINIUS 1977; ASAM 1978; WENDER u. WENDER 1980; FOCKEN et al. 1984). Unsicher ist noch, ob die Beeinträchtigungen der Transmitterfunktionen mehr auf ein Defizit bestimmter Substanzen wie Dopamin, Seretonin oder Norepinephrin zurückzuführen sind oder auf eine abweichende Relation der Transmitter untereinander. In beiden Fällen wird angenommen, daß Mangelzustände oder Fehlfunktionen zu Störungen in der Erregungsleitung führen und sich bei den Kindern in den typischen Symptomen der Hyperaktivität und Impulsivität, erhöhten Reizempfindlichkeit und Ablenkbarkeit, Konzentrationsstörung usw. bemerkbar machen. Der allmähliche Rückgang dieser Symptome wird dadurch erklärt, daß Defizite oder Mißverhältnisse im Transmitterbereich mit zunehmender Hirnreifung und fortschreitendem Lebensalter ausgeglichen werden, die zentralen Funktionsstörungen sich demzufolge verringern und es zu einer weitgehenden Normalisierung kommt.
Die Berechtigung dieser Verursachungshypothese begründet sich einerseits im Nachweis unterschiedlicher Stoffwechselkonzentrationen bei MCD-Kindern und anderen Vergleichsgruppen, die nach WENDER u. WENDER (1980) ent-

weder auf genetische Faktoren oder pränatale Entwicklungsabweichungen als Folge einer noch ungeklärten Virusinfektion zurückzuführen sind. Andererseits wird das Erklärungskonzept durch klinische und psychopharmakologische Studien gestützt, in denen sich eine Behandlung mit Stimulantien wie Amphetamin oder Methylphenidat als wirksam erwiesen hat, da diese Medikamente die notwendigen biochemischen Substanzen enthalten, unmittelbar auf den Hirnstoffwechsel einwirken und das bestehende Defizit ausgleichen (MARTINIUS 1977; VOGT 1978; FOCKEN et al. 1983).
Die pathologische Veränderung biochemischer Prozesse kann mit einer Vielzahl anderer Teil-Ätiologien in Verbindung stehen, wobei über die Art der Wechselbeziehung noch nichts genaues ausgesagt werden kann (BROCKE 1984 c). Neben den bereits angesprochenen Vererbungsfaktoren wäre denkbar, daß zwischen neurochemischen Auffälligkeiten und Abweichungen im Aktivierungsbereich gewisse Abhängigkeiten bestehen. Zu klären wäre dabei noch die Form der Einflußnahme, das heißt die Frage, ob neurochemische Veränderungen "Besonderheiten der Aktivierungsprozesse verursachen, sie 'modulieren' oder sie nur begleiten" (BROCKE 1984 c,126). Mögliche Zusammenhänge lassen sich auch zu schädigenden Umwelteinflüssen, wie etwa einer zu hohen Bleikonzentration, herstellen (BACHMANN 1982), zu Reifungsverzögerungen oder zur Hypothese einer biochemisch bedingten Nahrungsmittelunverträglichkeit (HAFER 1984).

2.2.6 Nahrungsmittelunverträglichkeit

Das ernährungsphysiologische Erklärungskonzept hat seinen Ursprung in den USA und ist in den letzten Jahren auch im deutschen Sprachraum in zunehmendem Maße beachtet und diskutiert worden. Ausgegangen wird von der Überlegung, daß allergische Reaktionen gegen bestimmte

Grundnahrungsmittel oder nahrungsbedingte Stoffwechselstörungen als Verursachungs- oder Auslösefaktoren für das Auftreten bestimmter MCD-Symptome verantwortlich sind (FEINGOLD 1973,1975 a,b,; HAFER 1984). Als Einflußfaktoren werden vor allem Farb- und Aromastoffe sowie Phosphatzusätze genannt, durch die der Hirnstoffwechsel nachteilig beeinflußt wird. Besondere Gewichtung haben dabei die anorganischen, sogenannten "additiven" Nahrungsmittelstoffe, die den Lebensmitteln in immer stärkerem Ausmaß aus verschiedenen Gründen, wie Konservierung, Geschmacksverbesserung, Farbgebung usw., beigefügt werden. Die Substanzen finden sich vor allem in bestimmten Getränken und Süßwarenartikeln (Gummibärchen, Schokolade, Marzipan, Limonade, Coca-Cola, usw.), die von Kindern besonders bevorzugt werden. Es kommt zu einer Überdosierung, die eine Nahrungsmittelunverträglichkeit zur Folge hat oder aufgrund einer bereits bestehenden Überempfindlichkeit zu allergisch bedingten chemischen Veränderungen führt. Diese manifestieren sich in Hyperaktivität, Impulsivität oder anderen Verhaltens- und Leistungsstörungen. HAFER (1984,5) sieht die minimale cerebrale Dysfunktion als "Folge einer Nahrungsmittelintoxikation durch den seit 1950 entscheidend angestiegenen Phosphatgehalt der Nahrung."
Die Phosphatempfindlichkeit kann individuell verschieden sein, so daß nicht bei allen Kindern eine entsprechende Wirkung auf den Hirnstoffwechsel entsteht und zur Auslösung MCD-spezifischer Symptome führt. Es handelt sich auch hier um eine Teil-Ätiologie, da nur "ein kleinerer Prozentsatz hyperkinetischer Kinder (10-25 %) und speziell jüngere Kinder (in der Altersgruppe bis höchstens ca. 8 Jahre) günstig auf eine Additiva-freie Diät reagieren" (BROCKE 1984 b,52/53).
Der Erklärungsansatz wird durch entsprechende Untersuchungen teils bestätigt, teils auch widerlegt, wobei

Aspekte der Versuchsplanung, Versuchsdurchführung und
Untersuchungsmethodik eine entscheidende Rolle spielen
(STOLLEY et al. 1979; STEINHAUSEN 1980 a; WALTHER et
al. 1980; WALTHER 1982; HAFER 1984). Wenngleich die These einer Verursachung oder Auslösung durch Nahrungsmittelbestandteile wegen der noch nicht ausreichenden wissenschaftlichen Absicherung vorsichtig beurteilt werden
sollte, ist diese Ursachenkomponente durchaus denkbar
und läßt sich mit den biochemischen, aktivierungstheoretischen und genetischen Erklärungsansätzen teilweise
in gute Übereinstimmung bringen.

2.2.7 Umwelteinflüsse

Die bisherigen ätiologisch-pathogenetischen Begründungen dienten fast ausnahmslos dem Nachweis organischer
oder organismischer Ursachen. Psychogenen, psychodynamischen oder psychosozialen Faktoren wurde lange Zeit
vergleichsweise wenig Beachtung geschenkt. Erst die Erkenntnis, daß eine minimale cerebrale Dysfunktion eigentlich niemals ein eindimensionales, isoliertes Phänomen darstellt, sondern immer auch im sozialen Kontext
gesehen und gewertet werden muß, hat zu einer allmählichen Tendenzwende geführt (MINDE 1977 b; CONRAD 1983;
LÜPKE 1983; STAPPER 1984). Die zunehmende Betonung und
Berücksichtigung umwelt- und milieubedingter Faktoren
sucht die ursächlichen Bedingungen nicht mehr in erster
Linie beim Kind, sondern gleichermaßen im sozialen und
gesellschaftspolitischen System. Nach CONRAD (1983) ist
die Verhaltensproblematik von MCD-Kindern eigentlich
keine Krankheit, sondern eine Anpassung an die jeweilige soziale Situation. Allerdings lassen sich Anpassungsstörungen als Folgeerscheinungen später oftmals nur
schwer von der Grundstörung oder primären Verursachungsbedingung abgrenzen. BIERMANN u. TROTZEK (1981,813) beschreiben "die MCD als ein gesellschaftliches Phänomen".

VOSS (1984,11) hebt hervor: "Das 'auffällige', das 'störende' Kind ist in der Regel Ausdruck einer 'Störung' in der sozialen Lebenswelt, im gesamten sozio-ökologischen Feld des Kindes". Im Vordergrund stehen dabei die Systembedingungen von Familie, Schule und Gesellschaft - die situativen und personellen Wechselbeziehungen zwischen Kind, Eltern und Geschwistern, zwischen Kind, Freunden und Mitschülern, zwischen Kind und Lehrern, zwischen Kind und Sozialstruktur.
Auch wenn die Bedeutung von Umgebungsfaktoren und sozialem Milieu für die MCD-Symptomatik unumstritten ist, besteht noch Unsicherheit und Uneinigkeit darüber, ob psychodynamische und sozioökonomische Faktoren das Symptombild auslösen, reaktiv verstärken oder als eigenständige ätiologische Verursachung in Frage kommen. Die Auslöse- und Verstärkungsfunktion umweltbedingter Ursachen wird bereits darin deutlich, daß minimale Hirnfunktionsstörungen oder Hirnschädigungen keineswegs immer zum Erscheinungsbild einer MCD führen müssen. In einer harmonischen und entwicklungsfördernden Umwelt kann sich das Kind vollkommen unauffällig entwickeln. Negative Umwelteinflüsse stellen hingegen für das Kind aufgrund seiner leichten Irritierbarkeit und hohen Empfindlichkeit gegenüber äußeren Reizeinflüssen und Belastungsfaktoren von vornherein eine erhöhte Gefährdung dar. Nach BIERMANN u. TROTZEK (1981,806) ist "das Erscheinungsbild der minimalen cerebralen Dysfunktion ... somit eine an eine bestimmte prägungsbereite Entwicklungsphase gebundene Symptomatik". Gerade bei minimalen Beeinträchtigungen können deprivierende Umwelt- und Sozialisationsbedingungen den Entwicklungsverlauf wesentlich beeinflussen und mit darüber entscheiden, ob Kompensationsprozesse in Gang gesetzt werden oder vorhandene Defizite noch verstärkt werden (PECHSTEIN 1974; ONDARZA-LANDWEHR 1979; BACHMANN 1982; JUNGMANN

1983). Die Gefahr einer reaktiven Störung bei frühkindlichen zerebralen Funktionsbeeinträchtigungen ist nicht zuletzt deswegen erheblich größer, weil die organische Bedingtheit der Entwicklungsverzögerung oder Fehlentwicklung oftmals nicht oder erst zu spät erkannt und entsprechend falsch behandelt wird.
Ein weiterer Hinweis auf die Wirkung von Umwelteinflüssen findet sich darin, daß Auftreten und Ausprägung bestimmter Symptome, wie etwa Hyperaktivität, in Abhängigkeit von personellen und situativen Bedingungen stark variieren können. Uneingeschränkt bestätigt wird der Zusammenhang zwischen Hirnfunktionsstörung und Umwelt auch durch die Tatsache, daß die Sekundärsymptome einer minimalen cerebralen Dysfunktion ihre Ursachen fast ausschließlich in Umweltfaktoren haben, die die Entstehung und Aufrechterhaltung einer Fehlentwicklung und sekundären Neurotisierung begünstigen. Nicht selten spielen dabei bestimmte sozioökonomische Faktoren wie Schichtzugehörigkeit, Beruf, Familienverhältnisse, gesellschaftliche Bedingungen, aber auch Erziehungsstile und Erziehungsziele eine entscheidende Rolle (LEMPP 1973,1975 a; SCHLANGE et al. 1975; MINDE 1977 b; GÖLLNITZ 1979; ONDARZA-LANDWEHR 1979).
Ob und inwieweit psychosoziale und psychodynamische Bedingungen als eigenständige Ursachen in Frage kommen, ist noch nicht sicher erwiesen. Dies zumal die enge Wechselbeziehung zwischen Kind und Umwelt eine eindeutige Bestimmung der einzelnen am Symptombild beteiligten Komponenten und Wirkzusammenhänge kaum zuläßt. Umweltfaktoren erscheinen als alleinige Ursache schon deswegen möglich, weil ungünstige und deprivierende Sozialisationsbedingungen nachweislich zu Auffälligkeiten führen können, die denen einer minimalen cerebralen Dysfunktion entsprechen oder sehr ähnlich sind (PECHSTEIN 1974). Außer Frage steht, daß

Umwelteinflüsse auf alle bereits genannten ätiologischen und pathogenetischen Entstehungsbedingungen eine verstärkende Wirkung ausüben können.

2.3 Erscheinungsbild

Eine minimale cerebrale Dysfunktion kann mit ganz unterschiedlichen Merkmalen und Merkmalskombinationen verbunden sein und in verschiedenen Teilleistungsschwächen oder Lern-, Leistungs- und Verhaltensstörungen zum Ausdruck kommen. Ein einheitliches oder klar umschriebenes Erscheinungsbild gibt es nicht. Die Vielschichtigkeit, Heterogenität und Komplexität der Symptome ist für das Verhaltenssyndrom charakteristisch, zugleich aber auch kritischer Punkt, da eine genaue Symptomzuschreibung und Abgrenzung gegenüber anderen Störungsbildern kaum möglich ist.

Die Vielfalt der Symptomatologie hat im wesentlichen zwei Gründe. Einerseits spiegelt sie die ihr zugrundeliegenden unterschiedlichen ätiologischen und pathogenetischen Verursachungsbedingungen wider, andererseits ist sie das Ergebnis eines hochkomplexen Wirkgefüges, das sich aus dem Zusammenspiel verschiedener interner und externer Einflußfaktoren ergibt. Die Beziehung zwischen Hirnfunktionsstörung, Kind und Umwelt ist außerordentlich differenziert und kompliziert und führt zu entsprechend vielfältigen organischen, psychischen und sozialen Folgeerscheinungen. Diese können in bezug auf Auftretenshäufigkeit, Art und Ausprägung stark variieren und durch die jeweils vorherrschenden Umweltbedingungen ausgelöst, verstärkt oder auch kompensiert werden. HÖGER (1983) weist darauf hin, daß Spezifität, Ausmaß und Umfang des Störungsbildes wesentlich durch die familiären, schulischen und individuellen Bedingungen mitbestimmt werden. Insbesondere der Umgang der Familie mit dem Kind, das Verständnis der Lehrer und die Art und Weise, wie das Kind selbst mit seinen Problemen fertig wird, haben eine maßgebliche Bedeutung. Die Uneinheitlichkeit des Erscheinungsbildes ist somit erklärbar und verständlich, die Schwierigkeit einer genauen Erfassung, Beurteilung und Einordnung der Symptome bleibt jedoch bestehen. Als problematisch erweist sich beispielsweise die Tatsache, daß die verschiedenen Symptome häufig nicht gleichzeitig, sondern in zeitlicher Verschiebung auftreten. Viele Auffälligkeiten sind entwicklungsabhängig; sie können in einer Altersstufe noch normal sein, in einer anderen bereits pathologisch. MCD-Kinder können in einigen Bereichen vollkommen unauffällig sein, in anderen hingegen gestört. Bei manchen Beeinträchtigungen kommt es im Verlauf der Entwicklung oder durch gezielte Therapiemaßnahmen zu einer Besserung oder vollständigen Beseitigung der Symptome, einige bleiben bestehen, bei anderen wiederum ist eine Verschlechterung zu beobachten. Die Komplexität des Erscheinungsbildes kann ebenfalls sehr unterschiedlich sein. Manche Kinder sind nur in einigen wenigen Symptombereichen auffällig, andere zeigen eine ausgesprochene Symptomvielfalt. Zwischen den einzelnen Merkmalen oder Merkmalsgruppen bestehen zum Teil enge Zusammenhänge, so daß Störungen in einem Elementarbereich zwangsläufig zu mehr oder minder starken Abweichungen in anderen Funktionsbereichen führen. So wirkt sich eine Wahrnehmungsstörung fast immer auch auf die Motorik aus. Beide wiederum können isoliert oder in kombinierter Form zu Schulleistungsstörungen führen.

Je nachdem, ob das Erscheinungsbild mehr organisch oder mehr reaktiv bedingt ist, wird zwischen einer sogenannten Primär- und Sekundärsymptomatik unterschieden. ESSER u. SCHLACK (1984) fügen noch eine "Tertiärsymptomatik" hinzu. Primäre Störungen werden als unmittelbarer Ausdruck der Hirnfunktionsstörung verstanden, sind anfangs oft unauffällig und bleiben lange Zeit unentdeckt. Zu einer stärkeren Ausprägung und Verfestigung kommt es meistens erst unter erhöhten Umweltanforderungen und einer zunehmenden Einengung des Verhaltensspielraumes, so wie es im Kindergarten oder in der Schule der Fall ist. Sekundäre Störungen sind Folgeerscheinungen, die im Rahmen von Entwicklungs- und Sozialisationsprozessen entstanden sind. Sie ergeben sich dadurch, daß es beim Kind aufgrund bestimmter Primärsymptome zu einem veränderten Erleben der Umwelt kommt, zu veränderten Reaktionen des Kindes auf die Umwelt und zu veränderten Reaktionen von seiten der Umwelt auf das Verhalten des Kindes, mit dem Resultat einer komplexen wechselseitigen Beziehungsstörung. Die damit verbundenen negativen Erfahrungen führen beim Kind zu einer sogenannten "sekundären Neurotisierung" und bestimmen das gesamte Verhalten und Handeln (NISSEN 1975; LEMPP 1977,1979; GROSS-SELBECK 1980). Sekundärsymptome zeigen sich vor allem in einer affektiv-emotionalen oder sozialen Verhaltensproblematik, aber auch in Lern- und Leistungsstörungen. Sie sind fast immer mit erheblichen Erziehungs- und Schulschwierigkeiten verbunden, die in der Regel der Anlaß dazu sind, daß Eltern mit ihrem Kind eine Beratungsstelle aufsuchen.

Bei einer minimalen cerebralen Dysfunktion finden sich grundsätzlich immer mehrere Symptombereiche, wobei es sich in der Mehrzahl um sogenannte Sekundärerscheinungen handelt. Eine genaue Unterscheidung zwischen Primär- und Sekundärsymptomatik oder auch Tertiärsymptomatik ist zu späteren Entwicklungszeitpunkten oftmals nur noch schwer oder überhaupt nicht mehr möglich. Die einzelnen Merkmalsausprägungen lassen sich aufgrund von Überlagerung und gegenseitiger Verstärkung nachträglich nur noch schwer bestimmen und abgrenzen. Wenn SCHIRM u. THIESEN-HUTTER (1981 b,138) darauf hinweisen,

daß "die Notwendigkeit einer Trennung von primären und sekundären Symptomen ... bei der Diagnostik unumgänglich (ist), um zu besseren therapeutischen Ergebnissen zu gelangen", ist dies unter wissenschaftstheoretischen Gesichtspunkten sicherlich richtig und wünschenswert, in der Praxis aber kaum realisierbar.
Die Problematik einer eindeutigen Symptomzuweisung wird auch darin deutlich, daß es bisher keine einheitliche Kategorisierung der bei MCD-Kindern auftretenden primären, sekundären und tertiären Symptome gibt. Die Zuordnung einzelner Merkmale zu bestimmten Symptombereichen ist noch uneinheitlich, teilweise sogar widersprüchlich. Verschiedene Autoren wählen in Abhängigkeit von der jeweiligen Betrachtungsweise eine unterschiedliche Systematisierung und ordnen dieselben Merkmale einmal der Primärsymptomatik zu, ein anderes Mal der Sekundärsymptomatik. So wird die Konzentrationsschwäche einmal als unmittelbarer Ausdruck der Hirnfunktionsstörung zum primären Erscheinungsbild gerechnet, eine anderes Mal als sekundäre Folgeerscheinung von Hyperaktivität gewertet.
Neben einer nicht immer eindeutigen Unterscheidung zwischen Primär-, Sekundär- und Tertiärsymptomatik bestehen noch zusätzliche Abgrenzungsprobleme zwischen den sekundären Störungen einer minimalen cerebralen Dysfunktion und den "primär psychogenen Störungen im Sinne reaktiver Störungen, neurotischer und psychosomatischer Krankheitsbilder und sozialer Anpassungsstörungen" (SCHMIDT 1975,659), die nicht zwangsläufig auf eine Hirnfunktionsstörung zurückzuführen sind. Die offensichtlichen Schwierigkeiten bei der Symptomzuweisung und -differenzierung lassen die Frage aufkommen, ob auf eine Kategorisierung nicht besser ganz verzichtet werden sollte. Die damit verbundenen Widersprüchlichkeiten führen eher zur Verwirrung als zur Klarheit und

können insofern auch bei der Auswahl adäquater Therapiemaßnahmen nur wenig hilfreich sein. Dies zumal das Therapieangebot für MCD-Kinder zur Zeit ohnehin kaum Behandlungsformen umfaßt, die mit Sicherheit als Kausaltherapie bezeichnet werden können und an der Primärsymptomatik ansetzen.

Trotz der Vielschichtigkeit und Heterogenität der Symptomatik wird das Erscheinungsbild meistens einheitlich beschrieben, da bestimmte Entwicklungsabweichungen und Merkmalskomplexe in Verbindung mit einer minimalen cerebralen Dysfunktion relativ häufig zu beobachten sind. Nahezu die Hälfte aller Kinder kennzeichnet sich durch allgemeine Entwicklungsverzögerungen oder multiple Entwicklungsrückstände (HARBAUER 1974; STEINHAUSEN 1983). Isolierte Entwicklungsabweichungen im Bereich von Motorik, Wahrnehmung und Sprache sind ebenfalls in einem größeren Umfang nachweisbar als bei anderen Vergleichsgruppen. Darüber hinaus zeigen sich charakteristische Auffälligkeiten in unterschiedlicher Anzahl, Ausprägung und Kombination im Bereich von Aktivität und Antrieb, Motorik, Wahrnehmung, Sprache, organisch-funktioneller Leistungsfähigkeit, intellektueller Leistungsfähigkeit, Schulleistung, Affektivität und Emotionalität, Sozialisation und Kommunikation.

Bevor die einzelnen Symptombereiche im folgenden näher erläutert werden, sei ausdrücklich darauf verwiesen, daß von einer minimalen cerebralen Dysfunktion immer nur dann gesprochen werden sollte, wenn im Verlauf der Entwicklung mehrere Symptome oder Symptomkomplexe gleichzeitig oder zeitlich nacheinander aufgetreten sind. Wenn diese Symptomvielfalt nicht besteht oder sicher nachweisbar ist, möglicherweise sogar nur ein einziger Störungsbereich vorliegt, sollte dies nicht vorschnell als minimale cerebrale Dysfunktion bezeichnet werden. Die einzelnen Merkmale oder Auffälligkeiten können in der einen oder anderen Form bei allen Kindern zu irgendeinem Zeitpunkt der Entwicklung beobachtbar sein.

2.3.1 Aktivitäts- und Antriebsstörungen

Aktivitäts- und Antriebsstörungen zählen zu den Leit- oder Kernsymptomen. Als unmittelbare Auswirkung der Hirnfunktionsstörung werden sie fast ausnahmslos zur Primärsymptomatik gerechnet und charakterisieren sich in erster Linie durch Hyperaktivität, Impulsivität, erhöhte Reizempfindlichkeit, gesteigerte Erregbarkeit und/oder leichte Ablenkbarkeit. Grundsätzlich ist auch eine Aktivierungsstörung in Form von Hypoaktivität, d.h. Antriebsminderung oder -schwäche möglich. EICHLSEDER (1974 a,110) weist allerdings auf der Grundlage langjähriger praktischer Erfahrungen darauf hin, daß er "das immer wieder erwähnte hypomotorische Kind ... nie angetroffen (habe), vielleicht deshalb, weil es häufig als besonders brav und deshalb normal gilt, sich ruhig zu verhalten".
Psychodynamische Störungen treten selten als Einzelsymptome auf und führen fast immer zu weitreichenden und schwerwiegenden Beeinträchtigungen in anderen Funktions- und Verhaltensbereichen. Da sich die Auffälligkeiten überwiegend im motorischen Verhalten äußern, werden die Symptome häufig auch den motorischen Störungen im Sinne einer quantitativ veränderten Motorik zugeordnet. Verhaltensbeschreibungen wie "läuft ständig hin und her", "ist zappelig und unruhig", "redet ununterbrochen", "wippt dauernd mit den Füßen", "zeigt ein planloses, ungerichtetes, desorganisiertes und exzessives Verhalten", "ist unberechenbar und schwer zu lenken" usw. machen jedoch deutlich, daß es sich hierbei eher um eine Antriebsstörung handelt und weniger um eine motorische Minderleistung.

Die bereits bei der Ursachenproblematik angesprochenen unterschiedlichen Entstehungsmöglichkeiten hyperaktiven Verhaltens sind der Grund, daß in zunehmendem Maße gefordert wird, nicht mehr von Hyperaktivität schlechthin zu sprechen, sondern zwischen verschiedenen Formen der motorischen Unruhe zu differenzieren. Die zur Zeit am häufigsten gebrauchte Unterscheidung ist die zwischen "habitueller" bzw. "konstitutioneller" und "situativer" bzw. "reaktiver" Hyperaktivität (HARBAUER 1980; CONRAD 1983; NEUHÄUSER 1983 b). Im ersten Fall handelt es sich um eine chronische, situationsunabhängige Form, die auf eine hirnorganisch bedingte Aktivierungsstörung zurückzuführen ist. Im anderen Fall handelt es sich um eine umwelt- bzw. milieuabhängige motorische Unruhe, die in der einen oder anderen sozialen Situation nachweisbar ist, nicht aber in allen sozialen Bezugssystemen. So kann ein Kind zu Hause hyperaktiv sein, nicht aber in der Schule, in der Schule, aber nicht zu Hause oder vielleicht sowohl in der Schule als auch zu Hause, aber nicht in der Freizeit.

Die mangelnde Eindeutigkeit der Hyperaktivität hat einige Autoren dazu veranlaßt, eine noch weitergehende Differenzierung der Symptomatik vorzunehmen, wobei drei klinisch voneinander abgrenzbare Formen psychopathologischer Unruhe voneinander unterschieden werden. FRIEDRICH (1980) klassifiziert hyperaktives Verhalten in Abhängigkeit von verschiedenen ätiologischen Bedingungen als psychodynamisch, organo-psychisch oder funktionell, je nachdem ob dieses umwelt- bzw. konfliktbedingt ist, auf einer Hirnreifungsverzögerung beruht oder bei altersgemäßer Hirnreifung und ohne besondere psychodynamische Belastungen eine adäquate Selbststeuerung oder Verhaltenskontrolle rein funktionell nicht möglich ist. LÖWNAU (1977), NEUHÄUSER (1983 b)

und GROH (1985) sprechen von einer "zerebralen Unruhe",
"psychovegetativen Unruhe" und "neurotischen Unruhe".
Eine "zerebrale Unruhe" liegt vor, wenn sie als Symptom
einer minimalen zerebralen Funktionsstörung auftritt.
"Psychovegetative Unruhe" bezeichnet eine möglicherweise konstitutionell oder genetisch bedingte Komponente des Bewegungsverhaltens, die auf einer Disposition
zur psychovegetativen Labilität beruht und als Reaktion
auf eine Befindlichkeitsstörung zu verstehen ist."Neurotische Unruhe" entsteht vorwiegend durch negative Umwelteinflüsse, ist häufig Ausdruck einer psychogenen
Gehemmtheit und kommt besonders bei Kindern vor, "denen
zu Hause Ruhe und Gleichmaß fehlen, bei Kindern nervö-
ser Eltern, vor allem unausgeglichener, unzufriedener
Mütter" (HARBAUER 1980,355). Eine solch differenzierte
Betrachtungsweise macht es mitunter schwer, im Einzelfall immer genau zu entscheiden, um welche Form der motorischen Unruhe es sich handelt. Trotzdem ist eine
möglichst genaue Erfassung und Beurteilung vor allem
deswegen notwendig, weil sich hieraus unmittelbare Konsequenzen für notwendige Therapiemaßnahmen ergeben.
(SCHMIDT 1977; MARTINIUS 1977,1983; SCHIER 1979). Hyperaktivität als Folge einer Hirnfunktionsstörung bedarf eher einer medikamentösen Behandlung, Hyperaktivität als reaktive Verhaltensform eher einer Behandlung
im Rahmen heilpädagogischer und psychotherapeutischer
Maßnahmen.

Auch wenn in der Literatur immer wieder darauf hingewiesen wird, daß Hyperaktivität für die meisten MCD-
Kinder charakteristisch ist, muß dies nicht immer der
Fall sein. Hyperaktives Verhalten ist als Symptom zwar
häufig zutreffend, aber nicht zwingend notwendig. Eine
minimale cerebrale Dysfunktion kann auch ohne das Auftreten einer motorischen Unruhe vorliegen. Andererseits
sollte Hyperaktivität aus den bereits angesprochenen

Gründen nicht zwangsläufig mit minimaler cerebraler
Dysfunktion gleichgesetzt werden. Hyperaktives Verhalten kann auch ohne hirnorganische Verursachung auftreten und stattdessen durch ungünstige Umweltbedingungen,
Familienkonflikte oder eine gestörte Eltern-Kind-Beziehung, durch mangelnde Motivation oder auch wiederholte Frustration oder Mißerfolge verursacht werden
(MANGOLD 1975 a; HARBAUER 1980). Hyperaktivität kann
einerseits "als organisches Defizit aufgefaßt werden,
kann aber auch verstanden werden als eine Gegebenheit,
weil Kinder sich unter permanenter Überforderung und
Beanspruchung so entwickelt haben" (STAPPER 1984,17).

Bei der Beurteilung hyperaktiven Verhaltens müssen
Art und Ausmaß der motorischen Unruhe immer in Abhängigkeit von Entwicklungsstand, Lebensalter und/oder
Situation beurteilt werden. GROSS-SELBECK (1980) und
LÖWNAU (1977) weisen darauf hin, daß vermehrte Aktivität nicht von vornherein mit Hyperaktivität gleichgesetzt oder verwechselt werden darf, da sie auch Ausdruck von Funktionslust und Weltoffenheit sein kann.
Es gilt zu unterscheiden, ob es sich um eine Phase erhöhter Aktivität im Verlauf der kindlichen Entwicklung handelt, wie z.B. einen ausgeprägten Bewegungsdrang im Kleinkindalter, oder um motorische Unruhe
als pathologisches Symptom einer zerebralen Funktionsstörung oder psychischen Beeinträchtigung. Es darf
auch nicht außer acht gelassen werden, daß sich Hyperaktivität als Merkmal einer minimalen cerebralen Dysfunktion mit zunehmendem Lebensalter oftmals verringert
oder sogar ganz verschwindet. Umfang und Ausprägung
der Symptomatik sind in erheblichem Maße von situativen,
personellen und materiellen Bedingungen abhängig, aber
auch von bestimmten Tageszeiten oder speziellen Belastungsfaktoren. Entscheidend für eine Beurteilung und
pathologische Einstufung sind nicht in erster Linie die

quantitativen, sondern vielmehr die qualitativen Verhaltensänderungen wie Ungesteuertheit, Unkontrolliertheit und Situationsinadäquatheit. Dabei können die Angaben verschiedener Beobachter oder Bezugspersonen allerdings stark variieren. EICHLSEDER (1974,112) weist darauf hin, daß die "Bewegungsunruhe ... für den nicht in der Familie lebenden Beobachter manchmal schwer faßbar ist". Ebenso sind Aussagen zur Hyperaktivität häufig von der Sichtweise, Bewertung, Beobachtungsfähigkeit und Toleranz des Berichterstatters abhängig und müssen demzufolge sorgfältig geprüft werden. So werden Eltern, die selbst sehr temperamentvoll sind oder Lehrer mit einem relativ hohen Toleranzspielraum ein lebhaftes Kind weniger leicht als hyperaktiv, zappelig oder motorisch unruhig einstufen als Eltern, die in ihrem Verhalten nur eine geringe Dynamik aufweisen oder Lehrer, die an die Verhaltensdisziplin im Klassenraum hohe Anforderungen stellen. In diesem Zusammenhang wird gerade in letzter Zeit verstärkt diskutiert, ob es in vielen Fällen gar nicht so sehr die übermäßige Aktivität ist, die das motorisch unruhige Kind von anderen unterscheidet, als vielmehr das Ausmaß an Aktivität, das Erwachsene als unangemessen oder störend empfinden (LEMPP 1982; ROSS 1982; STAPPER 1984). Da Hyperaktivität somit eher ein relatives als ein absolutes Phänomen darstellt, müssen die Bedingungen, unter denen Kinder Anzeichen einer motorischen Unruhe erkennen lassen, immer genau analysiert werden. Aufgrund der gegenwärtig noch bestehenden Unsicherheiten in der Beurteilung und Differentialdiagnose sollte nach CONRAD (1983) anfangs besser immer nur von einer situationsspezifischen Hyperaktivität gesprochen werden. Die "Diagnose 'hyperkinetisches Syndrom' sollte erst gestellt werden, wenn die zugehörigen Symptome über einen Zeitraum von etwa 2 Jahren beobachtet werden" (GROSS-SELBECK 1980,287).

In unmittelbarer Beziehung zur Hyperaktivität steht
das Merkmal der Impulsivität. Beide Symptome treten
fast immer gemeinsam auf und sind sowohl für den Verhaltensstil als auch für den kognitiven Stil von MCD-Kindern bestimmend. Die mangelnde Impulskontrolle kennzeichnet sich durch die Unfähigkeit, Aktionen und Reaktionen zu reflektieren, einwirkende Reize abzuschirmen
oder zu selektieren, Handlungsfolgen vorauszusehen und
diese über ein ausreichendes Maß an Selbst-, Bewegungs-
und Handlungskontrolle zu regulieren. Charakteristisch
ist, daß diese Kinder einerseits einer erhöhten Störanfälligkeit unterliegen und andererseits selbst immer
wieder zum "Störenfried" werden (FRIEDRICH 1980; VOSS
1983).

2.3.2 Wahrnehmungsstörungen

Perzeptive oder perzeptiv-motorische Beeinträchtigungen
liegen bei der Mehrzahl aller MCD-Kinder vor und werden
aufgrund ihrer zerebralen Bedingtheit ebenfalls überwiegend zur Primärsymptomatik gerechnet (FOCKEN 1978).
Wahrnehmungsstörungen können weitreichende Folgen haben,
da sie "das Zustandekommen eines geordneten Ablaufs des
Wahrnehmungsvorganges und darüber hinaus der Bewegung,
der Gedächtnisleistungen, des Denkens, des Lernens und
des Handelns" beeinträchtigen (VOGT 1978,21). Gestört
ist in der Regel nicht die eigentliche Wahrnehmungsfähigkeit, d.h. die Leistung der Sinnesorgane. Es handelt sich vielmehr um spezielle Teilleistungsschwächen
oder um eine Veränderung von Wahrnehmungsqualität und
Wahrnehmungsstil (EICHLSEDER 1974 a; PERTHES u. TRAUTNER
1982). Auftretende Minderleistungen beruhen entweder
auf einer unzureichenden Entwicklung der Wahrnehmungsfunktionen oder einer mangelnden Umsetzung der Wahrnehmungsinhalte in entsprechende Handlungsmuster. Beeinträchtigt ist die Aufnahme, Verarbeitung und Wieder-

gabe von Reizen auf der "Intermodalitätsstufe" und im
Bereich der "serialen Integration" (AFFOLTER 1972,1984;
AYRES 1979,1984). Intermodale Störungen basieren auf
einer unzureichenden Herstellung von Verbindungen zwischen einzelnen Sinnesgebieten, bei serialen Integrationsstörungen können die wahrgenommenen Reize in ihrer
Reihenfolge nicht richtig analysiert werden. Charakteristisch hierfür sind mehr oder minder ausgeprägte
Schwächen bei der Reizerfassung, -unterscheidung, -gliederung, -strukturierung und -synthese, d.h. aufgenommene Reize können nicht gut und nachhaltig differenziert, auf ihre Merkmale unterschieden, gespeichert und
auf Abruf entsprechenden Reizen wieder zugeordnet werden.

Den verschiedenen Sinnesmodalitäten entsprechend werden visuelle, auditive und taktil-kinästhetische Perzeptionsstörungen unterschieden.
Leistungsschwächen im Bereich der visuellen Wahrnehmung sind bei MCD-Kindern bisher relativ umfassend
untersucht worden. Zum Ausdruck kommen sie vor allem
in der Gestalterfassung, der Figur-Grund-Wahrnehmung, der
Organisation von Wahrnehmungsinhalten und in der Wahrnehmungskonstanz (STIEGER 1972; WITTROCK 1973; CORBOZ
1977; VOGT 1978; FRIEDRICH 1980; THIESEN-HUTTER u.
SCHIRM 1981 a). Es werden Defizite beschrieben beim
gleichzeitigen Betrachten von Vorder- und Hintergrund,
beim Unterscheiden sich überschneidender Figuren und
Symbole, beim Vergleichen von Figuren unterschiedlicher
Form- und Farbgestaltung, bei der Rotation oder Umsetzung von Figuren, beim Erkennen von Symmetrie und
Regelhaftigkeit, beim Erfassen von prägnanten Wahrnehmungsinhalten oder Wahrnehmungsdetails. Daneben bestehen Schwierigkeiten beim Ordnen und Zusammensetzen
von einzelnen Gestalten oder Teilen zu einem Ganzen
sowie bei der Erfassung und Differenzierung von Teil-

gestalten. Visuelle Wahrnehmungsstörungen zeigen sich auch bei der Form-, Farb- und Größenerkennung und -unterscheidung. Sie betreffen sowohl qualitative als auch quantitative Merkmale. So können sich Minderleistungen in der Farbunterscheidung sowohl auf die Helligkeitsunterscheidung bzw. Farbqualität beziehen als auch auf die Differenzierung verschiedener Farben bzw. die Farbabstufung. Häufig kann dieselbe Farbe in unterschiedlicher Helligkeit nicht mehr unterschieden werden, oder ähnliche Farben werden miteinander verwechselt (GUTEZEIT u. OSWALD 1975).
Im akustischen Bereich zeigt sich eine Diskriminationsschwäche für Tonhöhen und eine Leistungsbeeinträchtigung im Richtungshören, insbesondere bei der Lokalisation beweglicher Tonquellen. Beides kann zu Orientierungsmängeln im Raum führen. Mitunter ist auch eine ausgeprägte Geräuschempfindlichkeit festzustellen.
Taktile Wahrnehmungsstörungen zeigen sich bei den meisten Kindern in einer mangelnden Diskriminations- und Identifikationsfähigkeit bei der Erfassung von Gegenständen nach Materialbeschaffenheit, Größe, Form, Gewicht und Raumlage (SPECHT 1976; FRIEDRICH 1980). Da die subjektive Empfindung beeinträchtigt ist, können die physikalischen Bedingungen der Umwelt nicht ungestört oder adäquat erkannt, verarbeitet und umgesetzt werden. Darüber hinaus besteht bei MCD-Kindern zuweilen eine taktile Übersensibilität, die nach AYRES (1979) Ausdruck einer allgemeinen Überempfindlichkeit des Zentralnervensystems ist. Sie kann sich in einer erhöhten Druck- und Hautempfindlichkeit äußern und möglicherweise mit der manchmal zu beobachtenden Ablehnung von Körperkontakt in Zusammenhang stehen.

Wahrnehmungsstörungen treten nicht nur als Teilleistungsschwächen auf, sondern kommen auf der Grundlage intermodaler und serialer Beeinträchtigungen häufig

auch in kombinierter Form vor. PERTHES u. TRAUTNER
(1981) haben nachgewiesen, daß die komplexen Leistungen
wie Visuomotorik und Motorik bei MCD-Kindern in der Regel weitaus stärker gestört sind als die einfachen sensorischen Leistungen. Visuell-taktil-motorische oder
visuell-auditiv-motorische Integrationsstörungen äußern
sich vor allem in einer unzureichenden Bewältigung von
Umweltanforderungen, da die Umsetzung visueller, akustischer oder taktiler Reize in motorische Handlungsabläufe wesentlich erschwert ist. Im Bereich der Körpermotorik zeigt sich dies in der Tatsache, daß Gesehenes, Gesagtes oder Gehörtes nicht angemessen in Aktion oder
Reaktion umgesetzt werden kann, d.h. Anforderungen oder
Anweisungen nicht adäquat befolgt werden. Erschwert ist
auch das Nachahmen von Geräuschen, Worten und Bewegungen. Perzeptiv-motorische Umsetzungsschwierigkeiten
führen häufig zu Schulleistungsstörungen, insbesondere
Lese- und Rechtschreibschwächen. Sie zeigen sich gleichermaßen in desorganisierten Zeichenleistungen, Mängeln der Schrift bzw. Schreibleistung, bei allen erhöhten Anforderungen an Fein- und Grobmotorik sowie im
Bereich von Auge-Hand-Koordination (z.B. Fangen und
Werfen) oder Auge-Körper-Koordination (z.B. Balancieren, Treppensteigen).
Perzeptiv-motorische Störungen intermodaler oder serialer Art sind auch die Ursache für Körperschemastörungen.
Diese kennzeichnen sich durch ein unvollständiges Bild
des eigenen Körpers in bezug auf Körperteile und -umfang, Körperfunktionen und -proportionen, Bewegungsmöglichkeiten sowie Lage und Stellung des Körpers im Raum.
Sie betreffen die Wahrnehmung des eigenen Körpers und
dessen Einordnung in zeitlich-räumliche Dimensionen.
Da die Position von Gegenständen in Bezug zum Betrachter nicht richtig wahrgenommen wird, sind Körperschemastörungen fast immer mit Raumwahrnehmungsstörun-

gen verbunden. Gegenstände können hinsichtlich Größe, Standort oder Abstand nur unzureichend zueinander und zum Betrachter in Beziehung gesetzt werden. Schwächen zeigen sich auch in der Rechts-Links-Unterscheidung oder in einer falschen Einschätzung sich bewegender Objekte nach Richtung und Geschwindigkeit. Höhen und Entfernungen können oftmals nicht richtig beurteilt und mit den körperlichen Voraussetzungen in Beziehung gesetzt werden. Umfassende Orientierungsstörungen, die mehrere Wahrnehmungsbereiche betreffen, können zu erheblichen Gefahrensituationen oder Anpassungsstörungen in unbekannter Umgebung führen. Oftmals liegt in den mangelnden und mißerfolgsgeprägten Umwelterfahrungen auch die Ursache für geringes Selbstvertrauen und Selbstunsicherheit oder für Angst und Aggression.

2.3.3 Motorische Störungen

Beeinträchtigungen der Motorik zeigen sich bei MCD-Kindern in den meisten Fällen schon sehr früh in einer allgemein verzögerten Entwicklung (GROSS-SELBECK 1980; LEMPP 1980; STEINHAUSEN 1980). In Abhängigkeit von Alter, Entwicklungsstand und Umweltanforderung können die Auffälligkeiten unterschiedlich ausgeprägt sein und in verschiedenen Funktionsbereichen auftreten wie z.B. Stato- bzw. Neuromotorik, Fein- und Grobmotorik oder auch Sportmotorik. Das Bewegungsverhalten kann sowohl quantitativ als qualitativ verändert sein. Ausmaß und Umfang der Bewegungsleistung werden vom jeweiligen Übungsstand und der Bewegungsbereitschaft des Kindes mitbestimmt. Die Anzahl der Bewegungsmuster ist aufgrund unzureichender Bewegungserfahrungen und überwiegender Mißerfolgserlebnisse häufig vermindert. SCHILLING (1977) weist darauf hin, daß es MCD-Kindern fast immer an der erforderlichen Bewegungskonstanz, aber auch an der notwendigen Bewegungsflexibilität und -variabilität fehlt. Unter ungewohnten Umweltbedingungen zeigt sich eine allgemeine Bewegungsunsicherheit, Bewegungsängstlichkeit oder Bewegungsgehemmtheit. Die Anpassungsfähigkeit ist erheblich eingeschränkt, da die Kinder infolge mangelnder Bewegungserfahrung und nur geringer Bewegungsfertigkeiten in neuen oder kritischen Situationen nicht auf ihre "Bewegungsreserven" zurückgreifen können. Es fällt den Kindern schwer, unter wechselnden Anforderungen ein situationsadäquates und aufgabenspezifisches Bewegungsverhalten zu zeigen.

Bewegungsstörungen erreichen bei MCD-Kindern zuweilen nur eine geringe Ausprägung und werden demzufolge nicht immer rechtzeitig erkannt. Gerade in der Alltagsmotorik sind diese Kinder lange Zeit unauffällig und können geringfügige Beeinträchtigungen weitestgehend ausgleichen. Die Übergänge zwischen einem normalen Bewegungsbild und pathologischen Bewegungsmustern sind in vielen Fällen fließend, so daß es gerade bei minimalen Bewegungsstörungen häufig schwierig ist, "eine Grenze zur Individualmotorik zu ziehen" (SCHILLING 1980,65). Deutliche Minderleistungen zeigen sich in der Regel erst bei speziellen Aufgabenstellungen oder unter erhöhten Anforderungen im Sinne einer erhöhten Komplexität und Schwierigkeit. Unter diesen Bedingungen können sie ein zum Teil erhebliches Ausmaß erreichen und sich auf die gesamte Entwicklung und Persönlichkeitsbildung des Kindes negativ auswirken.

Abweichungen in der neuro- oder statomotorischen Entwicklung äußern sich vor allem in pathologischen Reflexen oder überdauernden frühkindlichen Reflexmustern, in einem Fehlen der sogenannten Stell- und Gleichgewichtsreaktionen, in Abweichungen des Muskeltonus, Haltungsanomalien, bleibenden Asymmetrien, Koordinationsstörungen der Fein- und Grobmotorik, Dyskinesien, Mit-

bewegungen usw. (TOUWEN 1982). Da auch diese Auffälligkeiten häufig nur von geringer Ausprägung sind, werden sie in der Regel als sogenannte "soft signs" bezeichnet. Aufgrund mangelnder Eindeutigkeit können sie als Hinweis auf eine minimale cerebrale Dysfunktion gewertet werden, aber nicht als sicherer Nachweis für eine Hirnfunktionsstörung dienen.
In der Feinmotorik und -koordination sowie Finger- und Handgeschicklichkeit treten zum Teil erhebliche Minderleistungen auf (GROSS-SELBECK 1980; SCHIRM u. THIESENHUTTER 1981 b; KIPHARD 1983 a,b). Dies zeigt sich beim Malen und Zeichnen ebenso wie beim Schreiben, beim Umgang mit Messer und Gabel, beim Aus- und Anziehen bzw. Zuknöpfen von Kleidungsstücken, Schuhebinden, beim Basteln und Ausschneiden usw. Vor allem Störungen in der Graphomotorik erweisen sich immer wieder als schwerwiegende Beeinträchtigung, da sie auch für einen Großteil der Schulschwierigkeiten verantwortlich sind (LESIGANG 1978). Bei der Schreibmotorik können die Schriftbewegung, die Buchstabenformung und die Raumverteilung gestört sein. Das Schriftbild ist häufig unordentlich, wacklig, zittrig, eckig oder ausfahrend, die Zeilenabstände und Randbegrenzungen können nicht eingehalten werden. Mitunter zeigt sich ein häufiger Richtungswechsel. Die Schreibgeschwindigkeit ist oft verlangsamt, die Schreibhaltung verkrampft, Stifte werden häufig mit der ganzen Faust gehalten. Neben Schwächen in der motorischen Ausführung sind für die graphomotorischen Störungen vor allem das konstitutionell oder situativ überhöhte Erregungsniveau verantwortlich sowie Störungen der Raumwahrnehmung und Raumorientierung (SCHUCH u. FRIEDLER 1982).
Minderleistungen in der Grobmotorik oder Alltagsmotorik führen nicht selten bereits im Kleinkindalter zu einer

erhöhten Unfall- und Verletzungsgefahr, da die Kinder
ungeschickt, tolpatschig, unbeholfen, aber auch ausfahrend, unruhig oder ungestüm sind. Beeinträchtigungen
in der Grobmotorik beziehen sich vor allem auf qualitative Veränderungen der Bewegung in bezug auf Geschwindigkeit, Geschmeidigkeit, Anpassungsfähigkeit, Harmonie,
Genauigkeit, Dynamik, Umfang usw. (GROSS-SELBECK 1980).
Störungen im Bereich von Gesamtkörperkoordination und
Gleichgewicht bzw. statischer und dynamischer Koordination zeigen sich bereits in den ersten Entwicklungsjahren in einem späten Laufenlernen, häufigen Hinfallen,
Schwierigkeiten beim Treppensteigen, beim Roller-, Rollschuh- oder Radfahren. Sie äußern sich gleichermaßen in
einer Leistungsminderung beim Balancieren und Klettern,
beim Hüpfen, Springen, Werfen und Fangen oder bei speziellen sportmotorischen Fertigkeiten im Rahmen des
Schul- oder Freizeitsports.

2.3.4 Organisch-funktionelle Beeinträchtigungen

Minderleistungen in diesem Bereich stehen in engem Zusammenhang zu Störungen der Motorik und psychophysischen Regulationsfähigkeit. Sie beziehen sich auf
eine geschwächte Herz-, Kreislauf- und Atemfunktion
sowie auf die damit verbundenen Veränderungen der
Stoffwechselvorgänge und psychovegetativen Prozesse.
Charakteristische Merkmale einer verminderten allgemeinen körperlichen Leistungsfähigkeit sind bei MCD-
Kindern in erster Linie eine geringe Belastbarkeit
und schnelle Ermüdbarkeit, ein Mangel an Kraft und
Ausdauer und eine herabgesetzte Widerstandsfähigkeit
gegen Krankheiten. Die organisch-funktionellen Beeinträchtigungen werden häufig mit den leistungs- und
verhaltensbestimmenden Merkmalen der Hyperaktivität
und Impulsivität in Verbindung gebracht. Der mit der

motorischen Unruhe zwangsläufig gegebene hohe Energieverbrauch und -verlust wird als Ursache für die schnelle Ermüdbarkeit, schlechte Erholungsfähigkeit und leichte Erschöpfbarkeit angesehen. "Durch den enormen Kräfteverschleiß, welchen die motorische Unruhe nach sich zieht, befinden sich diese ... (Kinder) ... mehr oder weniger in einem Zustand chronischer Übermüdung" (KOBI 1967,13). Nach NISSEN (1974) sollten die Zusammenhänge in Abhängigkeit von der Art der motorischen Unruhe allerdings differenzierter gesehen werden. Während Kinder mit einer überwiegend konstitutionellen Hyperaktivität zu einer "praktisch nicht erschöpfbaren motorischen Unruhe" neigen, "immer erneute Reserven zu mobilisieren scheinen und den Eindruck eines psychomotorischen Perpetuum Mobile" erwecken, wird die neurotische Unruhe durch Phasen vorübergehender Erschöpfung unterbrochen (NISSEN 1974,791). Dabei darf allerdings nicht übersehen werden, daß gerade Zustände der Überforderung und Übermüdung zu Irritation und motorischer Unruhe führen können. Deshalb sollte chronische Hyperaktivität als scheinbar unerschöpfliche Aktivität nicht ohne weiteres mit geringer Ermüdbarkeit gleichgesetzt oder verwechselt werden. Wesentlich ist, daß es sich bei Ermüdung oder Erschöpfung immer um einen alle psychischen und physischen Funktionen betreffenden Zustand handelt, um eine Gesamtermüdung. Dies erklärt auch die unmittelbare Auswirkung organisch-funktioneller Beeinträchtigungen auf die Lernleistung und das Arbeitsverhalten in Form einer allgemeinen Verlangsamung des Lern- und Arbeitstempos. Es erklärt gleichermaßen die bei hyperaktiven Kindern zu beobachtenden Aufmerksamkeits- und Konzentrationsstörungen. Gerade Prozesse der Aufmerksamkeit und Konzentration sind zu einem erheblichen Ausmaß an "das Funktionieren körperlicher Prozesse und Organe gebunden" (RAPP 1982,63). Schnell abfallende Aufmerksamkeits- und Leistungskurven sind nicht selten Ausdruck einer vegetativen Regulationsstörung oder Folge psychophysischer Erschöpfung und leichter Ermüdbarkeit.

Zwischen organisch-funktionellen Beeinträchtigungen und der bei MCD-Kindern häufig auftretenden psychovegetativen Labilität bestehen ebenfalls enge Zusammenhänge. Diese äußert sich ganz allgemein in einer gestörten Befindlichkeit oder häufigem Unwohlsein. Charakteristisch sind auch gewisse Reizüberempfindlichkeiten gegenüber Licht, Geräuschen, Wärme usw., Wetterfühligkeit, gesteigerte Schmerzempfindlichkeit, Schlafstörungen oder verstärkte Neigungen zu psychosomatischen Beschwerden wie Kopf-, Bauch- oder Magenschmerzen. (SCHIRM u. THIESEN-HUTTER 1981 b).

2.3.5 Lern- und Leistungsstörungen

Im Bereich intellektueller Funktionen ist bei MCD-Kindern in der Regel nicht das Gesamtpotential betroffen, sondern es handelt sich meistens um Teilleistungsschwächen in einzelnen Intelligenzbereichen. Es besteht kein Intelligenzdefekt im Sinne einer allgemein verminderten geistigen Leistungsfähigkeit, da der Intelligenzquotient überwiegend im Normbereich liegt, oftmals darüber und nur selten darunter (GWERDER 1976; GUTEZEIT 1977; SIEBER 1978). Die nachweisbaren Lern- und Leistungsschwächen kennzeichnen sich überwiegend als "mangelnde Umsetzung von Lernfähigkeit und Lernpotential in Lernerfolg" (FRITZ 1984,14). Dementsprechend wird minimale cerebrale Dysfunktion mitunter auch mit dem Begriff "neurogene Lernstörung" umschrieben. Mangelndes Aufgabenverständnis und unzureichende Aufgabenbewältigung haben ihre Ursache entweder mehr in einem "Verfügbarkeitsdefizit" im Sinne eines Nicht-Verstehens oder in einem "Nutzungsdefizit" im Sinne eines Nicht-

Ausführen-Könnens trotz vorhandener Fähigkeiten. Maßgebend für die Beeinträchtigungen sind Störungen in der Informationsaufnahme, -verarbeitung, -speicherung und -abgabe, die auch als Störungen der "serialen und intermodalen Codierung" bezeichnet werden (AFFOLTER 1972, 1984). Sie äußern sich nicht nur in einer qualitativ veränderten Lernleistung, sondern auch in Beeinträchtigungen der Merkfähigkeit und des Denkvermögens, einem verminderten Symbol-, Zeichen- und Sinnverständnis und/oder einem nur geringen Vorstellungs-, Abstraktions-, Assoziations- und Orientierungsvermögen. Es fällt den Kindern schwer, Sachverhalte richtig zu erfassen, zu verstehen, zu unterscheiden, einzuschätzen, zu ordnen, zu systematisieren, zu deuten usw. Darüber hinaus findet sich häufig eine negativ veränderte Lern- und Leistungsgeschwindigkeit, die in einer Verlangsamung von Denk- und Lernprozessen zum Ausdruck kommt. Zuweilen macht sich auch eine gewisse Sprunghaftigkeit im Denken und Handeln bemerkbar, die sich in zusammenhanglosem Erzählen von Ereignissen äußert bzw. in einem fortwährenden Wechsel von Gedankeninhalten oder Tätigkeiten. In vielen Fällen besteht eine erhöhte Interferenzneigung, die sich in einer mangelnden kognitiven Umstellungs- und Anpassungsfähigkeit bzw. einer Fixierung und einem Haftenbleiben an bestimmten Wahrnehmungs- oder Gedankeninhalten zeigt und die Flexibilität des Handelns im Hinblick auf Situationsadäquatheit erheblich einschränken kann (RIEGELS 1981; STÄDELI 1984 a).

Neben grundlegenden intellektuellen oder kognitiven Funktionsstörungen spielen vor allem Aufmerksamkeits- und Konzentrationsstörungen für das Lern- und Leistungsverhalten eine entscheidende Rolle. Beide Symptome gelten als "das verläßlichste und am deutlichsten durchgehende Hauptmerkmal" für eine Hirnfunktions-

störung oder Hyperaktivität im Kindesalter. Auch im
Rahmen internationaler Klassifikationsschemata (DSM-
III) wird bereits nicht mehr von minimaler cerebraler
Dysfunktion oder hyperaktivem Syndrom gesprochen, sondern von einem Aufmerksamkeitsdefizitsyndrom, das mit
oder ohne motorische Unruhe auftreten kann. Geringe
Konzentrationsfähigkeit und kurze Aufmerksamkeitsspanne äußern sich darin, daß sich die Kinder kaum über
einen längeren Zeitraum mit einer gestellten Aufgabe
beschäftigen und diese ordnungsgemäß zu Ende führen
können. Sie sind leicht ablenkbar und wenden sich
schnell anderen Dingen zu. Charakteristisch hierfür
sind Verhaltensbeschreibungen wie "kann nicht zuhören",
"ist immer mit den Gedanken woanders", "bleibt nicht
bei der Sache", "muß dauernd ermahnt werden" usw. Eine Konzentrationsstörung als Hinweis auf eine minimale
cerebrale Dysfunktion sollte nach GROSS-SELBECK (1980,
287) erst angenommen werden, "wenn die Konzentrationsfähigkeit ständig unter den angegebenen Minimalzeiten
liegt". Obgleich Konzentrationsstörungen bei diesen
Kindern in großem Umfang vorliegen, ist dieser Tatbestand nur selten gegeben. Über entsprechende Untersuchungen wurde nachgewiesen, daß bei hyperaktiven Kindern möglicherweise gar keine überdauernde, hirnorganisch bedingte Konzentrations- und Aufmerksamkeitsstörung vorliegt, da sie in den üblichen Konzentrationstests unter störungsfreien Umweltbedingungen in der
Regel normale Leistungen oder nur geringe Leistungs-
schwankungen zeigen. In den zur Zeit vorliegenden Konzentrationstests werden fast ausnahmslos Störungen der
Daueraufmerksamkeit anhand von Fehlerquoten und Lei-
stungsschwankungen überprüft, nicht aber Beeinträchtigungen der Konzentrationsfähigkeit als Folge umweltbedingter Störeinflüsse. Gerade bei MCD-Kindern handelt
es sich aber allem Anschein nach in erster Linie um

eine situative, durch Außenreize verursachte Konzentrationsschwäche, die auf eine gestörte Reizabschirmung bzw. Reizselektion und -filterung zurückzuführen ist (SPECHT 1976; DORNETTE u. EISELE 1977; FOCKEN 1978; WAGNER 1982). Der Begriff der Ablenkbarkeit erscheint hier möglicherweise zutreffender, da sich die Konzentrationsschwäche erst als deren unmittelbare Folge ergibt. HARBAUER (1974) weist ebenfalls darauf hin, daß bei hyperaktiven Kindern weniger die Aufmerksamkeit an sich gestört ist als vielmehr die Anpassungsfähigkeit und Kontrolle der Aufmerksamkeit. Diesen Aussagen steht allerdings die Auffassung von EISERT (1983 b) und EHRHARDT et al. (1985) entgegen, die bei hyperaktiven Kindern eine Daueraufmerksamkeitsstörung nachweisen konnten, die eher auf eine generelle Aufmerksamkeitsschwäche hindeutet und weniger auf eine situative Ablenkbarkeit. Die widersprüchlichen Ergebnisse legen die Vermutung nahe, daß es sich bei der Aufmerksamkeits- und Konzentrationsstörung nicht um ein einheitliches Symptom handelt, sondern daß ähnlich wie bei der Hyperaktivität, bei verschiedenen Kindern unterschiedliche Formen vorkommen, entweder als Daueraufmerksamkeitsstörung infolge chronischer Hyperaktivität oder als situative Aufmerksamkeitsstörung infolge situativer Hyperaktivität.

Lern- und Leistungsstörungen in Verbindung mit Aufmerksamkeits- und Konzentrationsstörungen bilden die Hauptursache für Schulleistungsstörungen, da die Kinder den größten Teil ihrer Lern- und Leistungsfähigkeit in Gruppensituationen mit entsprechend hohen Störeinflüssen aktualisieren müssen. Schulleistungsstörungen treten bei den meisten Kindern mit minimaler cerebraler Dysfunktion in großem Umfang sowohl im Schulunterricht als auch bei den häuslichen Schularbeiten auf, wo die Kinder ständig fremde Hilfe, Unterstützung und Auf-

sicht benötigen. Viele Symptome werden in der Schulzeit überhaupt erst auffällig, weil das Kind der Lern- oder Arbeitssituation nicht mehr jederzeit ausweichen kann. Minderleistungen können in allen Schulfächern auftreten, verstärken sich mit zunehmender Komplexität der Lernanforderungen und führen unter Zeitdruck und situationsbedingten Störfaktoren zu einem erheblichen Anstieg der Fehlerleistungen oder in Verbindung mit zusätzlichen psychosozialen Belastungen zu einem vollkommenen Lern- und Leistungsversagen. Schulprobleme müssen nicht immer umfassenden Charakter haben. Das Kind kann in einigen Schulleistungen durchschnittlich oder gut sein, in anderen erhebliche Schwächen aufweisen. Am häufigsten kommen Lese-, Rechtschreib- und Rechenstörungen vor, oder Legasthenie als kombinierte Form verschiedener Teilleistungsstörungen. Nach SCHENCK-DANZINGER (1984) sind etwa 2/3 der auf eine minimale cerebrale Dysfunktion zurückgehenden Schulversager mit großer Wahrscheinlichkeit Legastheniker. Aufgrund der nachweislich engen Verbindung zwischen beiden Symptombildern können MCD-Kinder in gewisser Weise "als Risikokinder für Legasthenie betrachtet werden" (HARTH 1976,456).
Leistungsbeeinträchtigungen im Rechnen, die als Dyskalkulie bezeichnet werden, sind für MCD-Kinder typisch und auch differentialdiagnostisch von Bedeutung. Im Bereich des rechnerischen Denkens zeigen sich in Intelligenztests deutlich geringere Leistungen als bei anderen Kindern, was insbesondere für die Untertests "Zahlen-Nachsprechen", "Zahlensymbol-Test" und "Rechnerisches Denken" im HAWIK wiederholt nachgewiesen wurde (STIEGER 1972; KRISCH 1978; KRISCH u. JAHN 1979; SCHNEIDER 1982; KRISCH et al. 1983). Rechenstörungen kennzeichnen sich durch eine unzureichende Entwicklung

und einen fehlerhaften Umgang mit dem Zahlbegriff, eine schlechte Mengenerfassung und Mengeneinschätzung, Zahlenvertauschen, Probleme beim Addieren und Subtrahieren oder Multiplizieren und Dividieren, bei der Lösung komplexer Rechenaufgaben, beim Behalten von Zahlen und beim "Kopfrechnen".
Bei der Rechtschreibung kommt es häufig zu Verwechslungen von Buchstaben oder Wörtern, Buchstaben- oder Wortverdrehungen oder -auslassungen. Besonders auffällig werden diese Störungen beim Diktatschreiben, wo MCD-Kinder eine ausgeprägte Schwäche zeigen und die Fehlerquote durch eine geringe Konzentrations- und Merkfähigkeit sowie eine gestörte Schreibmotorik vor allem unter Zeitdruck ein erhebliches Ausmaß erreichen kann. Hingewiesen wird in Verbindung mit Rechtschreibstörungen (Dysorthographie) auch immer wieder auf Fehler in der grammatikalischen Satzbildung (Dysgrammatismus).

Lesestörungen, die auch als Dyslexie bezeichnet werden, charakterisieren sich ebenfalls durch häufige Buchstaben- oder Wortverwechslungen oder -vertauschungen. Hier bestehen enge Beziehungen zu Wahrnehmungs- oder Sprachstörungen.
Als weitere Beeinträchtigungen im schulischen Bereich werden immer wieder Zeichenstörungen genannt, die mitunter auch schon im Vorschulalter deutlich werden. Einige Kinder malen oder zeichnen überhaupt nicht oder erst sehr spät, oft werden Figuren nicht richtig oder unvollständig dargestellt. Einzelne Teile fehlen, werden verwechselt oder in ihren Proportionen nicht richtig wiedergegeben (SCHMIDT 1981). Die hier häufig zugrundeliegenden Störungen im Bereich von Wahrnehmung und Motorik manifestieren sich gleichermaßen im Fach Sport. Nach STAPPER (1984,20) "sind Fälle bekannt, wo durch den Sportunterricht Kinder derartig litten, daß sie ihre schulische Karriere aufgeben und weglaufen wollten".

2.3.6 Sprachstörungen

Da die verbale Kommunikation eine entscheidende Rolle spielt, stellen Sprach- und Sprechstörungen für MCD-Kinder ein schwerwiegendes Problem dar. Sie können die gesamte kindliche Entwicklung negativ beeinflussen und werden häufig als Intelligenzminderung fehlgedeutet. Auffälligkeiten oder Ausfälle finden sich in vielfältiger Form und reichen von einer allgemeinen Sprachentwicklungsverzögerung über leichte Beeinträchtigungen bis zu schweren Störungen der Sprach- und Sprechfunktionen. Mit einer Auftretenshäufigkeit von ungefähr 53,2 % weist nahezu "jedes zweite Kind mit einer minimalen zerebralen Dysfunktion ... eine Sprach- und Sprechstörung auf" (BÖHME u. BOTZLER 1975,1885). Oftmals werden diese Störungen sehr spät deutlich und erkannt, in vielen Fällen erst nach dem vierten Lebensjahr, wenn von der Umgebung erhöhte Anforderungen an die verbale Ausdrucksfähigkeit gestellt werden. Die Sprachschwierigkeiten nehmen mit fortschreitendem Lebensalter systematisch zu, wobei insbesondere vor der Einschulung ein deutlicher Anstieg zu verzeichnen ist (BÖHME u. BOTZLER 1975; BÖHME 1980).
Störungen in der verbalen Kommunikation können in Form ganz verschiedener Einzelsymptome oder Symptomkomplexe auftreten, die das Aufnehmen, Behalten und Wiedergeben von Gehörtem, das Verstehen und Verarbeiten sprachlicher Formulierungen sowie das Sprechen und Aussprechen betreffen. Hierzu gehören unter anderem ein vermindertes Sprachverständnis, geringer Wortschatz, unvollständige oder fehlerhafte Satzbildung, Wort- und Begriffsverwechslungen, Wortstereotypien, eingeschränkte Formulierungs- und Ausdrucksfähigkeit, Artikulations- und

Aussprachestörungen sowie spezielle Sprach- und Sprechstörungen wie Stammeln, Poltern, Stottern usw. Die Symptome werden in der Regel unter den Bezeichnungen Dyslalie, Dysarthrie und Dyskalkulie zusammengefaßt. Häufig ergeben sich auch Probleme bei der Herstellung von Sinnzusammenhängen sowie der Verbalisierung und/oder schriftlichen Darlegung von Gedanken, was als Dysphasie bezeichnet wird.

Das Sprechenlernen und der Erwerb einer guten Aussprache ist für Kinder mit minimaler cerebraler Dysfunktion aus vielen Gründen mit erheblichen Schwierigkeiten verbunden. Unmittelbaren Einfluß nehmen Beeinträchtigungen der Feinmotorik, die sich auf die Mundmotorik, insbesondere auf die Zungen- und Gaumenkoordination auswirken (BÖHME 1980). Ursächliche Zusammenhänge bestehen auch zu den nachweislich vorhandenen kognitiven Funktionsstörungen auf der Grundlage einer mangelnden intermodalen und serialen Integration. Oftmals liegt eine Störung in der Übertragung von Bewegungsmustern auf die Sprechmuskulatur vor, eine sogenannte Dyspraxie. "Obwohl die eigentliche Sprechmotorik nicht gestört ist, können Bewegungen, die für das Sprechen erforderlich sind, nicht ausgeführt werden" (PETERSEN 1980,291). Viele Sprachauffälligkeiten stehen in enger Verbindung zur Hyperaktivität und Impulsivität, da eine allgemeine Tonuserhöhung oder Tonusschwankungen als Folge einer gestörten zentralnervösen Regulation zu Verspannungen der Atem- und Sprechmuskulatur führen (GROSSSELBECK 1980). Charakteristische Erscheinungen sind ein gestörter Sprechrhythmus oder Redefluß, wie beispielsweise ein zu langsames oder zu schnelles und zugleich undeutliches Sprechen. Gleichermaßen nehmen Beeinträchtigungen der Wahrnehmung unmittelbaren Einfluß auf die Sprache. So hat eine "Lautdiskriminationsschwäche in der akustischen Wahrnehmung ... immer auch

Auswirkungen auf die Sprechkoordination ... Das Nicht-Identifizierenkönnen von Lauten beeinträchtigt immer auch die richtige Verwendung von Lauten sowohl im Sprachausdruck wie in der Schrift" (ESSER u. SCHLACK 1974, XXIII).

Im Vergleich von Sprach- und Sprechstörungen kommen Hörstörungen bei MCD-Kindern verhältnismäßig selten vor. Der Prozentsatz liegt in der Regel genauso hoch wie unter der übrigen Bevölkerung (BÖHME 1965, 1980). Dies erklärt auch, warum über Hörstörungen bei MCD-Kindern bisher nur wenige Untersuchungen und Erkenntnisse vorliegen.

2.3.7 Affektiv-emotionale Störungen

Detaillierte Erkenntnisse auf der Grundlage wissenschaftlich abgesicherter Untersuchungen liegen über affektiv-emotionale Störungen bei MCD-Kindern erst in geringem Umfang vor. Bisherige Aussagen basieren überwiegend auf freien Verhaltensbeobachtungen oder Erfahrungsberichten aus der Praxis. THIESEN-HUTTER u. SCHIRM (1981 a) sehen die Ursache hierfür einerseits in der Schwierigkeit, emotionale Prozesse methodisch exakt zu erfassen, andererseits in der Variationsbreite emotionaler Auffälligkeiten.

Gerade MCD-Kinder kennzeichnen sich durch eine breite Skala von emotionalen Äußerungen, die alle vor dem Hintergrund ausgeprägter Temperaments- und Stimmungsschwankungen auftreten und in enger Beziehung zu bestehenden Aktivitäts- und Antriebsstörungen stehen. Dementsprechend gelten eine gestörte Reaktivität, psychische Labilität und mangelnde Selbst- und Verhaltenskontrolle als charakteristische Merkmale. Dabei ist die Art der Reaktion meistens alters- und entwicklungsspezifisch, der Ausprägungsgrad jedoch unangemessen.

Es fällt den Kindern schwer, ihre Emotionen in ungestörter Form zu äußern, sie zu beherrschen und den jeweiligen situativen und personellen Bedingungen anzupassen. Mitunter zeigt sich eine grundsätzliche Schwäche oder Unfähigkeit, Gefühle überhaupt auszudrücken (FRIEDRICH 1980), oder eine vollkommene Gleichgültigkeit gegenüber affektiv-emotionalen Vorkommnissen. Manche Kinder reagieren selbst auf gezielte Verstärkungen in Form von Lob oder Tadel entweder gar nicht oder nicht erwartungsgemäß (EISERT u. EISERT 1982). Die Ankündigung einer Belohnung oder die Androhung einer Bestrafung bleibt ebenso wie die Warnung vor unerlaubten oder gefährlichen Handlungen oftmals ohne irgendeine Wirkung. Da MCD-Kinder ihre Andersartigkeit zwar empfinden, aber nicht wissen, wie sie damit umgehen sollen, reagieren sie emotional entweder mit "Rückzug oder Flucht nach vorn oder mit einer Steigerung der Auffälligkeiten" (THIESEN-HUTTER u. SCHIRM 1981 a,145). Typische Kennzeichen sind einerseits Albernheit, Clownerie, Überschwenglichkeit, Triebhaftigkeit und eine gewisse Hemmungs- oder Grenzenlosigkeit bzw. Euphorie, andererseits Gehemmtheit, Gefühlsarmut, Entmutigung, Schuldgefühle, vermindertes Selbstwertgefühl, Regression, depressive Verstimmung bzw. Dysphorie (HENSELMANN 1972; VOGT 1978; MARTINIUS 1984). Weiterhin ist zu beobachten, daß die Kinder häufig nur schwer auf eine unmittelbare Bedürfnisbefriedigung verzichten können und eine entsprechend niedrige Frustrationstoleranz haben. SPECHT (1976) und CORBOZ (1977) sprechen von einer ständigen Bereitschaft zu "Katastrophenreaktionen", die sich in Wutausbrüchen, Trotzreaktionen, Zerstörungsanfällen oder übersteigerten Angstreaktionen bis hin zu panikähnlichem Verhalten niederschlagen können. Ebenso ist festzustellen, daß diese Kinder leicht aufgebracht, ungeduldig, launisch, eigensinnig oder herausfordernd sind, häufig verärgert oder zornig reagieren, mitunter aber auch überempfindlich, kritikanfällig oder leicht beleidigt sind und schnell Gewissensbisse bekommen, wenn sie etwas falsch gemacht oder Mißfallen erregt haben.

Affektiv-emotionale Störungen stehen in engem Zusammenhang zu Störungen in anderen Funktions- und Verhaltensbereichen, sind immer Ausdruck einer psychischen Fehlentwicklung und zählen somit zur Sekundärsymptomatik. Sie beruhen in der Regel auf einer Überforderung der kindlichen Leistungsfähigkeit und Persönlichkeit und ergeben sich als unmittelbare Konsequenz eines fortwährenden Konfliktes zwischen Wollen, Können und Sollen (MANGOLD 1974; STAPPER 1984). Oftmals wissen die Kinder, was sie falsch machen, und wollen sich ändern, können es aber nicht. Sie leiden selbst unter ihrer emotionalen Unausgeglichenheit, können diese aber nicht steuern und sind ihren Problemen bis zu einem gewissen Grad selbst ausgeliefert. Die mangelnde Affektkontrolle führt oft zu Kommunikations- und Interaktionsstörungen, insbesondere Kontaktschwierigkeiten, da die Kinder als intolerant, unberechenbar, unnachgiebig oder unzugänglich empfunden und als Spielverderber abgelehnt werden. Auch die häufigen Frustrationen, denen die Kinder aufgrund ihrer Andersartigkeit ausgesetzt sind, sowie die ständigen Maßregelungen, Zurechtweisungen und Verhaltenskorrekturen und die oftmals nur geringen Belobigungen für mühsame Fortschritte können als unmittelbarer Auslöser für emotionale Fehlreaktionen gelten.
In Verbindung mit negativen Umwelterfahrungen prägen emotional-affektive Störungen die gesamte Persönlichkeitsentwicklung. Zum Ausdruck kommt dies in einem nur geringen Selbstwertgefühl, Selbstvertrauen und Selbst-

bewußtsein, einer gestörten Ich-Identität, primären Mißerfolgsorientierung und schlechten Mißerfolgsverarbeitung, einer geringen Leistungsmotivation und ausgeprägten Leistungs- und Versagensangst. Hingewiesen wird immer wieder auf eine allgemein erhöhte Ängstlichkeit, bei der es sich nach STÄDELI (1984 a) möglicherweise sogar um "Existentialängste" handelt. Dies scheint auf den ersten Blick in einem gewissen Gegensatz zu der Tatsache zu stehen, daß diese Kinder mitunter völlig angstfrei wirken und sich nicht selten sogar in gefahrvolle, unberechenbare Situationen begeben. STÄDELI (1984 a) wertet dieses Draufgängertum eher als "fassadenhafte Abwehr" der inneren Ängste und Verstimmungen. Es ist aber gleichermaßen erklärbar auf der Grundlage eines impulsiven Verhaltensstils im Sinne mangelnder Risikoeinschätzung und unzureichender Handlungsantizipation.

2.3.8 Störungen des Sozialverhaltens

Ähnlich wie bei affektiv-emotionalen Störungen ergeben sich soziale Auffälligkeiten bei MCD-Kindern in unmittelbarer Beziehung zu umweltbedingten Belastungsfaktoren. Es handelt sich um "keine primären sozialen Defizite im Sinne von Hemmungen, Unfähigkeit zur Kontaktaufnahme oder verstärkten aggressiven Tendenzen" (THIESEN-HUTTER u. SCHIRM 1981 a,145), sondern um Folgeerscheinungen im Sinne einer "sekundären Neurotisierung", die im Verlauf der Entwicklung und Sozialisation durch Lernprozesse entstanden ist. Soziale Verhaltensstörungen gehen nicht allein zu Lasten des Kindes, sondern werden in erheblichem Ausmaß durch das familiäre und schulische Erziehungsfeld mitbestimmt und geprägt. Es sind die Reaktionen der Umwelt auf die Besonderheiten der Kinder, die für die Ausprägung und den Umfang des jeweiligen Störungsbildes verantwortlich sind. Von Bedeutung sind die Erziehungsziele und Erziehungsstile der Eltern, aber auch die Unterrichtsziele und Unterrichtsstile der Lehrer. Entscheidend sind aber vor allem die vorherrschenden Fehlhaltungen und Fehleinschätzungen und die sich daraus ergebenden Erziehungsfehler. Eine nicht zu unterschätzende Rolle spielen auch die häufig unüberlegten Reaktionen Gleichaltriger, die die Ursachen und Wirkzusammenhänge der Verhaltensproblematik von MCD-Kindern nicht kennen und verstehen, wodurch es häufig zu Mißverständnissen und zwischenmenschlichen Problemen kommt.

Störungen im Sozialverhalten zeigen sich bei den meisten MCD-Kindern schon sehr früh, werden aber oftmals nicht ausreichend beachtet oder ernst genommen und in der Regel erst einmal über eigene Erziehungsmaßnahmen angegangen. Eine Erziehungsberatungsstelle wird immer erst dann aufgesucht, wenn die Schwierigkeiten bereits eine starke Ausprägung und Verfestigung erreicht haben. Erste Anzeichen einer sozialen Fehlentwicklung äußern sich bereits im kindlichen Spiel, aber auch in familiären Beziehungsstörungen zu Eltern und Geschwistern. Sie konkretisieren sich beim Eintritt in den Kindergarten, verstärken sich bei der Einschulung und bleiben während der Schulzeit lange Zeit bestehen. Die im Verlauf der sozialen Entwicklung systematisch steigenden Anforderungen an Anpassungs- und Umstellungsfähigkeit stellen für MCD-Kinder in Verbindung mit einer zunehmenden Einschränkung des Verhaltensspielraums ein erhebliches Problem dar (CORBOZ 1977; ESSER u. SCHLACK 1984). Mangelnde Einfühlsamkeit und fehlerhaftes Situationsverständnis machen es den Kindern schwer, sich auf neue Situationen und Personen einzustellen, sich in einer veränderten Umgebung zurechtzufinden oder in einen sozialen Organisationsrahmen mit Regeln, Geboten und Verboten einzufügen. Es kommt zu Disziplinschwierigkeiten und Regelverstößen oder zu sozialen Auseinandersetzungen, die in Schule und Familie zu erheblichen Erziehungsschwierigkeiten führen können.

Die Spannweite der sozialen Auffälligkeiten ist sehr groß, sie reicht von einer allgemeinen Verzögerung der sozialen Entwicklung über eine allgemeine Beeinträchtigung der interpersonalen Beziehungen bis zu ganz speziellen Verhaltensmerkmalen, die zwischen zwei Extremen schwanken können: Zurückgezogenheit, Unselbständigkeit, Rückzugs-, Ausweich- und Isolationstendenzen, Einzelgängertum, Anklammerungstendenz, Verschlossenheit, mangelndes Durchsetzungsvermögen, Kontaktangst, usw. auf der einen Seite und Nachaußengerichtetheit, Überheblichkeit, Dominanzstreben, Negativismus, Aggressivität, starke Ichbezogenheit, Oppositionsverhalten, usw. auf der anderen Seite. Relativ selten kommt es zu destruktivem oder schwerwiegend antisozialem Verhalten im Sinne von Straffälligkeit (VOGT 1978). Der soziale Kontakt mit Erwachsenen oder Gleichaltrigen charakterisiert sich durch Interaktions- und Kommunikationsstörungen ganz unterschiedlicher Art. Mitunter zeigt sich ein gestörtes Distanzgefühl in Form von Distanzlosigkeit oder auch Unnahbarkeit bzw. Ablehnung, oder ein fortlaufender Wechsel zwischen Nähe- und Distanzbedürfnis. Nicht selten ist auch eine gewisse Unfähigkeit zur Kontaktaufnahme zu beobachten, oder es besteht eine nur geringe überdauernde Kontaktfähigkeit, die einen ungestörten Umgang und die Zusammenarbeit mit diesen Kindern erschwert. Die unzureichende Kontrolle des Kontaktverhaltens führt leicht zu einer Unausgeglichenheit und Unbeständigkeit im zwischenmenschlichen Bereich. Für viele MCD-Kinder ist es anfangs gar nicht so schwer, Freunde zu finden, nur können diese Freundschaften aufgrund der bestehenden Schwierigkeiten im Sozialverhalten meistens nicht lange aufrechterhalten werden. NISSEN (1972,356) vermutet "hinter einer fassadenhaften Kontaktfreudigkeit eine mangelnde Fähigkeit zur Knüpfung dauerhafter zwischenmenschlicher Beziehungen". Nicht nur der Aufbau und das Aufrechterhalten von Kameradschaft oder Freundschaft, sondern auch die Eingliederung in Gruppenaktivitäten ist durch das gestörte Sozialverhalten erschwert. Die Kinder erfahren nur eine geringe soziale Anerkennung, werden als Spielpartner, Mitschüler oder Freund nicht akzeptiert und geraten schnell in eine Außenseiterposition. Da sie oft zurückgewiesen werden, fühlen sie sich in ihrer Person abgelehnt und aufgrund ihrer Andersartigkeit oft mißverstanden, was stets zu einer noch weiteren Verfestigung der sozialen Störungen führt und die Uneinsichtigkeit und mangelnde Kritikfähigkeit gegenüber dem eigenen Fehlverhalten noch verstärken kann.

2.4 Diagnose

Die diagnostische Erfassung einer minimalen cerebralen Dysfunktion ist mit einer Vielzahl von Problemen behaftet, die ihre Berechtigung mitunter in Frage stellen, andererseits aber auch ihre Notwendigkeit erkennen lassen. Unmittelbar deutlich werden die noch bestehenden Unsicherheiten bereits in der Tatsache, daß die Angaben über die allgemeine Auftretenshäufigkeit der minimalen cerebralen Dysfunktion stark variieren. Die Schwankungsbreite reicht von 3 - 5 % aller Schulkinder im Alter zwischen 5 - 12 Jahren bis zu 10 - 20 % oder mehr (NISSEN 1972; SCHMIDT 1973; EICHLSEDER 1977 a,c; SIEBER 1978).

Eine MCD-Diagnose sollte immer erst nach einer umfassenden und eingehenden Überprüfung des Störungsbildes erfolgen, da sich hieraus für Eltern und Kind weitreichende Konsequenzen ergeben können, die immer mitberücksichtigt werden müssen. Entscheidend ist, daß es nicht bei der Feststellung des Verhaltenssyndroms bleibt, sondern daß die Diagnose in unmittelbarer Verbindung und Verbindlichkeit zur Therapie gesehen wird als deren notwendige Voraussetzung. Eine "Diagnose ist nur dann sinnvoll, wenn sie zu Maßnahmen führt, die helfen, ... Beeinträchtigungen zu lindern oder aufzuheben, um dadurch eine ungestörte Entwicklung der Persönlichkeit zu gewährleisten" (IRMISCHER 1980,70).

Schwierigkeiten bei der Diagnose ergeben sich sowohl im Bereich der Früherkennung als auch zu späteren Entwicklungszeitpunkten. Voraussetzung für eine sichere Diagnosestellung ist immer eine relativ eindeutige Zuordnung bestimmter Symptome zu bestimmten ätiologischen Bedingungen. Je weniger die Ursachen bekannt sind und je unsicherer die Symptomzuschreibung ist, umso fragwürdiger ist die Diagnose. Genau dieser Sachverhalt ist bei einer minimalen cerebralen Dysfunktion gegeben, so daß eine Diagnose von vornherein problematisch ist.

Ganz allgemein gilt, je früher die Diagnose gestellt wird, umso größer sind die Behandlungschancen, umso günstiger ist die Prognose. Nach LEMPP (1977,1978) ist die Entwicklung von Kindern mit leichten Hirnfunktionsstörungen keineswegs in erster Linie vom Schweregrad abhängig, sondern im wesentlichen von der Früherkennung und gezielten Frühbehandlung. Die diagnostische Erfassung des MCD-Syndroms sollte aus diesem Grund möglichst schon im Vorschulalter erfolgen, ist aber mit Sicherheit selten vor dem 4. oder 5. Lebensjahr möglich (SCHIPPAN 1978; SCHENCK 1980; STIEGER 1984). Die Bandbreite der Normalität im frühen Kindesalter ist sehr groß, so daß die neurologischen und psychologischen Befunde keine ausreichende Stabilität und Zuverlässigkeit aufweisen. Da die Ausprägungsgrade einer minimalen cerebralen Dysfunktion in den Frühstadien oftmals nur gering sind, können sie in Verbindung mit der hohen Flexibilität und Kompensationsfähigkeit des kindlichen Gehirns auch leicht als Entwicklungsverzögerungen mit Rückbildungstendenzen angesehen werden. Darüber hinaus wird eine Früherfassung durch die Unwissenheit, Unsicherheit und anfangs noch große Toleranz der Eltern erschwert, die das andersartige Verhalten ihrer Kinder nicht immer richtig einordnen können, oftmals erst ihre eigenen Erziehungsmethoden ausprobieren oder aus Schuldgefühlen heraus, bei der Erziehung versagt zu haben, zu spät fachlichen Rat in Anspruch nehmen. Auch wenn eine einigermaßen sichere MCD-Diagnose erst im Schulalter gestellt werden kann, sollten Frühsymptome wie motorische oder sprachliche Entwicklungsverzögerungen, motorische Ungeschicklichkeit, verstärkte Unruhe, geringe Ausdauer, mangelndes Selbstvertrauen, Anpassungsschwierigkeiten usw. als mögliche Hinweise auf eine minimale cerebrale Dysfunktion beachtet und zum Anlaß für eine gezielte Untersuchung und eventuelle Frühförderung genommen werden. Anzustreben ist in jedem Fall die Prävention, um der Möglichkeit oder Wahrscheinlichkeit einer späteren Fehlentwicklung und "sekundären Neurotisierung" vorzubeugen und schwerwiegende psychosoziale Folgen zu verhindern. Aus diesem Grund ist eine MCD-Diagnose als Verdachts- oder "Förderdiagnose" (NEUHÄUSER 1980 a) im Sinne einer ersten Bestandsaufnahme nicht nur sinnvoll, sondern zweifellos notwendig. Selbst wenn sich der Verdacht einer frühzeitig und vorsorglich gestellten Vermutungsdiagnose nicht bestätigt, ist dies unbedeutend im Vergleich zu den erheblichen Folgen, die eine zu späte Diagnose nach sich ziehen kann. Förderungsmaßnahmen werden dem Kind niemals schaden, sondern in jedem Fall nützlich sein. Demgegenüber führen Versäumnisse fast immer zu erheblichen Anpassungs- und Verhaltensstörungen im Sinne einer Reaktionsbildung

des Kindes auf sich selbst und seine Umwelt.
Unerläßliche Voraussetzung für eine Früh- bzw. Förderdiagnostik ist, daß sie mit der erforderlichen Gründlichkeit, Sorgfalt und Umsichtigkeit gestellt wird, was leider nicht immer der Fall ist. "In der Praxis (wird) oft leichtfertig mit der Diagnose umgegangen ..., ohne dass man sich die Folgen bewusst macht" (NERAAL 1979,187). Es muß immer bedacht werden, daß eine gestellte MCD-Diagnose bei den Eltern erhebliche Schuldgefühle hervorrufen und zu familiären Beziehungsstörungen führen kann. Dies wiederum kann die Persönlichkeitsentwicklung des Kindes zusätzlich beeinträchtigen.

Die zur Zeit noch bestehenden Schwierigkeiten bei der Diagnosestellung begründen sich in erster Linie auf den bereits ausführlich dargelegten Unsicherheiten und Unklarheiten bei der Erfassung der verschiedenen ätiologischen und pathogenetischen Verursachungsbedingungen. Der Verdacht auf eine minimale cerebrale Dysfunktion wird in der Regel immer dann geäußert, wenn Lern-, Leistungs- und Verhaltensstörungen aller Wahrscheinlichkeit nach nicht nur durch Umweltfaktoren bedingt sind, sondern eine zerebrale Funktionsstörung an ihrer Entstehung wesentlich beteiligt zu sein scheint (MARTINIUS 1977; NEUHÄUSER 1982). Unter diagnostischen Gesichtspunkten bedeutet dies, daß die dem Symptombild zugrundeliegenden hirnorganischen Fehlfunktionen, Hirnfunktionsstörungen, Hirnreifungsverzögerungen, Strukturveränderungen oder sonstigen organischen Ursachenfaktoren aufgedeckt werden müssen. Gerade dieser Nachweis ist in der Regel nicht mit Sicherheit zu erbringen, worauf bei der Erörterung ätiologischer Fragestellungen bereits hingewiesen wurde. Es besteht jedoch zweifellos die Möglichkeit, daß die hirnorganische oder zentralnervöse Bedingtheit einer

minimalen cerebralen Dysfunktion auch dann gegeben
sein kann, wenn sie in ihrer spezifischen Art und Besonderheit
über verschiedene Verfahren der medizinischen
und psychologischen Diagnostik zur Zeit nicht
immer ausreichend nachweisbar ist. Der noch fehlende
Beweis ist keineswegs gleichbedeutend damit, daß eine
minimale Hirnschädigung oder Hirnfunktionsstörung
nicht existiert.
Ein weiteres Problem bei der Diagnosestellung liegt
darin, daß aufgrund der oftmals nur geringen Ausprägung
fließende Übergänge zum Normalen bestehen
(HARBAUER 1974; VOGT 1978; IRMISCHER 1980). Kennzeichnend
dafür ist die Aussage von SCHIRM u. THIESENHUTTER
(1981 b,136), wonach "minimal hirngeschädigte
Kinder ... nicht genügend krank (sind), um eine spezifische
Diagnostik und Therapie in Anspruch nehmen zu
können, noch ... in dem Maße gesund, den Anforderungen der Umwelt und des täglichen Lebens adäquat nachzukommen."
Eine eindeutige Zuordnung der Symptome ist
für Ärzte, Psychologen, Lehrer oder Eltern gleichermaßen
schwierig. Aus diesem Grund wird eine sichere
MCD-Diagnose bei den meisten Kindern immer erst nach
Schuleintritt gestellt. Während die Verhaltensauffälligkeiten
im familiären Umfeld noch einen ausreichenden
Toleranzspielraum finden, ist dies in stärker
strukturierten Sozialsituationen nicht mehr gegeben,
so daß es zu einer immer stärkeren Ausprägung und Manifestierung
der Symptomatik kommt. Die Eltern sehen
sich dazu veranlaßt, mit dem Kind eine Beratungsstelle
aufzusuchen, wo die Diagnose "Minimale cerebrale Dysfunktion"
dann erstmals gestellt wird. Erste Anzeichen
deuten darauf hin, daß sich der Diagnosezeitpunkt allmählich
immer mehr in das Vorschulalter verschiebt.
Eine mögliche Erklärung hierfür liegt einerseits in
der verbesserten Elterninformation und -aufklärung,

andererseits in den vermehrten Krankheitsfrüherkennungsuntersuchungen und regelmäßigen Reihenuntersuchungen in Kindergärten und Vorschulen.
Eine weitere Schwierigkeit in der Diagnosesicherung liegt darin, daß eine differentialdiagnostische Abgrenzung der minimalen cerebralen Dysfunktion gegenüber anderen Störungs- oder Krankheitsbildern nur schwer möglich ist, da Ätiologie und Pathogenese wie auch Symptomatik häufig ähnlich oder teilweise gleich sind. Da es sich nicht um ein genau abgrenzbares Symptombild handelt, wird die Berechtigung einer eigenständigen MCD-Diagnose zuweilen sogar angezweifelt (SCHIRM u. THIESEN-HUTTER 1981 b).
Unzulänglichkeiten bei der diagnostischen Abklärung werden auch mit einer noch unzureichenden medizinischen oder psychologischen Untersuchungsmethodik in Verbindung gebracht. Die Besonderheiten einer minimalen cerebralen Dysfunktion sind mit den zur Verfügung stehenden Testverfahren nicht immer vollständig, genau genug oder überhaupt nachweisbar (NERAAL 1979; BROCKE 1984 a). So können geringfügige Beeinträchtigungen im Reizleitungs- oder biochemischen System mit zum Teil erheblichen Auswirkungen auf die Verarbeitungs- und Umsetzungsprozesse mit den üblichen Verfahren der medizinischen Diagnostik nur schwer erfaßt werden. Möglicherweise lassen sich über neue Analyseverfahren der Computertechnik hier genauere Informationen erlangen, die in ihrer tatsächlichen Aussagewertigkeit aber noch abzuwarten sind. Gesehen werden muß dabei sicherlich auch, daß der apparative Aufwand solcher Untersuchungsverfahren in der Alltagspraxis kaum geleistet werden kann, mit dem fortschreitenden Kostenanstieg im Gesundheitswesen wahrscheinlich nur schwer zu vereinbaren ist und darum kaum eine breite Anwendung finden wird. Auch im Bereich der psychologischen Diagnostik

kann die Spezifität bestimmter MCD-Merkmale nicht immer einwandfrei ermittelt werden. Wie bereits an anderer Stelle vermerkt, hat sich beispielsweise gezeigt, daß die Mehrzahl der Konzentrationstests zur Beurteilung der mit Hyperaktivität oder minimaler cerebraler Dysfunktion oft verbundenen Konzentrationsstörungen nicht geeignet sind. Die Kinder bleiben in den üblichen Konzentrationstests fast immer unauffällig, obgleich eine ausgeprägte Konzentrationsstörung und Ablenkbarkeit dennoch vorliegen kann. Da die Störungen bei MCD-Kindern fast immer durch eine mangelnde seriale und intermodale Integration bedingt sind, diese aber bei fast allen Testverfahren vorausgesetzt wird, kann eine Vielzahl der Untersuchungsmethoden aufgrund einer unzureichenden Differenzierung von Einzelfunktionen zur MCD-Diagnose ebenfalls kaum eingesetzt werden. THIESEN-HUTTER u. SCHIRM (1981 b) empfehlen aus diesem Grund die Entwicklung einer "Testbatterie für MCD-Kinder", die aufgrund der Vielschichtigkeit der Symptomatik allerdings nur schwer zu erstellen sein wird.

Eine sichere Diagnose wird immer auch durch die kaum zu kontrollierende Situationsspezifität der untersuchten Funktionen und Verhaltensmerkmale erschwert. Dies gilt in besonderem Maße für MCD-Kinder, deren Auffälligkeiten in hohem Ausmaß durch Umwelteinflüsse bestimmt werden und deren Testleistungen in Abhängigkeit von verschiedenen Situationen, Personen, Tageszeiten, usw. stark variieren können. Klinische oder psychologische Untersuchungen können positiv oder negativ ausfallen, je nachdem ob sich das Kind außergewöhnlich angestrengt hat oder durch Angst und Hemmung beeinträchtigt war. Aufgrund der Veränderlichkeit der Symptomatik in Abhängigkeit von der Testsituation und dem jeweiligen Entwicklungsstand sollte sich eine MCD-Diagnose nicht nur durch konstante Beurteilungskriterien kennzeichnen, sondern variabel sein und immer mehrere Komponenten berücksichtigen (MINDE 1977 c). Die Befunderstellung sollte nicht auf eine Statusdiagnostik begrenzt bleiben, sondern durch eine Veränderungsdiagnostik erweitert werden.

Die zum Teil nur geringe Eindeutigkeit der Untersuchungsbefunde hat dazu geführt, daß nahezu übereinstimmend ein mehrdimensionales diagnostisches Vorgehen gefordert wird. Der Nachweis einer minimalen cerebralen Dysfunktion kann zur Zeit nur auf der Grundlage einer sogenannten "Summationsdiagnose" erbracht werden (SCHWEIZER 1974; SCHMIDT 1975; FOCKEN 1978; POUSTKA 1979; STEINHAUSEN 1980 b; NEUHÄUSER 1980 c,d,1981). Ausgangspunkt hierfür bildet die Komplexität und Differenziertheit von Ätiologie, Pathogenese und Symptomatik sowie die daraus resultierende Tatsache, daß eine minimale cerebrale Dysfunktion sich immer auf verschiedenen Verhaltens- und Untersuchungsebenen bemerkbar macht. Mehrebenenanalysen auf der Grundlage faktorenanalytischer Studien haben gezeigt, daß die verschiedenen Ebenen weitgehend unabhängig voneinander sind und sich kaum überschneiden. Ein einheitliches Symptombild kann demzufolge nicht erwartet werden, was die Diagnose erheblich erschwert (ESSER et al. 1981; SCHMIDT et al. 1982).
Ein multimodales Vorgehen kennzeichnet sich immer auch durch das Bestreben, einer Fehldiagnose soweit als möglich vorzubeugen. Nur eine Klassifizierung auf der Grundlage mehrerer, größtenteils voneinander unabhängiger Untersuchungsbefunde kann die Gewähr für eine einigermaßen sichere und zutreffende Diagnose bieten. Ist eine mehrdimensionale Diagnosestellung nicht möglich, sollte nicht gleich von einer minimalen cerebralen Dysfunktion gesprochen werden. In diesem Fall sollten besser nur die jeweiligen Symptome benannt werden, wie

Hyperaktivität, Aufmerksamkeits- und Konzentrationsstörungen, motorische Störungen, Sprachstörungen usw. Nur bei ausreichender Beachtung dieser Gegebenheiten kann verhindert werden, daß eine minimale cerebrale Dysfunktion vorschnell diagnostiziert wird, was aufgrund der Problematik nicht verwunderlich und immer noch häufig der Fall ist. Berechtigt erscheint in diesem Zusammenhang die Kritik, daß in zunehmendem Maße alle Kinder, die irgendwie anders oder schwierig sind, allzu leicht als MCD-Kinder klassifiziert werden (BIERMANN u. TROTZEK 1981; STAPPER 1984).
Da bei einer mehrdimensionalen Vorgehensweise immer verschiedene Funktionsbereiche zu berücksichtigen sind, ist eine enge interdisziplinäre Zusammenarbeit zwischen Ärzten, Psychologen und anderen Spezialisten, aber auch mit Eltern und Lehrern unerläßlich. Eine MCD-Diagnose sollte immer als fachübergreifende Aufgabe verstanden werden. "Einzeluntersuchungen in der ärztlichen und psychologischen Praxis können allenfalls zu Verdachtsdiagnosen führen" (THIESEN-HUTTER u. SCHIRM 1981 b). Ein kontinuierlicher und gezielter Informations- und Datenaustausch ist auch im Hinblick auf eine möglichst geringe Testbelastung des betroffenen Kindes unbedingt erforderlich. Trotz Einsicht in die Notwendigkeit einer mehrdimensionalen Diagnostik wird dieser Forderung nur selten entsprochen, da die Umsetzung in die Praxis meistens mit erheblichen Schwierigkeiten verbunden ist. Aufgrund mangelnder Zusammenarbeit, geringer Bereitschaft zum Informationsaustausch und einer häufigen Arbeitsüberlastung bleibt die Diagnose in den meisten Fällen auf einen medizinischen Befund beschränkt. Dies zumal die Kinder dem Arzt in der Regel zuerst vorgestellt werden. Ergänzende und für eine weitere Abklärung des Erscheinungsbildes unbedingt notwendige psychologische oder pädagogische Befunde lie-

gen nur gelegentlich vor. Institutionen oder Gemeinschaftspraxen, die ein kombiniertes diagnostisches Vorgehen ermöglichen würden, gibt es bisher kaum. Einzige Ausnahme bilden Frühförderungszentren oder Kliniken für Kinder- und Jugendpsychiatrie, an die sich betroffene Eltern anfangs aber nicht wenden.
In Verbindung mit einer Summationsdiagnose stellt sich zwangsläufig die Frage nach der richtigen Beurteilung, Bewertung und Gewichtung der Einzelbefunde. So kann beispielsweise eine mit Risikofaktoren belastete Anamnese vorliegen, ohne daß neurologische oder elektroenzephalographische Auffälligkeiten nachweisbar sind, oder umgekehrt. In einem solchen Fall kann eine minimale cerebrale Dysfunktion höchstens vermutet, nicht aber im eigentlichen Sinne diagnostiziert werden (NEUHÄUSER 1980 b; SCHENCK 1980). Ob es Symptome erster, zweiter oder dritter Ordnung gibt, die die Wahrscheinlichkeit einer minimalen cerebralen Dysfunktion erhöhen oder vermindern, ist bisher ebenfalls ungeklärt. Sicher ist demgegenüber, daß eine adäquate Interpretation der verschiedenen Funktions- und Verhaltensstörungen immer nur bei ausreichender Kenntnis der Gesamtsituation möglich ist, da bei der Entstehung einer minimalen cerebralen Dysfunktion organisch-funktionelle Komponenten und Umwelteinflüsse immer zusammenwirken.
Bevor von einer minimalen cerebralen Dysfunktion gesprochen wird, sollten in mindestens drei bis vier der nachfolgenden Untersuchungsbereiche Auffälligkeiten nachweisbar sein: Risikofaktoren in der Anamnese; neurologische bzw. neuromotorische Befunde; konstitutions-biologische Befunde; kinderpsychiatrische bzw. psychopathologische Befunde; testpsychologische Befunde; apparative Zustandsbefunde (NISSEN 1972; NEUHÄUSER 1980 a,d,1981; KNÖLKER 1981; SCHIRM u. THIESEN-HUTTER 1981 b).

Die Bedeutung einer umfassenden und genauen Anamnese wird immer wieder hervorgehoben, da die Mehrzahl der neuro- und psychopathologischen Abweichungen häufig eine nur geringe Ausprägung haben. Neben der medizinischen Anamnese (mütterliche Anamnese, Schwangerschafts- und Geburtsanamnese) sind eine Entwicklungsanamnese des Kindes und eine Familienanamnese sowie die Erhebung der schulischen Situation für die Diagnosesicherung von Bedeutung. Aus den ermittelten Informationen werden mögliche Risikofaktoren isoliert, die auf die Verursachung einer zentralen Funktionsstörung hinweisen können. Eine Anamnese kann wichtige Hinweise auf eine minimale cerebrale Dysfunktion liefern und ist somit wesentlicher Bestandteil der MCD-Diagnose. Sie muß im Hinblick auf die Zuverläßigkeit der Angaben aber stets kritisch bewertet werden. Mögliche Fehlinformationen können mit der Art und Form der Fragestellung zusammenhängen, aber auch mit Milieu, Einstellung, Verdrängungs- oder Verschweigungstendenzen der Befragten sowie dem Zeitpunkt der Anamneseerhebung. Wichtige Entwicklungsdaten aus dem Säuglings- und Kleinkindalter können häufig im Schulalter auch bei gezielter Befragung nicht mehr genau wiedergegeben werden. In Zweifelsfällen sollten weitere Angaben über Familienmitglieder, Lehrer oder andere Fachleute eingeholt werden, die einen engen Kontakt zum Kind haben oder an dessen Behandlung beteiligt sind.
Ein weiterer Schwerpunkt liegt in der neurologischen Untersuchung. Auch hier gibt es bis heute noch keine eindeutigen Kennzeichen, die eine Differentialdiagnose der minimalen cerebralen Dysfunktion ermöglichen. Die Gründe hierfür liegen einerseits in der Mehrdeutigkeit und oftmals nur geringen Ausprägung der neurologischen

Abweichungen, weswegen diese auch als "soft signs" bezeichnet werden. Sie beruhen andererseits in der Variabilität der neurologischen Symptomatik in Abhängigkeit von der Mitarbeitsbereitschaft und dem Verhaltenszustand des Kindes. Als problematisch erweist sich weiterhin, daß die meisten Phänomene nur vorübergehend auftreten, mit zunehmenden Alter verschwinden, oftmals nur schwer zu reproduzieren sind und darum von Entwicklungsverzögerungen schwer unterschieden werden können. Neurologische Befunde haben für die Frühdiagnostik eine maßgebliche Bedeutung, stehen aber als Entscheidungskriterien für eine MCD-Diagnose keineswegs im Vordergrund (SCHIRM u. THIESEN-HUTTER 1981 b).

Neben den klinisch-neurologischen Untersuchungsmethoden kommt der Motodiagnostik mit ihren motoskopischen, motometrischen und motographischen Verfahren eine wesentliche Bedeutung zu, da sich selbst geringfügige Hirnfunktionsstörungen fast immer im motorischen Erscheinungsbild manifestieren (HARBAUER 1974; SCHILLING 1977,1980; SCHIRM u. MACKE 1979; SCHMIDT et al. 1982 b). Eingesetzt werden in erster Linie neuro-, senso- und psychomotorische Verfahren zwecks Erfassung des allgemeinen motorischen Entwicklungsstandes, Aufdeckung spezieller Funktions- und Leistungsdefizite sowie Beurteilung gestörten Bewegungsverhaltens unter quantitativen und qualitativen Gesichtspunkten. Probleme ergeben sich auch bei der motorischen Überprüfung durch den mitunter nur geringen Ausprägungsgrad der Auffälligkeiten und die Komplexität des kindlichen Bewegungsverhaltens. Ein typisches Bewegungsbild oder eine bestimmte Form der minimalen Zerebralparese gibt es bei MCD-Kindern nicht. Obgleich motorische Testverfahren bei der Erfassung einer minimalen cerebralen Dysfunktion allgemein eine zentrale Bedeutung beigemessen wird, werden diese zum

Teil unterschiedlich bewertet. Nach THIESEN-HUTTER u. SCHIRM (1981 b) sind motoskopische und motometrische Untersuchungsverfahren neurologischen Techniken überlegen. LESIGANG (1974) stellt einschränkend fest, daß hierdurch nur bestimmte Fähigkeiten und Fertigkeiten überprüft werden können, eine Ursachenerklärung für mögliche Fehlfunktionen aber ausgeschlossen ist. Dieser Aussage steht wiederum entgegen, daß sich gerade motorische Testverfahren in der Differentialdiagnostik von leichten Hirnschädigungen besonders bewährt haben (SCHILLING 1980). Aufgrund der engen Beziehung zwischen neurologischen und motorischen Funktionen und im Hinblick auf einen Mängelausgleich der Einzelverfahren befürwortet NEUHÄUSER (1980 a,b) eine kombinierte Anwendung klinisch-neurologischer und motodiagnostischer Verfahren.

Konstitutions-biologische Befunde werden bei der Diagnosesicherung zuweilen mitberücksichtigt, sind aber kein unbedingt notwendiger Bestandteil. Einige Merkmale werden immer wieder hervorgehoben, sind bisher wissenschaftlich aber kaum belegt worden und als Hinweis für eine minimale cerebrale Dysfunktion dementsprechend vorsichtig zu bewerten. Angeführt werden unter anderem ein verzögertes Körperwachstum nach dem 10. Lebensjahr, Schädel- oder Gesichtsasymmetrien oder feinkonstitutionelle Abweichungen der Finger (z.B. Bajonettfinger-Syndrom) (BERGER et al. 1977; LEMPP 1980; SCHIRM u. THIESEN-HUTTER 1981 b; STEINHAUSEN 1982).

Kinderpsychiatrische oder psychopathologische Befunde dienen in erster Linie dem Nachweis psychomotorischer Entwicklungsverzögerungen und der Erfassung neurotischer Fehlentwicklungen und Verhaltensauffälligkeiten. Abweichungen im Entwicklungsverlauf sind diagnostisch von großer Wichtigkeit, da sie als frühes Symptom für zerebrale Funktionsstörungen angesehen werden können. Von besonderer Bedeutung ist die motorische, sprachliche und soziale Entwicklung im Säuglings- und Kleinkindalter. NISSEN (1972, 359) zählt "die Kopfkontrolle, das erste Lächeln, das freie Sitzen, das Stehen und das Gehen, ferner Beginn und Abschluß der Sauberkeitsgewöhnung" zu den wichtigsten Kriterien. BÖHME (1980) weist darauf hin, daß phoniatrisch-logopädische Beeinträchtigungen oftmals viel zu wenig beachtet und diagnostiziert werden, da eine genaue Beschreibung der sich als Folge einer minimalen cerebralen Dysfunktion ergebenden Sprach- und Sprechstörungen bisher nicht vorliegt. Hinweise auf Verhaltensauffälligkeiten finden sich manchmal bereits in der Anamnese, müssen aber auf eine mögliche Abhängigkeit von Umwelteinflüssen genau untersucht und erfaßt werden. VOSS (1984) fordert in diesem Zusammenhang eine systemorientierte Analyse, da die Ursache für kindliche Verhaltensstörungen häufig nicht beim Kind selbst liegt, sondern im sozio-ökonomischen Umfeld, vor allem im Bereich von Familie, Schule oder Freundeskreis. Die Objektivierung von Umwelteinflüssen erfolgt in erster Linie durch eine funktionelle Verhaltensanalyse und/oder Verhaltensbeobachtung, bei der die Auslöse- oder Verstärkungsmechanismen ermittelt werden, die für die Entstehung und Aufrechterhaltung des Problemverhaltens verantwortlich sind und gleichzeitig eine Modifizierbarkeit des Verhaltens ermöglichen. Ein definitiver Rückschluß von Verhaltensabweichungen auf eine minimale cerebrale Dysfunktion ist nicht zulässig, da diese auch durch ganz andere Verursachungsbedingungen, wie z.B. Deprivation oder Frustration, hervorgerufen werden können. Bestimmte Verhaltens- oder Reaktionsweisen, die als typische MCD-Merkmale gewertet werden können und differentialdiagnostisch nutzbar wären, konnten bisher nicht nach-

gewiesen werden (NEUKÄTER u. GOETZE 1978; POUSTKA 1979). Verhaltensauffälligkeiten und Entwicklungsabweichungen dürfen aus diesem Grund niemals die einzige Grundlage einer MCD-Diagnose bilden. Testpsychologische Untersuchungen dienen der Erfassung und Beurteilung von Lern- und Leistungsstörungen sowie der Aufdeckung von Störungen im Verhaltens- und Persönlichkeitsbereich. Eine genaue Abgrenzung der psychologischen Verfahren zu kinderpsychiatrischen Befunderhebungen und Anamnese ist nicht immer möglich. Vielmehr stellt die psychologische Exploration eine wichtige Ergänzung zur ärztlichen Anamnese dar, und die Erfassung von Entwicklungsdaten wie auch die Beobachtung und Analyse des kindlichen Problemverhaltens bilden einen wesentlichen Schwerpunkt im Bereich testpsychologischer Befunde. Einzelverfahren zur Überprüfung verschiedener Teilleistungs- oder Grundstörungen beziehen sich auf Intelligenz, Wahrnehmung, Konzentration, Motorik, Sprache und Schulleistungsstörungen. Ebenso können affektiv-emotionale und soziale Störungsbilder wie Angst, Aggression, mangelndes Selbstvertrauen, Kontaktschwierigkeiten usw. durch eine differenzierte Überprüfung verschiedener Persönlichkeitsdimensionen ermittelt werden. Aufgrund der Vielschichtigkeit der MCD-Symptomatik sollten psychologische Befunde grundsätzlich nicht überbewertet werden. Ihre eigentliche Bedeutung und Gewichtung erhalten sie erst im Zusammenhang mit Ergebnissen aus anderen Untersuchungsbereichen.
Zu den apparativen Zustandsbefunden gehört in erster Linie die Elektroencephalographie (EEG). Elektromyogramm (EMG), Röntgenaufnahmen und axiale Computertomographie werden bisher erst selten als Diagnostika herangezogen. Die Annahme, daß bestimmte Abweichungen im EEG-Muster ein sicherer Nachweis für eine minimale

cerebrale Dysfunktion sind, konnte bisher nicht bestätigt werden. Aussagen zur diagnostischen oder differentialdiagnostischen Bedeutung von EEG-Befunden sind zur Zeit noch uneinheitlich, teilweise sogar widersprüchlich (SCHENCK 1980). Einerseits wird berichtet, daß das EEG bei MCD-Kindern in bezug auf Krampfpotentiale, Dysrhythmien, Latenz- und Amplitudenkennwerte deutliche pathologische Veränderungen aufweist und in der Frequenzverteilung nicht den alterstypischen Mustern entspricht (MÜLLER-KÜPPERS 1969; CAMMANN et al. 1984). Aus diesem Grund wird das EEG von einigen Fachleuten auch als isoliertes Diagnosekriterium angeführt und in seiner Bedeutung gleichwertig neben neurologische, psychologische und kinderpsychiatrische Befunde und Anamnese gestellt (NISSEN 1971 a,b,1972; KNÖLKER 1981). Andererseits wird das EEG aufgrund einer mangelnden Spezifität der Untersuchungsbefunde zunehmend in Frage gestellt. Bei der Mehrzahl der untersuchten Fälle konnten keine eindeutigen oder überdauernden Veränderungen festgestellt werden. Ebenso bestehen zwischen EEG-Abweichungen und anderen neurologischen Auffälligkeiten bei MCD-Kindern mitunter nur geringe Korrelationen (SCHMIDT 1981). Auftretende Besonderheiten sind stark alters- und entwicklungsabhängig und zeigen eine zum Teil erhebliche Schwankungsbreite. Die Übergänge zwischen normalen und pathologischen Befunden sind oftmals fließend, so daß EEG-Anomalien bei MCD-Kindern nicht stärker ausgeprägt oder häufiger zu finden sind als bei anderen Diagnosegruppen (JUNGMANN 1983). Ein MCD-spezifisches EEG-Muster konnte bisher nicht ermittelt werden. Viele MCD-Kinder zeigen ein vollkommen unauffälliges EEG. Einerseits schließt ein normales Hirnstrombild eine minimale cerebrale Dysfunktion nicht aus, andererseits können abweichende EEG-Befunde nicht als sicherer Beweis für eine minimale Hirnfunktionsstörung angesehen werden (GROSS-SELBECK 1976; LEMPP 1978). Die Uneinheitlichkeit und geringe Eindeutigkeit der Untersuchungsbefunde läßt erkennen, daß die Aussagewertigkeit des Elektroencephalogramms für die Diagnose einer minimalen cerebralen Dysfunktion gegenwärtig noch begrenzt ist und erst innerhalb einer diagnostischen Mehrebenenanalyse eine entsprechende Bedeutung erhält (EISENBERG 1972; HARBAUER 1974; PRESSLICH 1977; SCHMIDT 1981; JUNGMANN 1983).

2.5 Therapiemöglichkeiten

Die Erarbeitung und Umsetzung eines Therapieplans ist bei MCD-Kindern eine schwierige und verantwortungsvolle Aufgabe. Übergeordnete Zielsetzung ist die Normalisierung der Beziehung zwischen Kind und Umwelt und die Stabilisierung des Kindes selbst. Unabhängig von der jeweiligen Vorgehensweise liegt der entscheidende Ansatz in der Frühförderung und Frühbehandlung, d.h. in einer rechtzeitigen gezielten Einwirkung auf potentielle oder nachgewiesene Funktionsstörungen und Teilleistungsschwächen. Selbst wenn aufgrund des jeweiligen Schweregrades und der Unsicherheit über den Entwicklungsverlauf nicht immer abzuschätzen ist, ob die Beeinträchtigungen in ihrem ganzen Ausmaß zu beseitigen sind, können auf diese Weise Fehlentwicklungen und Reaktionsbildungen in Form von "Sekundärschäden" oder "sekundärer Neurotisierung" beim Kind weitestgehend vermieden, kompensiert oder aufgehoben werden. Fehleinschätzungen, Fehlurteile und Fehlhaltungen bei Eltern und Lehrern lassen sich weitestgehend verhindern. (NISSEN 1971 a,1972; LEMPP 1977; NEUHÄUSER 1983 a).

Vor einer Therapie müssen zunächst die Behandlungsbedürftigkeit und Behandlungsmöglichkeiten geklärt werden. Voraussetzung ist eine differenzierte Indikation sowie eine individuelle Auswahl und genaue Abstimmung der erforderlichen Maßnahmen. Grundlegend ist weiterhin, daß beim Kind eine ausreichende Eigenmotivation, Mitarbeitsbereitschaft und Akzeptanz der Behandlung erzielt wird. Nur dann ist eine überdauernde Wirkung von Therapiemaßnahmen überhaupt möglich. Ebenso wichtig ist es, beim Kind ein Problembewußtsein in bezug auf sein Eigenverhalten zu schaffen und ihm adäquate Problemlösungs- und Bewältigungsstrategien zu vermitteln. Dieser Zielsetzung wird von den verschiedenen Therapieansätzen in unterschiedlichem Maße entsprochen. Die Effektivität einer Behandlung wird nicht zuletzt durch deren Dauer, Häufigkeit und Intensität bestimmt. Je kurzfristiger, seltener oder unregelmäßiger die Behandlung ist, umso geringer sind die Erfolgsaussichten. Je häufiger die Therapiestunden stattfinden, umso mehr verkürzt sich in der Regel die Gesamtdauer. Andererseits muß eine Verkürzung des Therapiezeitraums immer durch eine Frequenzerhöhung der Therapiestunden ausgeglichen werden. Grundsätzlich sollte jede Maßnahme über einen bestimmten Mindestzeitraum durchgeführt werden, auch wenn Anfangserfolge zuweilen auf sich warten lassen. Ein frühzeitiger Abbruch oder fortlaufender Wechsel der Therapie wirkt sich auf die Symptomatik in jedem Fall ungünstig aus, auch wenn dies in dem Bestreben erfolgt, die am besten und schnellsten wirksame Behandlungsmethode zu finden. Eine längere Unterbrechung sollte ebenfalls soweit als möglich vermieden werden. Einzige Ausnahme bildet die Psychopharmakatherapie, wo ein vorübergehendes Aussetzen der Medikation aus gesundheitlichen Gründen empfohlen oder sogar ausdrücklich vorgeschrieben wird.

Es darf nicht übersehen werden, daß der Behandlung von Kindern mit minimaler cerebraler Dysfunktion auch natürliche Grenzen gesetzt sind. Trotz Frühförderung, erheblicher Kompensationsfähigkeit des kindlichen Gehirns und nachgewiesener Effektivität der Behandlungsmaßnahmen können nicht alle primären Schwächen oder Störungen beseitigt werden (NEUHÄUSER 1983 c). Gleiches gilt für eine Vielzahl von Sekundärsymptomen, die sich mitunter über Jahre aufgebaut und verfestigt haben und bereits zu einem Teil der Gesamtpersönlichkeit des Kindes geworden sind. Aus diesem Grund müssen die Grenzen einer Behandlung immer realistisch gesehen werden. Es ist auch darauf zu achten, daß eine langfristige und umfassende Therapie immer die Gefahr einer Überforderung beinhaltet, da die Kinder mitunter von einer Therapiemaßnahme zur anderen gebracht werden. Die zeitliche, physische und psychische Belastung kann in Verbindung mit bereits vorliegenden Schulschwierigkeiten zu erheblichen Problemen führen. Das Leben der betroffenen Kinder besteht zuweilen nur noch aus Therapie, Schule, Nachhilfe und Förderunterricht. Eine langfristige Behandlung kann beim Kind auch den Eindruck erwecken oder verstärken, daß es schwerwiegend krank oder gestört sei, weil nämlich umfassend und jahrelang therapiebedürftig. Dieser Problematik kann nur durch eine differenzierte, ausgewogene, realisierbare, individuelle - sowohl kind- als auch familienorientierte - Therapieplanung entgegengewirkt werden.

Ursachenproblematik und differenzierte Symptomvielfalt bedingen bei MCD-Kindern ein sehr weites und schwer überschaubares Behandlungsfeld. Eine einheitliche Therapie gibt es nicht und kann es nicht geben. Das Vorgehen muß sich immer an der im Einzelfall vorliegenden Vielschichtigkeit und Ausprägung des Störungsbildes sowie am jeweiligen sozialen Umfeld orientieren. Interventionseffekte sind meistens situations- und/oder symptomspezifisch, so daß eine einzelne Maßnahme in der Regel nicht ausreicht, um der Gesamtproblematik gerecht zu werden. Eine allgemeine Besserung aufgrund einer bestimmten Behandlungsform ist unwahrscheinlich. Die Heterogenität der Ursachen und Symptome erfordert in jedem Fall ein "individualisiertes multimodales Vorgehen" (EISERT u. EISERT 1982,146). Vor dem Hintergrund einer mehrdimensionalen Diagnostik und in Verbindung mit bereits vorliegenden therapeutischen Erfahrungen wird in immer stärkerem Maße der Einsatz kombinierter Verfahren gefordert, da diese bei Kindern mit minimaler cerebraler Dysfunktion weitaus erfolgreicher und zweckmäßiger sind als nur ein therapeutischer Zugang (NISSEN 1975; SYGUSCH 1979 a,b; MARTINIUS 1980, EISERT/EISERT u. SCHMIDT 1982). Bisher wurden in unterschiedlicher Zusammensetzung vor allem solche Verfahren angewandt, die auch bei vielen anderen Störungs- oder Krankheitsbildern Berücksichtigung finden. Eine spezielle, in sich geschlossene, mehrdimensionale Therapieform, die den Besonderheiten dieser Kinder umfassend gerecht wird, gibt es zur Zeit noch nicht. Als besonders schwierig erweist sich bei kombinierten Behandlungsverfahren, vor allem unter empirischen Gesichtspunkten, die Tatsache, daß häufig nicht genau bestimmt werden kann, welche Veränderungen bei einer Therapiekombination durch welche Maßnahmen verursacht werden. Die hier zwangsläufig auftretenden Interaktionseffekte sind nicht immer einwandfrei zu kontrollieren und zu differenzieren. Unabhängig davon, welche Wechselwirkungseffekte oder Komponenten im einzelnen nachweisbar sind, ist für den Behandlungserfolg jedoch zunächst entscheidend, daß die Wirksamkeit kombinierter Therapiemaßnahmen grundsätzlich größer ist als bei Einzelmaßnahmen.

Die Leitung der Therapiemaßnahmen durch eine zentrale Stelle, der fortlaufende Informationsaustausch zwischen den einzelnen Therapeuten und eine möglichst enge Zusammenarbeit zwischen Therapeuten, Eltern, Schulbehörden, Lehrerausbildungsstätten und Stellen des öffentlichen Gesundheitswesens wird immer wieder hervorgehoben (HENSELMANN 1972; GROSS-SELBECK 1980; KNÖLKER 1981; FRIEDRICH 1983). Allerdings läßt sich ein solches Behandlungskonzept im interdisziplinären Rahmen zuweilen nur schwer verwirklichen. Obgleich die Notwendigkeit dafür im allgemeinen gesehen wird, wird der Forderung nach einem mehrdimensionalen Vorgehen in der Praxis nur selten entsprochen. Die Bedeutung einer umfassenden Behandlung wird von unmittelbar und mittelbar Betroffenen wie Eltern, Lehrern, Ärzten, Psychologen und Kostenträgern nicht immer richtig gesehen und eingeschätzt. Oft fehlt es aber auch an der notwendigen Bereitschaft oder den entsprechenden Realisierungsmöglichkeiten. Eine kombinierte Therapie ist für alle Beteiligten immer mit einem erheblichen zeitlichen, organisatorischen, finanziellen und persönlichen Aufwand verbunden, der entweder nicht geleistet werden kann oder will. Darüber hinaus gibt es noch zu wenige spezialisierte Fachkräfte oder Institutionen, die eine mehrdimensionale Therapie vermitteln, koordinieren oder anbieten. Auch eine interdisziplinäre Zusammenarbeit ist zum Teil mit erheblichen Schwierigkeiten verbunden. Ein wesentlicher Grund dafür liegt in dem noch häufig anzutreffenden Anspruch einer in erster Linie medizinischen Behandlung, was sich nach VOSS (1983,8) vor allem in der "fortschreitenden Medizinisierung und Medikalisierung abweichenden Verhaltens" zeigt. Darüber hinaus wird die Durchführung kombinierter Therapiemaßnahmen durch die Tatsache erschwert, daß von der Mehrzahl der Kostenträger nur finanzielle Aufwendungen für ärztliche Behandlungen erstattet werden. Pädagogisch-psychologische und sogenannte funk-

tionell-übende Verfahren - mit Ausnahme von krankengymnastischen und rehabilitativen Maßnahmen - müssen fast immer vom Patienten selbst getragen werden. Dies ist noch immer der Fall, obgleich der Stellenwert bei der Behandlung von Kindern mit minimaler cerebraler Dysfunktion unumstritten ist, und eine medikamentöse Behandlung nahezu einstimmig nur als Ergänzung oder überbrückende Maßnahme empfohlen wird (BERGER u. FRIEDRICH 1977; MAKITA 1979; NEUHÄUSER 1983 a,c). Selbst wenn beim Verdacht auf eine minimale cerebrale Dysfunktion eine Frühförderung unter präventiven Gesichtspunkten angezeigt ist, müssen die Kosten in der Regel von den Eltern selbst übernommen werden. Dabei gilt es als erwiesen, daß Beeinträchtigungen im Lern-, Leistungs- und Verhaltensbereich bei MCD-Kindern eine Reaktionsbildung auf bestehende Funktionsstörungen und die damit verbundenen Teilleistungsschwächen sind und durch präventive Maßnahmen weitgehend verhindert werden können. Bis auf einige Ausnahmen werden solche Maßnahmen von den dafür zuständigen Stellen bisher kaum unterstützt. Übersehen wird dabei, daß das Warten auf ein behandlungsbedürftiges und damit "erstattungswürdiges" Störungsbild in der Regel unter Berücksichtigung aller Folgekosten mit einem wesentlich höheren finanziellen Aufwand verbunden sein kann. Gemeint sind damit die sich dann über Jahre hinziehenden Kosten für umfangreiche Therapiemaßnahmen oder die bei schwerwiegenden psychosozialen Fehlentwicklungen im Einzelfall nicht auszuschließenden Kosten für eine Unterbringung in den verschiedensten Einrichtungen der öffentlichen Erziehung, wie Kinder- und Jugendheimen, speziellen therapeutisch ausgerichteten Internaten, Erziehungsanstalten etc., verbunden mit einer möglicherweise langfristigen Inanspruchnahme der Sozialhilfe.
Aufgrund der hier aufgezeigten Schwierigkeiten bei der

Realisierung eines mehrdimensionalen Behandlungskonzeptes liegen kontrollierte Untersuchungen über die Auswirkungen von kombinierten Kurzzeit- oder Langzeittherapien erst in geringem Umfang vor. Die sich hieraus zwangsläufig ergebenden Konsequenzen führen zu einem nicht zu übersehenden circulus vitiosus. Einerseits fordern die Kostenträger aus verständlichen Gründen den empirischen Nachweis über die Effektivität kombinierter Therapiemaßnahmen, bevor sie zu einer Kostenübernahme bereit sind. Andererseits kann diesem Anspruch aufgrund der aufgezeigten Schwierigkeiten in der Mehrzahl der Fälle kaum entsprochen werden. Wünschenswert wäre, daß die Absicherung derart wichtiger Behandlungsstrategien zumindest im Rahmen von Modellversuchen durch alle für das Gesundheitswesen zuständigen Einrichtungen (z.B. Krankenkassen, Landschaftsverband, Ministerien, Forschungsgemeinschaften usw.) unterstützt und gefördert würden.

Es gibt eine Vielzahl verschiedener Behandlungsmöglichkeiten, die für Kinder mit minimaler cerebraler Dysfunktion empfohlen werden, teilweise bereits als erfolgreich nachgewiesen oder noch umstritten sind. Eine einheitliche Systematisierung oder Kategorisierung der Therapieverfahren ist nur schwer möglich, da in Abhängigkeit vom wissenschaftstheoretischen und persönlichen Standpunkt von verschiedenen Fachleuten unterschiedliche Schwerpunkte gesetzt werden. Bei den nachfolgenden Ausführungen werden folgende therapeutische Ansätze berücksichtigt: Psychopharmakatherapie, Ernährungstherapie, Psychotherapie und Verhaltenstherapie, Elterntherapie, unterrichtsbezogene Maßnahmen, teilleistungsorientierte Verfahren, bewegungsorientierte Verfahren.

2.5.1 Psychopharmakatherapie

In den USA steht die medikamentöse Therapie bei der Behandlung von hyperaktiven Kindern bereits seit Jahrzehnten im Vordergrund. Im deutschen Sprachraum liegen hierzu ebenfalls umfangreiche Aussagen, wissenschaftliche Untersuchungen und Erfahrungsberichte aus der Praxis vor. Allerdings wird die Behandlungsmethode in Abhängigkeit von der therapeutischen Zielsetzung und einem mehr medizinischen oder mehr psychologisch-pädagogischen Standpunkt unterschiedlich bewertet. Die gegenwärtige Situation kennzeichnet sich einerseits durch eine ständig steigende Zahl von Medikamentenverordnungen, andererseits durch eine zunehmende Kritik und Problematisierung in bezug auf die nicht nur pharmakologischen, sondern auch psychodynamischen Nebeneffekte (EISERT 1978; SYGUSCH 1979 a,b; VOSS 1983).
Anfangs wurden in der Psychopharmakatherapie bei hyperaktiven Kindern in erster Linie beruhigende Medikamente eingesetzt, die allerdings mit einigen unerwünschten Nebenwirkungen verbunden waren. Hierzu gehörten neben einer allgemeinen Tendenz zur Inaktivität und Müdigkeit vor allem Beeinträchtigungen der kognitiven Funktionsleistungen. Heute werden in überwiegendem Maße anregende Medikamente gegeben, sogenannte Stimulantien. Unter dieser Behandlung kommt es aufgrund einer paradoxen Wirkung zu einer deutlichen Verminderung des hyperaktiven Verhaltenssyndroms. Der auftretende Effekt basiert darauf, daß Impulsivität und Hyperaktivität durch ein Medikament gehemmt und normalisiert werden, das auf das Zentralnervensystem eigentlich eine erregende Wirkung ausübt. Im Gegensatz zu den früher eingesetzten Sedativa kommt es bei einer Stimulantienbehandlung in der Regel zu keinen wesentlichen Beeinträchtigungen der intellektuellen Leistungsfähigkeit. Allerdings sind psychodynamische

Veränderungen auch hier nicht auszuschließen, da durch
die Einwirkung auf die zentralnervösen Regulationszentren ein erhebliches Maß an Individualität und Spontaneität des Verhaltens verloren gehen kann. In diesem
Zusammenhang wird nicht zu Unrecht immer wieder vom
"pflegeleichten Kind" gesprochen.
Die Wirksamkeit von Stimulantienbehandlungen wird mit
70 - 80 % angegeben, die übrigen Kinder reagieren nicht
darauf (KLICPERA 1978 a,b; EISERT 1983 b). Aufgrund
der individuellen Unterschiede in der Ansprechbarkeit
läßt sich der Erfolg einer medikamentösen Therapie nie
mit Sicherheit voraussagen. Welche Bedingungsfaktoren
für die unterschiedlichen Behandlungsergebnisse im
einzelnen verantwortlich sind, ist bislang noch nicht
genau bekannt. Als mögliche Erklärung wird diskutiert,
daß die jeweilige Ursache der Aktivierungs- bzw. Aktivitätsstörung dabei eine entscheidende Rolle spielt.
Handelt es sich mehr um eine psychoreaktive bzw. situative Hyperaktivität, erweist sich eine Stimulantienbehandlung als weniger effektiv als bei einer hirnorganisch bedingten bzw. zerebralen motorischen Unruhe
(vgl. MÜLLER 1971; SCHMIDT 1974,1977; SCHIER 1979;
RUF-BÄCHTIGER 1982).

Zu den am häufigsten eingesetzten Stimulantien gehören:
Methylphenidat (Ritalin), Amphetamin bzw. Dextroamphetamin (Dexedrin), Magnesium-Pemoline (Tradon), Fenetyllin (Captagon) und Imipramin (Tofranil). Über die
Verwendung von Bohnenkaffee als Stimulantienersatz
gehen die Meinungen noch auseinander. Erste Ergebnisse
deuteten darauf hin, daß Coffein auf hyperaktive Kinder eine ähnliche Wirkung hat wie Methylphenidat, mit
dem Vorteil, daß die Möglichkeit einer Suchtgefährdung
grundsätzlich ausgeschlossen ist. Spätere Untersuchungen erbrachten keinen Beweis mehr dafür, daß Coffein
zu einer den Stimulantien vergleichbaren Veränderung

führt, deren Wirkung allerdings erhöhen kann. Bevor
Coffein zur Behandlung bei hyperaktiven Kindern einge-
setzt wird, sollten noch weitere kontrollierte Unter-
suchungen abgewartet werden, zumal auch hier mögliche
Nebenwirkungen nicht ausgeschlossen werden können
(EICHLSEDER/MARTINIUS 1975,1979; WENDER u. WENDER 1980).

Außer Stimulantien werden bei hyperaktiven Kindern
zur Behandlung der verschiedenen Primär- und Sekundärsymptome auch Antidepressiva, Neuroleptika, Antilepti-
ka oder Tranquilizer mit unterschiedlichem Erfolg und
unterschiedlichen Nebenwirkungen verschrieben
(STEINHAUSEN 1976; KLICPERA 1978 a,b; WENDER u.WENDER
1980; HAFEN u. STÄDELI 1984).

Eine medikamentöse Behandlung kann nicht grundsätzlich als überwiegend positiv oder negativ eingestuft
werden. Es kommt auf die im Einzelfall anstehenden Probleme und die jeweiligen Erwartungen, Erfahrungen und
Kenntnisse an. Maßgebend sind letztendlich immer der
Standpunkt des Arztes, der Eltern und, wenn möglich, des
unmittelbar betroffenen Kindes. Eine Medikation erfolgt
in erster Linie immer zwecks Regulierung des gestörten
Antriebsverhaltens. Bei den meisten Kindern kommt es
zu einer deutlichen Verminderung von Hyperaktivität und
Impulsivität. Als weitere Auswirkungen ergeben sich
mitunter eine größere Ausdauer und Gefühlsstabilität,
erhöhte Konzentrations- und Merkfähigkeit, verbesserte
Feinmotorik und geringere Aggressivität (AYLLON,
LAYMANN u. KANDEL 1977; KLICPERA 1978 a,b; EISERT 1983
b). Eine Beseitigung der Lern- und Verhaltensstörungen
ist unter Medikation langfristig allerdings weder zu
Hause noch in der Schule zu erreichen (MINDE 1977 a;
HECHTMAN u. WEISS 1979; STEINHAUSEN et al. 1982;
FOCKEN et al. 1984). Somit kann nicht erwartet werden,
"daß das schulische Lernen und die schulische Leistung
des Kindes unmittelbar und direkt modifiziert werden,

sondern es ist bestenfalls eine Steigerung der Aufmerksamkeitsspanne, unter Umständen eine Änderung der Selbsteinschätzung und eine von der Umgebung als angemessene Motorik empfundene Verbesserung zu erwarten" (BERGER u. FRIEDRICH 1977,28).

Mögliche Nebenwirkungen bei einer medikamentösen Therapie werden bereits seit langem eingehend diskutiert. Dies bedeutet jedoch nicht, daß sie auch bei der Verordnung von Medikamenten in der Praxis im gleichen Ausmaß bedacht und entsprechend kontrolliert werden. Im Mittelpunkt der zur Zeit noch kritischen Auseinandersetzung stehen neben den schon länger bekannten, empirisch aber noch nicht ausreichend überprüften somatischen Nebenwirkungen vor allem die negativen psychodynamischen Folgen.
Bei den pharmakologischen Nebenwirkungen müssen kurzfristige von langfristigen unterschieden werden. Zu den kurzfristigen, die meistens nach drei bis vier Wochen wieder verschwinden, gehören in erster Linie Appetitlosigkeit, Schlafstörungen, Kopf- und Magenschmerzen, Weinerlichkeit, Stimmungslabilität bzw. depressive Verstimmungen, gesteigerte Kritikempfindlichkeit usw. Als langfristige Nebenwirkungen können - insbesondere bei höherer Dosierung - Gewichtsverlust, Wachstumsstörungen und eine veränderte Herz-Kreislauftätigkeit auftreten (KIND 1975; EISERT 1978; KLICPERA 1978 a,b; EISERT u. EISERT 1982). Befürchtungen in bezug auf Suchtgefahren oder eine Prädisposition für späteren Medikamentenmißbrauch haben sich bei den behandelten Kindern bisher nicht bestätigt (HECHTMAN u. WEISS 1979; EISERT 1983 a; MARTINIUS 1984). Allerdings liegen hierzu erst wenige kontrollierte Langzeitstudien vor, so daß der Aussage von BACHMANN (1976,9) immer noch Beachtung geschenkt werden sollte: "Methylphenidat (Ritalin[R]) ist wegen seines Suchtpotentials kein

harmloses Medikament!" Nicht übersehen werden sollte auch die Gefahr, daß die für das MCD-Kind bestimmten Psychopharmaka anderen Personen aus dem familiären Umfeld gleichfalls zugänglich sind und zu einem eventuellen Mißbrauch führen können. Diese Tatsache gewinnt besondere Bedeutung im Hinblick auf den fortlaufend steigenden Verbrauch von Psychopharmaka und die Verwendung von Amphetaminen als Ersatzdroge. Kinder mit suchtgefährdeten oder bereits süchtigen Geschwistern sollten aus diesem Grund von einer Stimulantientherapie von vornherein ausgeschlossen werden (BLEEK et al. 1974; KLICPERA 1978 b).

Die psychodynamischen Nebeneffekte können mitunter noch nachhaltiger sein als die rein somatischen, da sie sich wesentlich unauffälliger einschleichen und nach dem Absetzen des Medikaments oftmals nicht so leicht wieder verschwinden oder ausgeglichen werden können (EISERT 1978; KLICPERA 1978 a,b).Diskutiert wird in diesem Zusammenhang vor allem die mit der Medikation verbundene fehlerhafte Kausalattribution. Gemeint ist damit die Tatsache, daß die Beseitigung der Symptome in erster Linie auf ein Medikament zurückgeführt wird und nicht auf die eigene Person und Leistung: "Wenn ich mein verändertes Verhalten der Einnahme eines Medikaments zuschreiben muß, dann - so eine berechtigte Annahme - untergrabe ich mein Selbstbild" (EISERT 1978,170). Durch die medikamentöse Behandlung ist dem Kind auch die Möglichkeit genommen, sich mit dem eigenen Problemverhalten aktiv und konstruktiv auseinanderzusetzen, ein ausreichendes Problembewußtsein aufzubauen und Bewältigungsstrategien zu erwerben, die es ihm ermöglichen, die Diskrepanz zwischen Eigenverhalten und Umweltanforderungen langfristig in ausreichendem Maße zu kontrollieren.

Außer den vielfältigen Nebenwirkungen ist bei einer

medikamentösen Behandlung zweifellos kritisch zu bewerten, daß jedes Kind, das über längere Zeit ein Medikament einnehmen muß, zwangsläufig den Eindruck bekommt, krank zu sein. Dies kann die Probleme bei einer minimalen cerebralen Dysfunktion noch erheblich vergrössern. Entweder in der Richtung, daß die betroffenen Kinder ihre Verhaltensauffälligkeiten als "Krankheit" überbewerten oder leichtfertig damit entschuldigen, "sie seien ja krank". Damit wird jede Selbstverantwortlichkeit für eigenes Verhalten und Handeln in Frage gestellt und jede Anstrengungsbereitschaft für eine Verhaltensänderung untergraben. Eine Abschiebung des Problems auf den Tatbestand der Krankheit bzw. den Arzt erfolgt bei der "Medizinisierung" aber nicht nur beim Kind, sondern gleichermaßen bei den Eltern. Nach VOSS (1983) hat eine überwiegend medikamentöse Behandlung für viele Eltern eine Alibifunktion, da sie sich selbst mit den auftretenden Schwierigkeiten nicht mehr aktiv auseinandersetzen müssen.

Positiv beurteilt wird bei der medikamentösen Therapie häufig die Tatsache, daß die Behandlung nachweislich eine hohe symptomspezifische Effektivität besitzt und dem Kind und seiner Umwelt das Leben erleichtert, was von vielen Eltern nach jahrelangen Erziehungsproblemen erhofft und erwartet wird. Gerade diese Symptomspezifität wird der Psychopharmakatherapie andererseits immer wieder zum Vorwurf gemacht. Bei einer rein symptomatischen Behandlung kann davon ausgegangen werden, daß keine unmittelbare Kausalbeziehung gegeben ist, d.h. die eigentliche Ursache der Störung nicht wirklich angegangen wird. Nach STEINHAUSEN (1976) kann allerdings auf der Grundlage des derzeitigen Wissensstandes noch keine endgültige Aussage darüber gemacht werden, ob es sich bei der medikamentösen Behandlung tatsächlich und ausschließlich um eine symptomspezi-

fische Therapie handelt oder gleichzeitig auch um eine
Kausaltherapie. EICHLSEDER (1974 b) weist in diesem Zusammenhang darauf hin, daß es ohnehin übertrieben sei,
von "kausaler Behandlung" zu sprechen. Letztendlich
wisse man nie genau, was primär und was sekundär sei.
Und selbst wenn man es wüßte, so könnten die Ursachenfaktoren teilweise sowieso nicht mehr behandelt werden.
"Das Kriterium einer brauchbaren Therapie ist nicht,
daß sie unser Kausalitätsbedürfnis befriedigt, sondern
daß sie wirksam ist" (EICHLSEDER 1974 b,581). Eine
Kausaltherapie bei MCD-Kindern ist auch deshalb schwierig oder sogar unmöglich, weil die Ursachen gegenwärtig
nicht hinreichend bekannt sind. Richtungsweisend ist
in erster Linie die Symptomatik, demzufolge eine symptomorientierte Behandlung zur Zeit wahrscheinlich die
effektivere Behandlungsmaßnahme darstellt. In diesem
Sinne kann der Kritik einer primär symptomorientierten
Medikation auch entgegengehalten werden, daß es eine
Vielzahl anderer Behandlungsverfahren gibt, die bei
MCD-Kindern eingesetzt werden und gleichfalls rein symptomatischen Charakter haben. Dies gilt für die Verhaltenstherapie ebenso wie für die funktionell-übenden
Verfahren, die in erster Linie auf die Beseitung einer
bestimmten Störung oder Teilleistungsschwäche - also
ein Symptom - ausgerichtet sind. Ein wesentlicher Unterschied zur medikamentösen Behandlung besteht jedoch
darin, daß die bisherigen Behandlungsergebnisse bei
diesen Therapieformen erkennen lassen, daß es nach erfolgreicher Durchführung der Maßnahme entweder zu einer
Aufhebung des Störungsbildes kommt oder aber zu einer
überdauernden Verminderung der Problematik. Demgegenüber wird die Symptomatik durch die Psychopharmakatherapie fast immer nur unterdrückt oder überdeckt, nicht
aber tatsächlich behoben. Es darf also nicht übersehen
werden, daß Psychopharmaka "den Patienten nicht wirk-

lich 'heilen' können" (MAKITA 1979,10). Die Beeinflussung der Symptome dauert häufig nur solange an, wie das Medikament verabreicht wird, ist also medikamentenabhängig. Kind und Eltern glauben an eine Symptomfreiheit, ohne zu bedenken, daß nach Beendigung der Medikamenteneinnahme die Probleme in unveränderter oder sogar verstärkter Form wieder auftreten können (HAFER 1984). Im ungünstigsten Fall bleiben Ursache und Symptomatik trotz Stimulantienbehandlung langfrisig erhalten. Aus diesem Grund wird immer wieder auf die Ergänzungsbedürftigkeit der Psychopharmakatherapie hingewiesen und ausdrücklich gefordert, daß Medikamente immer nur eine "flankierende Begleitfunktion" im Rahmen anderer psychotherapeutischer, (heil-)pädagogischer und/oder funktionell-übender Verfahren haben sollten (BERGER u. FRIEDRICH 1977; HECHTMAN u. WEISS 1979; NISSEN 1979; NEUHÄUSER 1983 a,c). Medikamente können unter Umständen zwar ein wesentlicher Bestandteil der Therapie sein, aber niemals in Form einer Einzelbehandlung. BACHMANN (1976,9) gibt in diesem Zusammenhang zu bedenken, daß durch eine alleinige, über einen längeren Zeitraum durchgeführte Stimulantienbehandlung, die letztendlich ohne überdauernde Wirkung bleibt, dem Kind gleichzeitig die Möglichkeit genommen wird, an einer anderen, möglicherweise erfolgreicheren Behandlung teilzunehmen; "das bedeutet Zeitverlust, der irreversible Entwicklungsstörungen bedingen kann".

Der Einsatz von Psychopharmaka sollte immer einer strengen Indikationsstellung unterliegen und grundsätzlich nur dann in Betracht gezogen werden, wenn die Störungen so ausgeprägt sind, daß andere therapeutische Maßnahmen und die Beratung der Eltern bereits versagt haben oder aller Wahrscheinlichkeit nach nicht ausreichen. Eine medikamentöse Behandlung hat sicherlich dort ihre Berechtigung, wo sie in schweren Fällen als Einstiegshilfe nötig ist, um das Kind zu stabilisieren, die Wirkung anderer Förderungsmaßnahmen zu unterstützen oder überhaupt erst zu ermöglichen. Gerechtfertigt scheint eine Medikation auch dann, wenn dadurch plötzliche Entscheidungen mit erheblichen, für das Kind lebensbestimmenden Konsequenzen - wie etwa Ausschulung oder Sonderschuleinweisung - vermieden werden können. Unerläßlich ist eine solche Behandlung selbstverständlich in den Fällen, wo die minimale cerebrale Dysfunktion mit schwerwiegenden Störungen des Zentralnervensystems verbunden ist, wie beispielsweise bei Anfallsleiden.

Wenn eine Psychopharmakatherapie erforderlich ist, muß die Durchführung immer mit einer ausreichenden Kontrolle verbunden sein. Es sollte immer darauf geachtet werden, daß mit der kleinsten gerade noch wirksamen Dosis begonnen wird und Medikamentenpausen eingehalten werden. Im Vorschul- und Jugendlichenalter sollte auf eine Medikation weitestgehend verzichtet werden. Die Einnahme sollte immer zeitlich begrenzt sein, aber mit ausreichender Dauer und Regelmäßigkeit erfolgen. (NEUHÄUSER 1981,1983 a,c; BACHMANN 1982; NISSEN 1982). Eine mögliche Ursache dafür, daß der Effekt, der durch eine medikamentöse Behandlung hätte erzielt werden können, nicht eingetreten ist, liegt nicht selten in Bedingungsfaktoren wie "mangelnde Akzeptanz" und/oder "hohe Abbruchraten" (EISERT et al. 1982; EISERT 1983 b). Oftmals wird die Verordnung oder vorgeschriebene Dosierung nicht eingehalten oder frühzeitig abgesetzt. Gründe dafür sind, daß die Eltern entweder selbst Bedenken gegen die Behandlung bekommen, durch kritische Äußerungen von seiten der Umwelt Schuldgefühle aufgebaut werden oder erschwerende Umweltbedingungen, wie z.B. gestörte Familienverhältnisse, vorliegen, die eine erfolgreiche Durchführung der Behandlung in Frage stellen.

2.5.2 Ernährungstherapie

Die Möglichkeit einer therapeutischen Beeinflussung durch bestimmte Diätmaßnahmen wird gegenwärtig verstärkt diskutiert. Theoretische Überlegungen und empirische Untersuchungen hierzu stammen vor allem aus den USA, wo dieser Therapieansatz seit Beginn der fünfziger Jahre erörtert wird. Erfahrungen und Ergebnisse im deutschsprachigen Raum liegen erst in geringem Umfang vor und sind in ihrer Aussagewertigkeit noch sehr unterschiedlich (STOLLEY et al. 1979; STEINHAUSEN 1980 a,1982; WALTHER 1982; HAFER 1984).

Der ernährungstherapeutische Ansatz basiert auf der Annahme eines unmittelbaren Zusammenhangs zwischen minimaler cerebraler Dysfunktion und neurochemischen Funktionsstörungen. Als Ursache oder Auslösemechanismus für die MCD-Symptomatik wird eine Überempfindlichkeit gegen bestimmte Nahrungsstoffe angenommen, die sich als Folge einer erblichen, konstitutionellen oder umweltbedingten Hirnstoffwechselstörung ergibt. Als Einflußfaktor wird neben Aroma- und Farbstoffzusätzen (FEINGOLD 1973,1975 a,b) ein zu hoher Phosphatgehalt der Nahrung angeführt (HAFER 1984). Besondere Gewichtung haben dabei die sogenannten "additiven Phosphate", die den Lebensmitteln aus verschiedenen Gründen in immer stärkerem Ausmaß beigefügt werden. Hierdurch wird der Phosphatspiegel zusätzlich zu den "organischen Phosphaten" erhöht, die in einem Teil der Lebensmittel von Natur aus enthalten sind.

Aus diesem Wirkzusammenhang resultiert die therapeutische Konsequenz einer Beeinflussung des Hirnstoffwechsels durch Veränderungen der Ernährungsgewohnheiten. Als Möglichkeit bieten sich eine Verminderung der Aufnahme natürlicher Phosphate durch eine entsprechende Auswahl von Nahrungsmitteln an oder die Meidung künstlicher Phosphatzusätze durch Weglassen oder Einschränkung bestimmter Nahrungsmittel. In Übereinstimmung mit Untersuchungen aus den USA konnte HAFER (1984) in eigener Praxis bei einer Vielzahl von Fällen bei phosphatarmer oder phosphatfreier Diät deutliche Veränderungen im Verhalten von MCD-Kindern nachweisen. Es zeigte sich eine Verringerung von Hyperaktivität und Impulsivität verbunden mit einer Erhöhung der Aufmerksamkeit und Konzentration sowie einer Reduzierung allgemeiner Verhaltensstörungen. Besonders deutlich wurde die Wirkung bei einer plötzlichen Unterbrechung der Diät, wo innerhalb kurzer Zeit ein Rückfall in die vorherige Symptomatik zu beobachten war. WALTHER (1982) konnte einen derartigen Zusammenhang zwischen Verabreichung oder Einschränkung von Phosphat und bestehenden Verhaltens- und Leistungsstörungen bei MCD-Kindern nicht feststellen. Der Nachweis einer erfolgreichen Behandlung basiert bei Untersuchungen im anglo-amerikanischen und deutschen Sprachraum fast ausschließlich auf Eltern- und Lehrerbefragungen. Die wenigen Studien, in denen standardisierte Verhaltensbeobachtungen oder objektive Testverfahren eingesetzt wurden, erbrachten übereinstimmend negative Ergebnisse (WALTHER et al. 1980; STEINHAUSEN 1980 a).

Aufgrund der zur Zeit noch recht uneinheitlichen, zum Teil widersprüchlichen Untersuchungsbefunde sollte der ernährungstherapeutische Ansatz gegenwärtig noch vorsichtig und kritisch bewertet werden. Neben der mangelnden Effektivitätskontrolle wird vor allem auf das erhöhte Risiko einer Fehlernährung hingewiesen, solange die chemische Grundlage der Diät noch nicht genau bestimmt ist. STOLLEY et al. (1979) ermittelten im Rahmen einer ernährungswissenschaftlichen Untersuchung, daß die als phosphatarm beschriebene Diät im Hinblick auf den Phosphatgehalt keine wesentlichen Unterschiede zur Normalkost aufweist. Sie ist chole-

sterinreich, aber arm an Kohlehydraten und Vitamin C
und als Dauerernährung für Kinder nicht unbedingt geeignet. Zu bedenken ist auch, daß Diätmaßnahmen sehr
häufig mit Veränderungen der familiären Zuwendung verbunden sind. Das Kind bekommt zwangsläufig eine Sonderstellung, so daß die Symptomverbesserungen im Sinne
eines Placeboeffektes unter Umständen weniger durch
die Nahrungsumstellung bedingt sind. Sie beruhen vielmehr "auf der zum positiven veränderten Einstellung
der Eltern zu dem Kind (was ja üblicherweise bedeutet,
daß man sich mehr mit ihm befasst) und auf hoffnungsvollen Erwartungen des Kindes selbst und der Familie, daß
die Diät sein Verhalten bessere" (WENDER u. WENDER 1980,73).
Es besteht aber auch die Möglichkeit, daß sich in Fällen einer bereits vorliegenden sekundären Neurotisierung die Schwierigkeiten als Folge einer vermehrten Aufmerksamkeitszuwendung mitunter noch verstärken.

Wichtig erscheint im Hinblick auf eine diätische
Behandlungsmaßnahme die Klärung der Frage, ob die bei
MCD-Kindern angenommene Nahrungsmittelunverträglichkeit primär auf einer erblich bedingten oder später erworbenen neurochemischen Hirnfunktionsstörung beruht.
Ebenso müßte untersucht werden, ob die Fehlfunktion
möglicherweise durch eine zeitlich begrenzte, gezielt
durchgeführte Diätmaßnahme bereits im Säuglings- oder
Kleinkindalter weitestgehend ausglichen oder behoben
werden kann. Falls es sich um eine überdauernde Beeinträchtigung im Stoffwechselhaushalt handelt, würde dies
eine lebenslange diätische Behandlung fordern. Dies
könnte für die betroffenen Kinder eine wesentliche Einschränkung der Lebensqualität bedeuten, da die gesamten
Lebensumstände auf die Behandlungsmaßnahme abgestimmt
werden müssen und die Kinder in dem Bewußtsein krank
oder anders zu sein fortwährend eine Außenseiterposition einnehmen würden.

Auch wenn eine erfolgreiche Behandlung durch eine Ernährungsumstellung noch nicht sicher nachgewiesen ist und die sich daraus ergebende Problematik für Kind und Elternhaus nicht vollständig abzuschätzen ist, erscheint der mögliche Zusammenhang zwischen minimaler cerebraler Dysfunktion und Nahrungsmittelunverträglichkeit vor dem Hintergrund einer zunehmenden "Chemikalisierung" von Nahrung und Umwelt einsichtig und beachtenswert. Bevor der Behandlungsansatz als zuverlässige Therapiemethode empfohlen werden kann, bedarf es allerdings noch einer weiteren intensiven wissenschaftlichen Absicherung über differenzierte Einzeluntersuchungen und Langzeitstudien. Wünschenswert erscheint dies auch im Hinblick auf eine mögliche Alternative zur medikamentösen Behandlung, deren Effektivität letztendlich gleichfalls auf einer Stoffwechselbeeinflussung beruht.

2.5.3 Psychotherapie und Verhaltenstherapie

Der Einsatz psychotherapeutischer Verfahren erfolgt in erster Linie dort, wo die psychische Fehlentwicklung überwiegt und das Störungsbild maßgeblich bestimmt. Ziel ist in erster Linie die Ich-Stärkung durch Vermittlung von Erfolgserlebnissen, Selbstvertrauen und Selbstwertgefühl.

Aussagen und wissenschaftliche Erkenntnisse zur Psychotherapie bei MCD-Kindern liegen im deutschsprachigen Raum erst in geringem Umfang vor (MERIAN 1972; NISSEN 1975; STRUNK 1977). Warum das so ist, läßt sich nicht genau sagen. Von Bedeutung ist sicherlich, daß der zerebralen Funktionsstörung anfangs oft mehr Beachtung geschenkt wird als den psychopathologischen Folgeerscheinungen. Darüber hinaus ist eine psychotherapeutische Behandlung des Kindes bei den Eltern, insbesondere der Mutter, immer mit erheblichen Schuldgefühlen verbunden. Grundsätzlich kommen tiefgreifende und um-

fassende Persönlichkeitsstörungen bei MCD-Kindern nicht
allzuoft vor, weshalb diese Verfahren verhältnismässig
selten durchgeführt werden. Die erst geringen Therapieerfahrungen,
der noch fehlende Effektivitätsnachweis
und die damit verbundene Unsicherheit über den Behandlungserfolg
geben dazu Anlaß, die Verordnung und
Anwendung psychotherapeutischer Maßnahmen noch vorsichtig
zu handhaben. Da Erfolg und Mißerfolg einer solchen
Therapie bei MCD-Kindern nur schwer beurteilt werden
können, sind die Meinungen über deren Notwendigkeit und
Wirksamkeit sehr unterschiedlich. Ganz allgemein wird
eine solche Behandlung gegenwärtig als nicht sehr effektiv
angesehen, wenngleich ihre Wirkung dabei möglicherweise
unterschätzt wird. Lange Zeit galt eine
psychotherapeutische Vorgehensweise bei psychogenen
Störungen sogar als kontraindiziert (SCHMIDT 1973).
Von den Vertretern einer überwiegend medikamentösen
Behandlungsweise werden diese Verfahren meistens von
vornherein als wenig brauchbar eingestuft (EICHLSEDER
1974 a,1981). Demgegenüber wird eine gezielte Einzelbehandlung
durch einen erfahrenen Kinderpsychiater von
den Anhängern einer mehr multimodalen Therapie keineswegs
abgelehnt. Es wird jedoch darauf hingewiesen, daß
eine alleinige psychotherapeutische Behandlung selten
den gewünschten Erfolg bringt, da die hirnorganisch
veränderte Leistungsstruktur des MCD-Kindes nicht ausreichend
berücksichtigt wird (HARBAUER 1974). Als Ergänzungsmaßnahme
zu einer medikamentösen Therapie oder
zu funktionell-übenden Verfahren hat sie allerdings
ihre Berechtigung und wird als Interventionsmaßnahme
positiv bewertet (STEINHAUSEN 1976; MARTINIUS 1984).

Die Auswahl der jeweiligen Vorgehensweise stützt
sich auf die üblichen Ansätze der Kinder- und Jugendpsychiatrie.
Welches Verfahren zur Anwendung kommt,
hängt einerseits von der Entstehung und Ausprägung der

Symptome ab, andererseits vom Lebensalter und Entwicklungsstand des Kindes. In der Regel ist es weniger effektiv, wenn nur einem ganz bestimmten psychotherapeutischen Ansatz gefolgt wird. Wichtig ist eine ausreichende Flexibilität bei der Auswahl und Anwendung der Verfahren, wobei der Therapeut sich in erster Linie den Bedürfnissen des Kindes anpassen sollte. "Nicht die Therapie, sondern das Kind bestimmt die Behandlungsform" (NISSEN 1978,1360).
Wenn die neurotische Fehlentwicklung überwiegend in Störungen der Ich-Identität zum Ausdruck kommt, werden entweder Kinderpsychotherapien nach Anna Freud, Melanie Klein und Alfred Adler angewandt oder Spiel-, Gestalt- und Aktivitätstherapien. Während den mehr klassischen Therapieformen nur ein geringer Stellenwert beigemessen wird, wird die Bedeutung der mehr psychodynamischen und aktivitätsorientierten Verfahren besonders hervorgehoben (MANGOLD 1975 a; STEINHAUSEN 1976; NISSEN 1978). Beide dienen der Aufdeckung, Bewußtmachung und therapeutischen Verarbeitung psychischer Konflikte. Die verschiedenen Formen der Spiel-, Gestalt- und Aktivitätstherapie bieten jedoch weitaus mehr Möglichkeiten zum bewußten Erleben und aktiven Abreagieren als ein rein psychoanalytisches Vorgehen und sind deswegen für MCD-Kinder besser geeignet. Dies gilt vor allem für jüngere Kinder, die den kognitiven bzw. verstehenden oder sozial-orientierten Verfahren nur schwer zugänglich sind. Die Durchführung einer Spieltherapie im nicht-direktiven Verfahren ist für MCD-Kinder weniger gut geeignet, da die geringe Selbstkontrolle der Kinder in einer freien Therapiesituation zusätzlich negativ beeinflußt werden kann (GÖBEL 1976; STRUNK 1977). Aus diesem Grund sollten bei der Behandlung nicht ausschließlich emotionale Inhalte im Vordergrund stehen. Ohne die nicht-direktive Grundhaltung ganz aufzugeben,

sollte der Therapeut die Handlungen des Kindes verstärkt verbal reflektieren, differenzierte Rückmeldungen geben, gewisse Grenzen setzen und dem Kind helfen, die Wahrnehmungen der eigenen Person und seiner Umwelt besser zu strukturieren und sein Handeln zu steuern.
Suggestive Verfahren erscheinen aufgrund der leichten psychischen Beeinflußbarkeit im Kindesalter zunächst erfolgversprechend, sind aber in ihrer tatsächlichen Wirkung sehr stark von Art und Inhalt der Suggestion abhängig. Darüber hinaus ist die Vorstellungswelt des Vorschulkindes ganz anders als die des Schulkindes oder Jugendlichen. Nach FRIEDRICH (1977,206) ist für Kinder mit einer minimalen cerebralen Dysfunktion die Suggestivbehandlung "zu unspezifisch und vernachlässigt die spezifische Funktionsstörung". Dieser Feststellung steht ein Bericht von NEFFE (1983) gegenüber, wo die erfolgreiche Behandlung eines hyperaktiven Kindes durch Autosuggestion beschrieben wird. Da bisher über den Einsatz von Suggestivverfahren bei MCD-Kindern weder Erfahrungsberichte noch empirische Untersuchungen in ausreichendem Umfang vorliegen, kann eine endgültige Aussage über die Möglichkeiten und Grenzen einer Fremd- oder Autosuggestion im Hinblick auf eine Symptomreduzierung oder -beseitigung gegenwärtig nicht gemacht werden.
Entspannungsverfahren wie das "Autogene Training" oder die "Progressive Relaxation" haben im Hinblick auf die gestörte innere und äußere Anpassungsfähigkeit der Kinder und die damit verbundene Zielsetzung einer psychovegetativen und psychosozialen Stabilisierung eine wesentliche Bedeutung. Schwierigkeiten können sich bei der Anwendung des Autogenen Trainings dadurch ergeben, daß die sprachlichen Formulierungen und Vorstellungsbilder zu abstrakt sind, vom Kind nur schwer erfaßt

werden und körperlich nicht bewußt wahrgenommen werden können. Ein Entspannungstraining nach den Prinzipien der Progressiven Relaxation erscheint erfolgversprechender, weil der Zugang über eine Erhöhung der Muskelspannung kindgemäßer ist als über das Setzen von Vorstellungen. Hinzu kommt, daß gerade beim Autogenen Training bereits in der Einübungsphase ein hohes Maß an Konzentration und Ausdauer gefordert wird, was den Kindern nachweislich sehr schwer fällt. Demgegenüber tritt bei der Progressiven Relaxation die gewünschte Wirkung vergleichsweise schneller ein, ist vom Kind unmittelbar und deutlich zu spüren, erfordert kein langes und regelmäßiges Üben und ist insgesamt leichter zu erlernen und damit wahrscheinlich effektiver. Optimal erscheint eine Verbindung beider Entspannungstechniken, d.h. ein Einstieg über Progressive Relaxation mit anschließendem Autogenen Training. Über die Anwendung anderer Entspannungsverfahren wie Yoga oder Eutonie liegen bei MCD-Kindern bisher weder theoretische Konzeptionen noch praktische Erfahrungswerte vor. Gleiches gilt für das sogenannte "Biofeedback", das immer mehr an Bedeutung gewinnt und bei älteren Kindern und Jugendlichen sicherlich anwendbar ist. Unberücksichtigt geblieben sind auch die verschiedenen Möglichkeiten der Selbstregulation, bei denen im Rahmen motorischer Aktivitäten über eine gezielt dosierte gesamtkörperliche oder organische Belastung eine Optimierung und Regulierung psychophysischer Anpassungsprozesse erfolgt. Die bisher nur geringe Beachtung primär körperzentrierter und bewegungsorientierter Entspannungstechniken ist eigentlich unverständlich, da die Grundstörung bei hyperaktiven Kindern in einem fehlgesteuerten Antriebsverhalten liegt und sich überwiegend in motorischen Merkmalen der Hyperaktivität und Impulsivität äußert. Darüber hinaus handelt es

sich bei den aktiven Verfahren der psychophysischen
Regulation um sehr kindgemäße Maßnahmen, weshalb diese gerade bei der Behandlung von Kindern mit minimaler cerebraler Dysfunktion verstärkt berücksichtigt werden sollten.

Methoden und Techniken der Verhaltensmodifikation werden bereits seit einigen Jahren als alternative oder ergänzende Behandlungsmaßnahme bei hyperaktiven Kindern empfohlen und eingesetzt (AYLLON et al. 1977; SYGUSCH 1979 a,b; EISERT u. EISERT 1982; EISERT et al. 1982). Im Vordergrund steht dabei die Verminderung oder Aufhebung der Verhaltensproblematik in Schule und Elternhaus bei gleichzeitigem Aufbau von situationsangepaßtem Lern-, Leistungs- und Sozialverhalten. In welchem Umfang dies möglich ist, wird bestimmt durch den Zeitpunkt des Behandlungsbeginns, die Therapiedauer, die spezielle Vorgehensweise, den Schweregrad und das Ausmaß der Störung sowie die eventuelle Kombination mit anderen Therapieformen. Die bisherigen Behandlungsergebnisse haben die Bedeutung und Wirksamkeit dieser Interventionsmaßnahme uneingeschränkt bestätigt. Da umfassende Erfahrungen und wissenschaftliche Erkenntnisse in Form kontrollierter Langzeitstudien aber noch ausstehen, wird die Anwendung verhaltensmodifizierender Techniken bei hyperaktiven Kindern zuweilen noch kritisch bewertet (EICHLSEDER 1977 c; 1981 a).
Innerhalb der Verhaltenstherapie gibt es unterschiedliche Vorgehensweisen, über die auf die verschiedenen Symptome einer minimalen cerebralen Dysfunktion gezielt Einfluß genommen werden kann. Dabei hat sich gezeigt, daß eine Verhaltensänderung durch soziale Bekräftigung, durch Lernen am Erfolg oder Lernen durch Einsicht gundsätzlich effektiver ist als eine ausschließliche Konditionierung einzelner Verhaltensweisen (KLICPERA

1978 a; MARTINIUS 1980). Die verschiedenen Verstärkungsprinzipien und Verstärkungsprogramme besitzen nachweislich eine hohe Effektivität, schließen aber nicht aus, daß sich bei der Anwendung auf hyperaktive Kinder mitunter gewisse Probleme ergeben. EISERT u. EISERT (1982) weisen unter Bezugnahme auf Untersuchungsergebnisse aus den USA darauf hin, daß bei einem fortwährend oppositionellen Verhalten die übliche Technik des "Ignorierens" bei gleichzeitiger Verstärkung prosozialer Verhaltensweisen nur selten gelingt. Diese Reaktion beruht aller Wahrscheinlichkeit nach darauf, daß die elterliche Belohnungs- und Bestrafungsstrategien aufgrund jahrelanger Interaktionsprobleme ihre Verstärkerfunktion weitgehend verloren haben und für die gewünschte Verhaltensänderung nicht mehr in vollem Umfang genutzt werden können. Darüber hinaus reagieren hyperaktive Kinder auf eine Verweigerung von Bekräftigungen wesentlich intensiver als andere Kinder und zeigen häufig eine Leistungsverschlechterung oder eine Zunahme in der Verhaltensproblematik. Eine weitere Schwierigkeit liegt darin, daß die angestrebte Verstärkung teilweise zu einer genau entgegengesetzten Wirkung führt, weil "der Verstärker offenbar selbst für die Kinder so herausstechende Eigenschaften hat, daß ihm mehr Aufmerksamkeit gewidmet wird als der Aufgabe, zu deren Bewältigung er als Belohnung ausersehen war" (EISERT u. EISERT 1982,155).

In den letzten Jahren zeichnet sich eine Entwicklung ab, die sich durch die Erstellung und systematische Anwendung kognitiv-orientierter Trainingsmaßnahmen bei hyperaktiven Kindern charakterisiert. Dies bedeutet eine Verlagerung der therapeutischen Vorgehensweise von der Fremdregulation zur Selbstregulation. Es hat sich gezeigt, daß eine ausschließliche Verstärkung von

Einzelleistungen einer kognitiven Verhaltensmodifikation fast immer unterlegen ist (EISERT et al. 1982). Dieser Sachverhalt läßt sich dadurch erklären, daß gerade Kognitionen bei der Entstehung und Aufrechterhaltung von Verhaltensauffälligkeiten eine entscheidende Rolle spielen und demzufolge auch bei deren Beseitigung eine entsprechende Berücksichtigung finden müssen. Der verstärkte Einsatz kognitiver Interventionen erfolgt bei hyperaktiven Kindern in erster Linie im Hinblick auf eine verbesserte Selbstregulation und dient der Reduzierung hyperaktiven und impulsiven Verhaltens. Dem Kind werden Bewältigungsstrategien vermittelt, die es ihm ermöglichen, die Diskrepanz zwischen Eigenverhalten und situativen Reizbedingungen zu verringern. Durch die systematische Einübung von Selbstwahrnehmung und Selbstkontrolle kommt es zu einer Überwindung der mangelnden Impulssteuerung, zu einer Erweiterung der Aufmerksamkeitsspanne und Konzentrationsfähigkeit sowie zu einer Steigerung der Arbeitsausdauer. Damit ist die Anwendung einer kognitiven Verhaltenstherapie weitestgehend gleichzusetzen mit einer Optimierung der Verhaltensregulation und Handlungsfähigkeit. Das Kind lernt, erst zu überlegen, bevor es handelt. Es vollzieht sich ein Wechsel von einem ehemals impulsiven zu einem mehr reflexiven Verhaltensstil, der es dem Kind erlaubt, sich mit der Umwelt konstruktiv auseinanderzusetzen und mit den sich fortlaufend stellenden Problemen selbständig fertig zu werden. Lernt ein Kind über kognitive Techniken "seine Impulse besser zu kanalisieren, also seine Reaktionen selbst zu kontrollieren, so wird man das einer nur medikamentösen Kontrolle seiner Aktivität unbedingt vorziehen, bei der unabsehbar die eigene Verhaltenssicherheit als von der täglichen Pille abhängig erlebt werden würde" (WAGNER 1982,178). COHEN (1980) weist allerdings darauf hin,

daß für den erfolgreichen Einsatz einer kognitiv ausgerichteten Verhaltensmodifikation in jedem Fall ein fortgeschrittenes kognitives Entwicklungsstadium notwendig ist, weshalb eine Anwendung im Vorschulalter fraglich erscheint und im Vergleich zu einer medikamentösen Behandlung eine geringere Effektivität aufweist. Im Rahmen kognitiver Trainingsmaßnahmen werden bei hyperaktiven Kindern vor allem Selbstinstruktions- bzw. Selbstverbalisationstechniken berücksichtigt, bei denen das Kind lernt, sein Verhalten verbal zu begleiten und zu steuern, d.h. handlungsanweisend zu sich selbst zu sprechen (DORNETTE u. EISELE 1977; EISERT u. EISERT 1982; WILLAND 1983). Im Hinblick auf eine optimale Durchführung empfehlen EISERT et al. (1982,202) eine kontinuierliche Steigerung von "zunächst konkreten, aufgabenbezogenen Selbstinstruktionen zu allgemeineren Instruktionen, sogenannter konzeptueller Selbstinstruktion". Darüber hinaus sollte ein allmählicher Übergang von einer zunächst lauten Verbalisierung zu einem leisen oder inneren Sprechen erfolgen. Außer Selbstinstruktions- und Selbstkontrolltechniken werden bei impulsiven Kindern auch spezielle kognitive Trainingsprogramme zur Verbesserung von Aufmerksamkeit und Konzentration eingesetzt, die vor allem von WAGNER (1976, 1982) entwickelt und erprobt wurden.
Als besonders wichtig wird immer wieder herausgestellt, daß eine Verhaltensmodifikation möglichst in der Alltagsumgebung des Kindes durchgeführt werden sollte. Die familiäre und schulische Umgebung muß in jedem Fall in die Behandlung des Kindes miteinbezogen werden, da sie auch an der Entstehung des Symptombildes unmittelbar beteiligt war. Ohne jeden Bezug zum therapeutischen Umfeld ist die Wirksamkeit der Interventionsmaßnahme von vornherein in Frage gestellt. Die angestrebte Verhaltensänderung beim Kind erfordert von

Eltern und Lehrern die Bereitschaft zur intensiven Mitarbeit und verlangt einen hohen persönlichen Einsatz. Gemeint ist damit nicht so sehr der Zeitaufwand für die Behandlungsmaßnahme, als vielmehr die Tatsache, daß die an der Erziehung des Kindes beteiligten Personen erst einmal selbst mit den entsprechenden Techniken der Verhaltensmodifikation vertraut gemacht werden müssen, bevor sie die gezielte Beeinflussung der kindlichen Verhaltensproblematik im häuslichen und schulischen Bereich unterstützen können. Ein systematisches Elterntraining und eine gezielte Lehrerfortbildung und -ausbildung sind dabei von entscheidender Bedeutung.
Unabhängig von der jeweiligen Vorgehensweise muß bei der Verhaltenstherapie immer bedacht werden, daß sich die anstehenden Probleme nicht so schnell beseitigen lassen wie bei einer medikamentösen Therapie. Eine Verhaltensänderung ist immer ein mühsamer und langwieriger Prozess, bei dem Erfolge zuweilen auf sich warten lassen. Da sich Verhaltensstörungen bei MCD-Kindern oftmals über Jahre aufgebaut und verfestigt haben, kann nicht erwartet werden, daß sie sich innerhalb weniger Wochen beseitigen lassen. Da die Maßnahme viel Geduld, Verständnis und Einsatzbereitschaft erfordert, finden sich relativ hohe Abbruchraten. Aus diesem Grund sollte zuweilen eine Kombination von Verhaltenstherapie mit anderen Behandlungsformen in Erwägung gezogen werden. Im Hinblick auf eine anfangs möglichst rasche Symptombeseitigung und dennoch überdauernde Stabilisierung des gelernten Verhaltens über Zeit und Ort hat sich die Verbindung von medikamentöser Behandlung und Verhaltensmodifikation als erfolgreich erwiesen. Darüber hinaus besteht die Möglichkeit einer Kombination mit heilpädagogischen oder funktionell-übenden Verfahren. Eine umfassende und langfristige Effektivitätskon-

trolle der verschiedenen Therapiekombinationen liegt
noch nicht vor. Ebenso ist der Effektivitätsvergleich
zwischen Verhaltensmodifikation und anderen Therapiemaßnahmen noch nicht ausreichend überprüft und in den
bisherigen Ergebnissen uneinheitlich. Zuweilen ist
die Verhaltenstherapie anderen Behandlungsformen überlegen, manchmal geringfügig unterlegen, in einigen
Fällen auch gleichwertig (EISERT 1978; KLICPERA 1978 a;
COHEN 1980; EICHLSEDER 1981 a; EISERT et al. 1982;
SEITZ 1982).

2.5.4 Eltern- und Familientherapie

Minimale cerebrale Dysfunktion als Störungsbild innerhalb eines bestimmten sozialen Gefüges erfordert nicht
nur eine Behandlung des Kindes, sondern ebenso die Ausrichtung der therapeutischen Maßnahmen auf das soziale
Umfeld, in erster Linie auf Kindergarten, Schule und
Elternhaus. Ein Therapieplan, der die häuslichen Verhältnisse, die Mitarbeitsbereitschaft und die Erzie-
hungsmöglichkeiten sowie die schulische Situation mitberücksichtigt, bietet den besten Ansatz für eine erfolgreiche Vorgehensweise. Oft ist die Miteinbeziehung
oder sogar direkte Behandlung der Eltern die einzige
Möglichkeit, das Kind positiv zu beeinflussen und zu
fördern. Dies gilt in verstärktem Maße für das Vorschulalter, wo Therapiemaßnahmen nur schwer durchzuführen sind. Entscheidend ist in jedem Fall, daß die
therapeutische Aufgabe auf der Grundlage eines umfassenden Informationsaustausches fachübergreifend im
Sinne der Systemoffenheit und gemeinsamen Verantwortlichkeit angegangen wird. Die Erziehung eines MCD-
Kindes stellt immer besondere Anforderungen und ist
für alle Beteiligten "eine echte Herausforderung, die
aber bewältigt werden kann" (STÄDELI 1984 b,113). Eltern, Geschwister, Kindergärtnerinnen und Lehrer sind

leicht überfordert, da ihnen die notwendigen Kenntnisse fehlen und sie auf die spezielle Problematik nicht vorbereitet sind. Unwissenheit und Hilflosigkeit in schwierigen Erziehungssituationen führt dazu, daß die Kinder oftmals frühzeitig eine Stellung als "Sündenbock" bekommen (SCHIPPAN 1978; NEUHÄUSER 1981). Durch Fehlhaltungen und Fehleinschätzungen von seiten der Erziehungspersonen werden Schwierigkeiten meistens noch verstärkt und Fehlentwicklungen beim Kind in ihrer Tendenz beschleunigt. Die sich immer wieder neu stellenden Erziehungsfragen und -probleme machen eine fachkundige Beratung aller am Erziehungsprozeß beteiligten Personen unerläßlich. Gegenwärtig gibt es allerdings erst wenige Kontaktstellen, die diese umfangreiche und verantwortungsvolle Aufgabe in dem erforderlichen Ausmaß übernehmen können. Gründe hierfür liegen einerseits in der Tatsache, daß für eine qualifizierte Beratungs- und Fortbildungstätigkeit ein ausreichendes Fachwissen vorhanden sein muß, das die allgemeine Psychopathologie des Kindes- und Jugendalters ebenso umfaßt wie Kenntnisse über Ursachen, Erscheinungsbild und Behandlungsmöglichkeiten der minimalen cerebralen Dysfunktion und praktische Erfahrungen im Umgang mit MCD-Kindern (ESSER u. SCHLACK 1984). Andererseits sind die wenigen fachkundigen Beratungsstellen so überlastet, daß es häufig zu langen Wartezeiten kommt und der für eine erfolgreiche Elternarbeit notwendige Zeitaufwand langfristig kaum geleistet werden kann. Dies gilt für die ärztliche Praxis ebenso wie für Erziehungsberatungsstellen oder schulpsychologische Dienste. Private Institutionen mit entsprechend ausgebildeten Fachkräften könnten hier sicherlich eine Entlastung schaffen.
Unter Berücksichtigung von Ausmaß und Schweregrad des im Einzelfall vorliegenden Störungsbildes kennzeichnet sich das methodische Vorgehen der Elternarbeit durch

drei Schwerpunkte. Am Anfang jeder Behandlung steht die
Elternberatung, die in Form eines Elterntrainings fort-
geführt und im Bedarfsfall durch eine Familien- oder
Milieutherapie ergänzt oder erweitert werden kann. Auf
der Grundlage einer solchen Konzeption ist Elternarbeit
im Rahmen einer mehrdimensionalen Behandlungsstrategie
keine leichte Aufgabe. Nicht selten ergeben sich aus
familiären oder schulischen Gründen noch zusätzliche
Schwierigkeiten. Hierzu gehören mangelndes Verständnis
und Uneinsichtigkeit von Eltern und Lehrern ebenso wie
gestörte Familienverhältnisse.

Die Elternberatung wird von nahezu allen Therapeuten
als eine der wichtigsten Behandlungskomponenten bezeichnet (FRIEDRICH 1983; MARTINIUS 1984; STAPPER 1984).
Sie ist unerläßlicher Bestandteil jeder mehrdimensionalen Therapie, wohingegen nicht jeder Elternberatung
ein kombiniertes therapeutisches Vorgehen folgen muß.
In leichten Fällen kann eine gezielte und langfristige
Beratung bereits entscheidende Hilfe leisten und zu
einer positiven Beeinflussung der MCD-Symptomatik führen. Sie kann dazu beitragen, bestehende Spannungen
innerhalb der Familie auszugleichen und Verständnis und
Akzeptanz dem Kind gegenüber zu erhöhen, sowie den Eltern
die Möglichkeit eröffnen, auftretende Probleme aufzu-
fangen, gemeinsam mit dem Kind zu tragen oder wenn möglich zu beseitigen (ESSER u. SCHLACK 1985). Elternberatung ist nicht gleichbedeutend damit, daß den Eltern
lediglich mitgeteilt wird, ihr Kind habe eine minimale
cerebrale Dysfunktion, ohne darüber näher aufgeklärt
und informiert zu werden, die Bedeutung voll erfassen
und dementsprechend handeln zu können. Diese Art der
Kurzinformation, die in der Praxis mitunter immer noch
vorkommt, führt zwangsläufig dazu, daß sich die bei den
Eltern ohnehin bestehende Verwirrung und Unsicherheit
noch verstärkt und mit einer zunehmenden Sorge um die

Zukunft des Kindes verbindet. Auch wenn die Behandlung in der Mehrzahl der Fälle heute noch in erster Linie auf das Kind ausgerichtet ist, dürfen die Eltern mit ihrer Hilflosigkeit und ihren Schuldgefühlen nicht ausgeklammert werden (HARBAUER 1974). Diskutiert wird in diesem Zusammenhang, ob den Eltern gegenüber zur Kennzeichnung der Problematik der Begriff "leichte frühkindliche Hirnschädigung" oder "Minimale cerebrale Dysfunktion" überhaupt gebraucht oder besser nur von "Hirnfunktionsstörung", "zentraler Regulationsstörung" oder "verzögerter bzw. ungenügender Entwicklung der zentralen Kontrollfunktion" gesprochen werden sollte (GROSS-SELBECK 1979,59). Es ist allerdings fraglich, ob Eltern mit diesen Begriffen mehr anfangen können und weniger davon betroffen sind als von dem Begriff der minimalen cerebralen Dysfunktion. Welcher Begriff gewählt wird, ist sicherlich gleichgültig, wenn die nachfolgende Information und Aufklärung in einer umfassenden, sachlichen und einsichtigen Form erfolgt.

Elternberatung läßt sich in zwei methodisch aufeinander aufbauende Teilschritte untergliedern. Im Vordergrund der ersten Beratungsphase sollte die Information und Aufklärung stehen. Zielsetzung dabei ist, die Eltern in einer möglichst einfachen und leicht verständlichen Sprache, unter weitgehendem Verzicht auf fachwissenschaftliche Ausdrücke, mit dem Problemkreis vertraut zu machen und aufkommende Fragen zu besprechen. Erst danach sollten in einer zweiten Beratungsphase die im Einzelfall anstehenden Probleme besprochen und gezielte Hinweise und Empfehlungen für Erziehungsmaßnahmen im Alltag gegeben werden (ESSER u. SCHLACK 1984). Mit einem einmaligen Informationsgespräch lassen sich die zum Teil über Jahre aufgebauten Erziehungsschwierigkeiten nicht beseitigen. Vielmehr ist ein regelmässiger Kontakt zu den Eltern erforderlich, wobei es sich empfiehlt, genau festgelegte Gesprächstermine zu vereinbaren, die von den Eltern eingehalten werden müssen. Eine Beratung sollte nicht nur im Bedarfsfall oder Notfall stattfinden, sondern einen kontinuierlichen, aufbauenden Prozeß darstellen. Sie sollte möglichst früh einsetzen und die Entwicklung des Kindes solange begleiten, bis sich eine Stabilisierung von Persönlichkeit und Verhalten zeigt. Die sich fortlaufend ändernde Problematik macht eine gezielte Beratung zuweilen über mehrere Jahre notwendig. Nach EICHLSEDER (1981 b) sollte zu Behandlungsbeginn mindestens einmal wöchentlich ein Gespräch stattfinden. Sobald sich ein Wandel im Erziehungsverhalten und eine Verminderung der Verhaltensstörung abzeichnet, können diese Abstände verlängert werden. Die Elternberatung kann als Einzelmaßnahme, als Gruppengespräch oder in kombinierter Form durchgeführt werden. Welche Vorgehensweise gewählt wird, ist davon abhängig, ob in erster Linie eine Informationsvermittlung gesucht wird oder die Gelegenheit, eigene Erfahrungen untereinander auszutauschen und zu diskutieren.

Bei der Elternberatung müssen in erster Linie zwei Komponenten berücksichtigt werden: die Einstellung und das jeweilige Erziehungsverhalten, insbesondere die vorherrschenden Erziehungsstile und -ziele. Bei der Einstellungsänderung geht es sowohl um die Einstellung gegenüber dem Kind bzw. seiner Verhaltensproblematik als auch um die Grundeinstellung der eigenen Person im Hinblick auf Prinzipien der Erziehung, Lebensführung und -erwartung, persönliche Zielsetzung, Therapiebereitschaft usw. Eine Hilfe für das betroffene Kind ist kaum möglich, wenn die Eltern nicht dazu bereit sind, ihre persönliche Grundhaltung und ihr Eigenverhalten zu reflektieren und zu modifizieren. Voraussetzung für eine Einstellungsänderung ist, daß

den Eltern die Probleme des Kindes verständlich gemacht
werden, damit sie dessen Reaktionen und Verhaltensweisen besser verstehen können. Darüber hinaus gilt es,
bei den Eltern die Bereitschaft zu erhöhen, die gestellte MCD-Diagnose anzunehmen und die Eigenart des Kindes
zunächst einmal zu akzeptieren (NEUHÄUSER 1983 c;
STAPPER 1984). Eltern müssen ebenso wie Kindergärtnerinnen und Lehrer mit den Leistungsmöglichkeiten und
-grenzen der Kinder vertraut gemacht werden. Für die
Erziehungspersonen ist es nicht immer leicht zu beurteilen, ob das Kind nicht kann oder nicht will. Beides
ist grundsätzlich möglich, da im Verlauf der Entwicklung teils bewußte, teils unbewußte Verhaltensmechanismen und Reaktionsbildungen entstanden sind, die nicht immer die tatsächliche Leistungs- und Handlungsfähigkeit
des Kindes widerspiegeln. Ein ausreichendes Problembewußtsein kann bei der Umwelt nur dann erzielt werden,
wenn erkannt wird, in welchem fortwährenden Konflikt
zwischen Können, Wollen und Sollen das MCD-Kind sich
befindet (STAPPER 1984). Es muß deutlich gemacht werden, daß die "Verhaltensauffälligkeiten oder Leistungsstörungen Folge einer Hirnfunktionsschwäche, nicht Ausdruck von Faulheit oder Böswilligkeit sind" (NEUHÄUSER
1983 c,969).
Eine Beratung sollte nicht nur auf Information, Aufklärung und Einstellungsänderung ausgerichtet sein, sondern den Eltern auch konkrete Erziehungshilfen anbieten.
Es müssen Empfehlungen und Hinweise gegeben werden,
wie auf die Verhaltensschwierigkeiten des Kindes im
Einzelfall eingegangen, reagiert und eine Verhaltensänderung erzielt werden kann. Grundsätzlich erfordert
die Erziehung von MCD-Kindern ein Vielfaches mehr an
Geduld und Ruhe, Nachsicht und Rücksicht, Verständnis,
Zuwendung, Einfühlungsvermögen und Toleranz als dies
bei anderen Kindern der Fall ist. Viele Eltern sind be-

ruflich und familiär selbst so überlastet, daß sie diesen grundlegenden Erfordernissen kaum entsprechen können. Nach STÄDELI (1984 b,109) kommt es oft erst "zur Eskalation von Verhaltensstörungen, weil die Eltern ihrerseits die Nerven verlieren". Hilfreich ist in kritischen Situationen die Herabsetzung von Forderungen, die Vermeidung von Reizüberflutung oder das vollkommene In-Ruhe-Lassen des Kindes, wohingegen dauernde Ermahnungen oder Drohungen die Verhaltensproblematik noch verschlimmern. Der Tagesablauf und die jeweiligen situativen Bedingungen sollten immer so gestaltet werden, daß die Kinder ausreichende Bewegungsmöglichkeiten haben, um die motorische Unruhe und Nervosität in adäquater Form ausleben und abreagieren zu können. Für die Bearbeitung von Aufgaben sollte immer ausreichend Zeit zur Verfügung stehen, überhöhte Leistungsanforderung sollte grundsätzlich vermieden werden. Unerläßlich sind klare Richtlinien und Regeln, zeitliche und räumliche Orientierungshilfen sowie Beständigkeit und Konsequenz im Erziehungsverhalten. Wichtige therapeutische Elemente sind auch Ermutigung, Lob und die Vermittlung von Erfolgserlebnissen, da das Kind durch Teilleistungsschwächen und soziale Schwierigkeiten fortlaufend Enttäuschungen, Frustrationen und Mißerfolge erlebt, die zwangsläufig zu einer Herabsetzung des Selbstbewußtseins und Selbstwertgefühls führen (WENDER 1976; WENDER u. WENDER 1980).

Als Ergänzung oder Fortführung der Elternberatung wird ein gezieltes Elterntraining empfohlen, "weil unbewußte, falsche Verhaltensmodelle nur durch das eigene Erkennen in einer konkreten Situation geändert oder vermieden werden können" (MANGOLD 1975,235). Die Eigenerfahrung ist für die Wirkung von Erziehungsmaßnahmen unerläßlich, da erst die direkte Auseinandersetzung mit dem eigenen Erziehungsverhalten den Eltern die Möglich-

keit eröffnet, die Schwierigkeiten des Kindes richtig
zu verstehen. Im Hinblick auf eine größtmögliche Effektivität sollten die Trainingsformen nicht nur auf die
verbale Ebene beschränkt bleiben. Die Verwendung therapeutischer Hilfsmittel wie Videofilme über Eltern-Kind-
Interaktionen, Rollenspiele zwischen Eltern und Therapeut sowie eine Demonstration des richtigen Erziehungsverhaltens haben sich als erfolgreich und effektiv erwiesen (SCHIRM u. THIESEN-HUTTER 1981 a).
Beim Elterntraining lassen sich drei Schwerpunkte setzen: die Eigenmodifikation, die Vermittlung verhaltenstherapeutischer Maßnahmen zwecks Beeinflussung des Kindes im häuslichen Umfeld und die Einweisung in bestimmte Förderungsmaßnahmen zur Beseitigung von Teilleistungsstörungen. Die Eigenmodifikation zielt darauf ab, bei
den Eltern über eine verbesserte Selbstwahrnehmung und
Selbstregulation bestimmte Fehlreaktionen und Erziehungsfehler auszuschalten und ein neues Erziehungsverhalten einzuüben und zu praktizieren. Zusätzlich werden die Eltern mit den Methoden und Techniken der Verhaltensmodifikation vertraut gemacht, um auf das Verhalten der Kinder als Kotherapeuten selbst einwirken
und die Behandlung unterstützen zu können. Hierzu gehören vor allem Kenntnisse über die verschiedenen Möglichkeiten der Verhaltensregulation durch sogenannte
Aneignungs- und Beseitigungstechniken. Besonders bewährt haben sich neben grundlegenden Verstärkungstechniken das Kontingenz-Management, die Token-Verstärkung und das "Contracting Management", wo in Form eines "Vertrages" bestimmte Vereinbarungen getroffen werden, die von beiden Vertragspartnern (Eltern und Kind)
eingehalten werden müssen. Ein weiterer Schwerpunkt
liegt in der Vermittlung von speziellen Förderungsprogrammen, wie z.B. Wahrnehmungs- oder Konzentrationstraining. "Ein Anlernen pädagogisch-psychologischen

Hilfspersonals für ein solches Training ... dürfte auch
für differenzierte Trainingsansprüche möglich sein"
(WAGNER 1982,178). Auf diese Weise können die Eltern
über gezielte Therapiemaßnahmen auf bestehende Grundstörungen, Teilleistungsschwächen oder Schulleistungsstörungen einwirken und die Gesamtentwicklung des Kindes unterstützen. Erstaunlicherweise ist diese Möglichkeit bisher therapeutisch kaum genutzt worden, obgleich
ein ähnliches Vorgehen bei der Behandlung von Bewegungsstörungen in der Physiotherapie seit Jahren bekannt und
bewährt ist.
Der Realisierung eines Elterntrainings steht häufig entgegen, daß die Eltern die Notwendigkeit der Maßnahme
nicht einsehen, die Bereitschaft zur Mitarbeit nicht
aufbringen oder familiär und beruflich so belastet sind,
daß der erforderliche Aufwand nicht geleistet werden
kann. Erschwerend wirkt auch, daß bisher bei den Kostenträgern des Gesundheitswesens noch kein Verständnis
dafür besteht, daß die Eltern in die Therapie des Kindes miteinbezogen werden müssen, wenn diese erfolgreich
sein soll.

Eine weitere Ergänzung oder mögliche Alternative zu
Elternberatung und Elterntraining ist die Familien-
oder Milieutherapie. Eine solche Maßnahme ist in einigen Fällen nicht nur sinnvoll und wünschenswert, sondern unbedingt notwendig. Dies gilt verstärkt für Situationen, in denen besonders schwierige Eltern-Kind-Beziehungen oder erheblich gestörte Familienverhältnisse
vorliegen. Bei Kindern mit minimaler cerebraler Dysfunktion ist diese Therapieform bisher kaum angewandt
worden, obgleich die Symptomatik nachweislich zu einem
erheblichen Teil als Beziehungsstörung zwischen Kind
und Umwelt ausgewiesen ist. Gerade die Familien- und
Milieutherapie berücksichtigt diesen Gesichtspunkt auf
der Grundlage eines nicht mehr traditionell individuum-

zentrierten, sondern systemorientierten Ansatzes, bei dem
die auslösenden und aufrechterhaltenden Wirkzusammenhänge zwischen Störungsbild und Kommunikationsstil der
Familie im Vordergrund stehen. Hier bietet sich ein Behandlungsfeld, auf dem noch viel zu tun ist. Notwendig ist
die Erarbeitung einer MCD-spezifischen theoretischen
Konzeption, deren Erprobung in der Praxis und die damit
verbundene wissenschaftliche Absicherung über ausreichende Erfahrungswerte und empirische Untersuchungen.

2.5.5 Umwelt- und unterrichtsbezogene Maßnahmen

Die Verhaltensauffälligkeiten von Kindern mit minimaler
cerebraler Dysfunktion sind zu einem wesentlichen Teil
Ausdruck einer situativen oder umweltbedingten Überforderung. Die bestehenden Wechselbeziehungen sind sehr
differenziert und müssen im Rahmen des pädagogisch-therapeutischen Vorgehens ausreichend berücksichtigt und
durch ein integriertes Behandlungskonzept soweit als
möglich vermieden, kompensiert oder beseitigt werden.
Übergeordnete Zielsetzung ist, durch eine optimale Gestaltung der Familien- und Schulsituation eine entwicklungsfördernde und persönlichkeitsstabilisierende Umgebung zu schaffen. Die materielle und persönliche Umwelt muß so gewählt werden, daß sie für das Kind eine
Entlastungsfunktion hat und ein weitgehend ungestörtes
Verhalten und Handeln ermöglicht. Wenn umweltbezogene
Maßnahmen im Erziehungsbereich des MCD-Kindes ausreichend berücksichtigt werden und die notwendigen Voraussetzungen in der Regelschule gegeben sind, ist eine Umschulung in eine Sonderschule oder ein Unterricht in
Spezialklassen nicht erforderlich (SCHIRM u. THIESENHUTTER 1981 a). Eine spezielle Schulform würde die Sonderstellung und Stigmatisierung nur noch verstärken
und die Gesamtproblematik vergrößern. Die Bedeutung
des Lehrers als Kotherapeut und primäre Instanz bei der

Behandlung von Lernschwächen, Teilleistungsstörungen und Verhaltensproblemen wird immer wieder betont, eine entsprechende Schulung und Fortbildung von Fachkräften verstärkt gefordert (WEBER 1977; EISERT 1978). Wichtig ist, daß die Lehrpersonen über die Gesamtproblematik und die im Einzelfall vorliegenden ärztlichen und psychologischen Befunde informiert sind, um die Kinder richtig beurteilen zu können. Die Klasse sollte möglichst klein sein und die Unterrichtsplanung und -durchführung ausreichend differenziert und strukturiert, um der Störanfälligkeit der Kinder gerecht zu werden. Eine gute Zusammenarbeit zwischen Eltern und Lehrern ist ebenso unerläßlich wie ein spezieller Förderunterricht zum Ausgleich von Teilleistungsschwächen.

Umwelt- und unterrichtsbezogene Maßnahmen werden verstärkt als heilpädagogische Alternative zur Stimulantienbehandlung diskutiert (NEUKÄTER u. GOETZE 1978; SYGUSCH 1979 a,b). Im Hinblick auf das spezielle Problem der Hyperaktivität im Unterricht verdienen zwei Therapieansätze besondere Beachtung, die für die Gestaltung der häuslichen Umwelt aber gleichermaßen Gültigkeit haben. Im einzelnen handelt es sich um

- die Behandlung durch "Stimulusreduktion" (CRUICKSHANK 1973) und
- die Behandlung durch einen "strukturierten Klassenraum"(SCHUMACHER 1975).

Bei der ersten Behandlungsmöglichkeit geht es um die Beseitigung störender oder ablenkender Umweltreize aus der unmittelbaren Umgebung des Kindes. Hierdurch soll die erhöhte Ablenkbarkeit eingeschränkt und die Aufmerksamkeits- und Konzentrationsfähigkeit gesteigert werden. Dies wiederum wirkt sich positiv auf die Arbeitsleistung aus und ermöglicht eine ungestörte Handlungsfähigkeit. Die grundlegende Schwierigkeit besteht in der richtigen Entscheidung darüber, in welchem Umfang Umweltreize beseitigt werden müssen und welche Art von Umweltreizen von den Kindern als störend empfunden wird oder ablenkend wirkt und welche nicht. Die Frage einer optimalen Reizauswahl steht in unmittelbarer Beziehung zur Art der Aktivitäts- und Antriebsstörung. Während für Kinder mit situativer Hyperaktivität nur ganz bestimmte Reize eine Auslösefunktion haben und dementsprechend vermieden werden sollten, ist dies bei Kindern mit chronischer Hyperaktivität anders. Hier ist ein gewisses Maß an Stimulation sogar notwendig, um den als optimal empfundenen Aktivierungszustand aufrechterhalten zu können. Das Fehlen einer ausreichenden äußeren Stimulierung würde durch eine vermehrte Stimulierung von innen kompensiert werden. Hyperaktivität und Impulsivität würden zwangsläufig erhöht und nicht, wie erwartet und erwünscht, gesenkt werden. Ein gezielt ausgewähltes Reizangebot führt zu einem Ausgleich der Spannungslage, ein Zuviel an Reizen kann aber auch bei diesen Kindern die Symptomatik verstärken. Grundlegendes Unterrichtsprinzip ist somit die Verhinderung von Reizdeprivation oder Reizüberflutung und damit von Unter- oder Überforderung. Bisherige Erkenntnisse machen deutlich, daß für eine optimale Stimulation das spezifische Reizangebot immer außerhalb der eigentlichen Aufgabe oder situativen Anforderung lokalisiert sein muß, "räumlich gesehen an der Peripherie, zeitlich vor oder nach einer Aufgabe" (EISERT u. EISERT 1982,148). So kann eine zusätzliche Stimulation durch eine entsprechend ausgewählte Musik für die Aufgabenbewältigung durchaus nützlich sein. Ebenso kann eine Reizanreicherung unmittelbar vor oder nach dem Unterricht oder den Schulaufgaben die Konzentration und Aufmerksamkeit während der anschließenden Arbeitsphase unterstützen. Demgegenüber wirkt sich das Herumliegen von - im Augenblick für die Aufgabenbewältigung irrelevanten - Übungsmaterialien oder Gegenständen im unmittelbaren Arbeitsfeld und Aufgabenbereich für Kinder mit minimaler cerebraler Dysfunktion störend aus, weil die Ablenkbarkeit hierdurch erhöht und der Lernerfolg zwangsläufig verringert wird (BAUER u. LIEBIG 1985).

Als weiteres pädagogisch-therapeutisches Behandlungskonzept wird der "strukturierte Klassenraum" angeführt. Grundlegendes Prinzip ist eine gut gegliederte und übersichtliche Organisation der Umweltbedingungen, d.h. eine der Störanfälligkeit der Kinder angepaßte inhaltliche, zeitliche und räumliche Strukturierung im inner- und außerschulischen Bereich. Unter inhaltlichen Gesichtspunkten liegt der Schwerpunkt auf einer differenzierten und individuellen Abstimmung des Lern- und Arbeitsprogramms auf die Bedürfnis- und Leistungsstruktur des Kindes. Voraussetzung dafür ist eine vorherige eingehende Analyse der Entwicklungsbedingungen, Teilleistungsschwächen, Verhaltensauffälligkeiten und Persönlichkeitsdefizite. Ausschlaggebend ist eine ausreichende Flexibilität der Unterrichtsgestaltung, der Unterrichtsdurchführung und des Lernstoffes. Die pädagogischen Maßnahmen, speziellen Arbeitstechniken und Lernmaterialien müssen dem Kind angepaßt werden und nicht das Kind den im Lehrplan festgelegten Inhalten und Methoden. Vor allem in den USA wurden hierzu sowohl allgemeine Methoden zur individuellen Behandlung der Kinder in der Schule entwickelt als auch spezielle Programme zur Verbesserung einzelner Funktions- und Teilleistungsstörungen (BOGYI 1977).
Eine optimale zeitliche Strukturierung bezieht sich in erster Linie auf eine adäquate Zeitplanung. Wichtig sind ausreichende Pausen zwischen den Arbeitsphasen, keine zu langen Arbeitszeiten und keine Anforderungen unter erhöhtem Zeitdruck.
Bei der räumlichen Strukturierung sollte auf eine mög-

lichst störungsfreie Gestaltung des Klassenraums und Arbeitsplatzes geachtet werden. Es sollte genügend Bewegungsfreiheit und ausreichend Platz zum Ablegen und Ordnen der Schulsachen, Arbeits- und Bastelmaterialien vorhanden sein und eine günstige Sitzplatzordnung vorgenommen werden. Aus bestimmten Gründen, die bereits bei der "Stimulusreduktion" angesprochen wurden, darf die Gestaltung der Umwelt aber nicht zu sehr durch formale Bedingungen eingeengt werden. Eine zu starke Einschränkung des Bewegungs- und Handlungsspielraums würde die Verhaltensproblematik wiederum verstärken. Dies hat sich vor allem in Untersuchungen gezeigt, in denen die Konzentrationsfähigkeit und Lernleistung von hyperaktiven Kindern durch die Einrichtung von Arbeitsplätzen in sogenannten Lernkabinen gefördert werden sollte. Entgegen den Erwartungen konnte eine entsprechende Steigerung der Aufmerksamkeit und Schulleistung nicht erreicht werden (NEUKÄTER u. GOETZE 1978).
In unmittelbarem Zusammenhang mit der räumlichen, zeitlichen und inhaltlichen Gestaltung des Unterrichts steht auch dessen eigentliche Durchführung. Es hat sich gezeigt, daß die leichte Ablenkbarkeit, Unstrukturiertheit und Orientierungsschwäche der Kinder durch ein zu freies, nicht-direktives und dadurch unübersichtliches unterrichtsmethodisches Vorgehen noch verstärkt werden kann. Andererseits sollten auch hier nicht zu viele Vorschriften oder Regeln bestehen, der Ordnungsrahmen unnötig eingeengt und die Vermittlung des Lehrstoffes zu sehr formalisiert werden. Optimal erscheint ein weitgehend offener Unterrichtsstil, der zwar bestimmte Grenzen und Regeln vorgibt, die aber einen individuellen Spielraum und eine eventuelle gemeinsame Strukturierung der Unterrichts-, Lern- und Spielsituation zulassen. Sinnvolle und glaubwürdige Ordnungsprinzipien sollten den Kindern möglichst mittels Handlung und

nicht nur verbal dargeboten und einsichtig gemacht werden (VAN DER SCHOOT 1978).

Es sei noch auf eine weitere Therapiemöglichkeit hingewiesen, die als "Schaffung von Bewegungsraum" bezeichnet werden kann. Diese Behandlungsform setzt ebenso wie die "Stimulusreduktion" und "Strukturierung des Klassenraums" an den Kernsymptomen der Hyperaktivität und Impulsivität an. Für eine erfolgreiche Beeinflussung der MCD-Symptomatik ist es unerläßlich, daß dem Kind in Schule und Elternhaus ein ausreichend großer Bewegungsraum zugestanden wird und es genügend Gelegenheit hat, seinen Bewegungsüberschuß abzureagieren. Die Aktivität des Kindes sollte nicht gehemmt, sondern in Bahnen gelenkt werden, die zu einem organisierten Verhalten führen (VAN DER SCHOOT 1978). Nur so ist eine ungestörte Teilnahme am Unterricht und eine erfolgreiche Bewältigung der Schulaufgaben möglich. Die Kinder sollten auch nicht dazu gezwungen werden, ihre Schulaufgaben unmittelbar nach Schulschluß zu erledigen, sozusagen als Voraussetzung für einen spielfreien Nachmittag. Richtig ist vielmehr ein genau umgekehrtes Vorgehen. Das Kind muß erst die Möglichkeit haben, sich im freien Spiel auszuagieren und zu regulieren, bevor es sich nach einem anstrengenden Schulvormittag wieder einer konkreten Aufgabensituation zuwenden kann. Dabei ist darauf zu achten, daß der Bewegungsdrang in einer Form ausgelebt wird, der nicht zu einer zu starken Ermüdung führt und damit wiederum die Gefahr einer Konzentrations- und Leistungsbeeinträchtigung beinhaltet. Entscheidend sind neben der Übungsauswahl vor allem Belastungsintensität, -häufigkeit, -dauer und -umfang. Es gilt "dem Kind spezifische Aktivitäten anzubieten, die einen möglichst hohen psychophysischen Entlastungswert haben und keine verwirrenden oder destruktiven Momente beinhalten" (VAN DER SCHOOT 1978,109). Da es für

unerfahrene Erziehungspersonen nicht immer leicht ist, hier die richtige Entscheidung zu treffen, sollten den Kindern in Ergänzung zum freien Spielnachmittag ausgewählte, therapeutisch orientierte Sport- und Freizeitaktivitäten angeboten werden, die unter fachlicher Anleitung oder Aufsicht durchgeführt werden.
Die Schaffung eines Bewegungsausgleichs muß nicht nur im außerschulischen Bereich, sondern gleichermaßen im Schulunterricht selbst berücksichtigt werden. Eine regelmäßige Unterbrechung der einzelnen Schulstunden mit der Möglichkeit zur motorischen Aktivität ist ebenso unerläßlich wie ein genereller Wechsel von Unterrichtsstunden mit primär kognitiven und primär praktischen Anforderungen sowie eine ausreichende Berücksichtigung psychomotorischer oder sporttherapeutischer Maßnahmen bei der Lehrplangestaltung
In der Regel ist die Anwendung nur einer unterrichtsbezogenen Therapiemaßnahme nicht ausreichend, um der Komplexität der Störanfälligkeit von Kindern mit minimaler cerebraler Dysfunktion gerecht zu werden. Bei der Einengung auf nur ein Behandlungskonzept kann die Verhaltensproblematik nur teilweise vermieden oder ausgeglichen werden und die Lernfortschritte sind wesentlich geringer (NEUKÄTER u. GOETZE 1978). Es gilt also, darauf zu achten, daß ebenso wie im Bereich von Diagnostik und Therapie auch im Erziehungsbereich von Schule und Elternhaus ein multimodales pädagogisches Vorgehen unerläßlich ist. Optimal erscheint das von DYCK (1977) vorgeschlagene schülerzentrierte Unterrichtsmodell mit den Merkmalen: strukturierte Umgebung, Zeitstrukturierung, strukturierter Bewegungsraum, kontrolliertes Belohnungssystem, strukturierte Aufgabensituation. Weitere integrative Unterrichtsmodelle, die auch für MCD-Kinder geeignet oder speziell auf sie ausgerichtet sind, werden von ACKERMANN-BEHRINGER (1979) und VOSS (1984) vorgestellt.

2.5.6 Teilleistungsorientierte Verfahren

Eine erfolgreiche Behandlung von Teilleistungsschwächen erfordert zunächst eine präzise Diagnose. Art und Ausprägung der Symptome geben wichtige Hinweise auf die jeweiligen Funktionsbeeinträchtigungen und notwendigen therapeutischen Konsequenzen. Bei rechtzeitiger Diagnose und Behandlung können Teilleistungsstörungen wesentlich gebessert oder vollkommen ausgeglichen werden. Umschulungsprobleme können dadurch häufig vermieden werden. Die Behandlungserfolge sind umso besser und nachhaltiger, je weniger Teilleistungsstörungen oder Belastungsfaktoren vorliegen (SCHENK-DANZINGER 1984).

Förderungsmaßnahmen, die hier zum Einsatz kommen, werden in der Regel als funktionell-übende Verfahren bezeichnet (BOGYI 1977; NEUHÄUSER 1983 c). Ihre Bedeutung begründet sich darin, daß das therapeutische Vorgehen unmittelbar auf die jeweilige Schwäche ausgerichtet ist. Durch das systematische Einüben bestimmter Funktionen wirken diese Ausgleichsmaßnahmen im Sinne einer Entwicklung im Nachvollzug. Zur Anwendung kommen (heil-)pädagogische, krankengymnastische, logopädische und psychomotorische Behandlungsmaßnahmen sowie spezielle Trainingsprogramme zur Förderung von Wahrnehmung, Motorik, Sprache, Schreiben, Lesen, Rechnen usw. Vordringliche Zielsetzung ist es, über gezielte Lernprozesse schwache Funktionen zu stärken, neue Fähigkeiten aufzubauen, nicht behebbare Minderleistungen zu kompensieren und Versagensangst als Folge überdauernder Mißerfolge und Frustrationen zu mindern (LEMPP 1973; MARTINIUS 1980; NEUHÄUSER 1983 c). Eine Behandlung von Teilleistungsstörungen sollte nach BRUSCHEK (1980) immer "doppelgleisig" erfolgen. Der Therapieplan muß einen "funktionell-therapeutischen Teil" beinhalten, der darauf ausgerichtet ist, die bestehenden Funktionsbeeinträchtigungen soweit als möglich zu beheben, und einen "kompensatorischen Teil", der es dem Kind ermöglicht, seine Schwächen durch andere, gut entwickelte Fähigkeiten auszugleichen. Mit steigendem Lebens- und Schulalter muß der Schwerpunkt der Trainingsprogramme immer mehr auf den kompensatorischen Teil verlagert werden. BRUSCHEK (1980,126) erläutert hierzu, daß ein Trainingsprogramm immer aus "funktionsspezifischen, an Komplexität und Informationsmenge zunehmenden Übungsschritten (bestehen sollte), wobei es dann jeweils gilt, die Einzelfunktionen in das Gesamtgebäude der kognitiven Fähigkeiten einzubauen. Die Individualisierung des Programms ergibt sich aus dem kognitiven Profil des Kindes".

Teilleistungsorientierte Verfahren haben sich bei MCD-Kindern grundsätzlich bewährt und nehmen innerhalb eines mehrdimensionalen Behandlungskonzeptes einen wichtigen Platz ein. Dennoch gibt es einige Punkte, die unbedingt beachtet werden müssen, wenn die Übungsmaßnahme erfolgreich sein soll. Ganz allgemein ist die Effektivität von der Übungshäufigkeit und den Durchführungsbedingungen abhängig. Optimal sind nach SCHENK-DANZINGER (1984) mindestens vier Stunden in der Woche, möglichst kleine Gruppen von maximal vier Kindern und eine Fortführung des Trainingsprogramms im häuslichen Bereich unter Anleitung der Eltern. Letzteres ist allerdings nur möglich, wenn keine Beziehungsstörungen zwischen Eltern und Kind vorliegen und die Familienverhältnisse dies zulassen. Andernfalls empfiehlt sich anfangs eine Schulung durch fremde Fachkräfte und mit zunehmender Stabilisierung der Leistung und Persönlichkeit des Kindes eine allmähliche Verlagerung in das häusliche Umfeld.
Zu bedenken ist, daß jede Übungs- und Lerntherapie al-

ters- und entwicklungsspezifisch sein muß. "Alle therapeutischen Übungen sind wirkungslos, wenn sie auf einer zu hohen Entwicklungsstufe ansetzen und die Lernschritte zu groß gewählt werden" (SCHIRM u. THIESEN-HUTTER 1981 a,325). Darüber hinaus muß darauf geachtet werden, daß die Übungen vom Kind bewußt ausgeführt und über dritte Personen korrigiert und kontrolliert werden, da ein rein mechanisches Üben wirkungslos ist. Die Motivation, Mitarbeitsbereitschaft und Ich-Beteiligung des Kindes sind notwendige Voraussetzung für einen Übungserfolg. Wenn unter Druck und Zwang gegen den Willen des Kindes gearbeitet wird, ist die Wirksamkeit der Maßnahme von vornherein in Frage gestellt. Das Therapieprogramm sollte nicht als Training empfunden, sondern spielerisch erlebt werden. Motivationale Gesichtspunkte sind auch noch aus anderen Gründen bei der Durchführung der Übungsmaßnahmen von Bedeutung. Die direkte Auseinandersetzung mit der Teilleistungsstörung, das Arbeiten "an und mit der Schwäche" (NEUHÄUSER 1983 c,968), konfrontiert das Kind zwangsläufig immer wieder mit seiner eigenen Unfähigkeit, führt zu Mißerfolg und Frustrationen und steht damit einer optimalen Motivation entgegen. "Grundsätzlich ist bei jedem Funktionstraining zu bedenken, daß es nicht nur die Chance eines Funktionszuwachses durch Übung beinhaltet, sondern auch ein Risiko der Demotivierung, weil sich das Kind im Rahmen der Übungsbehandlung mit seinen Schwächen konfrontiert sieht, die ihm schon ohnedies den Alltag verleiden" (ESSER u. SCHLACK 1985,VI). Alle funktionell-übenden Verfahren sind demzufolge mit gewissen Problemen behaftet, beinhalten die Möglichkeit einer Überforderung und die Gefahr, nicht immer den gewünschten Erfolg zu erreichen. Es muß sogar damit gerechnet werden, daß solche Übungen, wenn sie nicht richtig durchgeführt werden, gelegentlich oder vorübergehend zu negativen

Reaktionsbildungen führen oder Fehlverhalten noch verstärken können. Wiederholte Mißerfolgserlebnisse müssen durch ein entsprechend differenziertes Übungsprogramm soweit als möglich vermieden oder auf ein Mindestmaß beschränkt und durch eine Ich-Stärkung in anderen Funktionsbereichen ausgeglichen werden. Unabdingbare Voraussetzung für einen Therapieerfolg ist die gleichzeitige Unterstützung der Persönlichkeitsentwicklung, d.h. der Abbau von Unsicherheit und der Aufbau von Selbstwertgefühl, Verminderung von Konfliktsituationen und Vermittlung von Erfolgserlebnissen. Nur über den Aufbau eines positiven Selbstbekräftigungssystems kommt es auch zu einer Stabilisierung der Persönlichkeit und in Verbindung damit zu einer Verbesserung der schulischen Situation (BRUSCHEK 1980). Empfehlenswert ist im Hinblick auf eine optimale Motivation und Persönlichkeitsentwicklung die Arbeit in Kleingruppen, wo die zuvor genannten Schwierigkeiten weniger intensiv zum Tragen kommen (NEUHÄUSER 1981; ESSER u. SCHLACK 1985). Bei einer Einzelbehandlung erhält das Kind zwangsläufig wieder eine Sonderstellung und wird fortlaufend allein mit seiner Schwäche konfrontiert. Demgegenüber erlebt es in der Kleingruppe andere Kinder mit ähnlichen Problemen und kann eigene Fortschritte im interpersonellen Vergleich besser objektivieren. Darüber hinaus erhält es durch gruppendynamische Prozesse eine motivationale und emotionale Unterstützung, die ihm die ständige Auseinandersetzung mit der Teilleistungsschwäche erleichtert.

Eine umfassende Therapie für Teilleistungsstörungen gibt es nicht; vielmehr werden ganz spezifische Programme für ganz bestimmte Lern- und Leistungsstörungen oder Funktionsausfälle angeboten. Bei isolierten Teilleistungsstörungen kann eine Förderung in Form einer Einzelmaßnahme erfolgen, bei mehreren Funktionsstörun-

gen ist eine gut aufeinander abgestimmte Kombination verschiedener Trainingsmethoden erforderlich. Zunächst sollten die Maßnahmen zu Hause oder in der Schule in Form von Nachhilfe- oder Förderunterricht durchgeführt werden. "Falls sich zu viel familiärer Zündstoff angesammelt hat, kann auch eine pädagogisch geschickte und individuell differenzierte Internatserziehung nützlich werden" (HARBAUER 1974,159).
Nachfolgend wird auf einige funktionell-therapeutische Verfahren hingewiesen, die zur Behandlung geeignet erscheinen und empfohlen werden. Dabei handelt es sich entweder um in sich geschlossene, wissenschaftlich bereits erprobte Therapiemaßnahmen (z.B. Logopädie) und Trainingsprogramme (z.B. Konzentrationstraining nach WAGNER; FROSTIG-Programm) oder um eine Zusammenstellung spezieller Übungen, deren Anwendung jedoch unter der Voraussetzung einer entwicklungs- und funktionsspezifischen Aufgabenauswahl nicht weniger wirkungsvoll sein muß. Aufgrund der engen Wechselbeziehungen zwischen den einzelnen Teilleistungsstörungen (z.B. Wahrnehmung und Motorik) können einige Trainingsprogramme auch zur Behandlung symptomangrenzender oder symptomübergreifender Funktionsbeeinträchtigungen eingesetzt werden. Aussagen und konkrete Hinweise zu den verschiedenen teilleistungsorientierten Verfahren liegen in relativ großem Umfang vor. Die folgenden Ausführungen geben nur einen kleinen Einblick, ausführlichere Darstellungen finden sich in der entsprechenden Fachliteratur zum Thema Teilleistungsschwächen und zu spezifischen Lern- und Leistungsstörungen (GRISSEMANN 1974,1982; ANGERMEIER 1976; AFFOLTER 1977,1984; LEMPP 1979; AYRES 1979,1984; FRIEDRICH 1980; JOHNSON u. MYKLEBUST 1980; FROSTIG 1981; MILZ u. STEIL 1982; SCHENK-DANZINGER 1984; MARX 1985; u.a.).

Die Behandlung von Teilleistungsstörungen im Bereich

der Wahrnehmung konzentriert sich auf die sensorischen Erfassungs-, Differenzierungs-, Gliederungs- und Synthese- bzw. Integrationsstörungen. Beim Training der "sensorischen Integration" nach AYRES (1979,1984) werden die Kinder mit verschiedenen, auf ganz bestimmte Funktionen und Bedürfnisse abgestimmte Sinnesreize konfrontiert. Hierdurch soll die Anpassungsfähigkeit an unterschiedliche Reize gefördert und eine entwicklungsadäquate Auseinandersetzung mit der Umwelt erreicht werden. Beim Training der "serialen und intermodalen Integration" nach AFFOLTER (1977,1984) geht es darum, Reize aus verschiedenen Sinnesgebieten sinnvoll aufeinander abzustimmen, mit anderen Funktionsbereichen wie Sprache oder Motorik in Beziehung zu setzen und darin einzugliedern. Das Wahrnehmungstraining nach FROSTIG (1974) dient der Förderung von visuomotorischer Koordination, Figur-Grund-Unterscheidung, Wahrnehmungskonstanz, Wahrnehmung der Raumlage und Wahrnehmung räumlicher Beziehungen.

Übungsverfahren zur Beseitigung von Lern- und Leistungsstörungen beziehen sich weniger auf die eigentliche Intelligenz, da diese nachweislich bei MCD-Kindern nur selten beeinträchtigt ist. Der Schwerpunkt liegt mehr im Ausgleich von Störungen bei der Aufnahme, Verarbeitung, Speicherung und Wiedergabe von Reizen. Die entsprechenden Trainingsprogramme schulen in erster Linie Denken, Merkfähigkeit und Konzentration. Sie dienen aber gleichermaßen dem richtigen Einsatz von Arbeitstechniken und dem Aufbau eines adäquaten Arbeitsverhaltens. Die Förderung des Denkens erfolgt durch Reaktions-, Ergänzungs-, Sortier-, Unterscheidungs-, Kombinations- und/oder Abstraktionsübungen. Die Förderung des Gedächtnisses erfolgt durch einfache und komplexe Einprägungs- und Behaltensübungen in Form kurzfristiger, einmaliger Informationen oder langfristiger, aufeinan-

derfolgender und aufeinander aufbauender Informationen.
Die Förderung der Konzentration und Aufmerksamkeit erfolgt durch bestimmte Übungen zur Reizselektion und -differenzierung, zur Selbstkontrolle, Selbstwahrnehmung und Selbstinstruktion.
Für spezielle Schulleistungsstörungen gibt es je nach Art der Funktionsbeeinträchtigung unterschiedliche Förderungsmöglichkeiten. Das Lesetraining dient der Verbesserung von Leseverständnis, Lesetempo, Lesemethode und Leseleistung. Beim Rechtschreibtraining geht es um die Vermeidung von Buchstabenauslassungen, -verwechslungen oder -umkehrungen und die Beseitigung von Konsonanten- und Vokalfehlern. Beim Rechentraining wird der richtige Umgang mit dem Zahlbegriff geschult, die Mengenauffassung und die Additions- und Subtraktionsfähigkeit. Bei einer kombinierten Lese-Rechtschreibschwäche wird unter gleichzeitiger Berücksichtigung verschiedener Übungsschwerpunkte ein Legasthenikertraining durchgeführt.
Sprach- und Sprechstörungen lassen sich am besten durch eine möglichst frühzeitige und langfristige logopädische Behandlung ausgleichen oder beseitigen. Die Sprachschulung dient in erster Linie der Verbesserung von Sprechatmung, Sprechrhythmus, Lautbildung, Sprech- und Aussprachetechnik. Sie dient aber gleichermaßen der Verbesserung des sprachlichen Ausdrucks und der Beseitigung von Schwächen beim Aufnehmen, Behalten und Wiedergeben von Gehörtem.
Beeinträchtigungen im Bereich motorischer Fähigkeiten und Fertigkeiten können über verschiedene Förderungsmaßnahmen erfolgreich angegangen werden. Im Vordergrund steht die Schulung der Hand- und Fingergeschicklichkeit, der Schreibmotorik, der Fein-, Grob- und Gesamtkörperkoordination, der Geschicklichkeit und Beweglichkeit. Ebenso wichtig ist der Ausgleich von Beeinträchtigungen

der organisch-funktionellen und körperlichen Leistungsfähigkeit im Hinblick auf eine Verbesserung von Kraft, Ausdauer und Schnelligkeit, aber auch zwecks Erhöhung der psychophysischen Belastbarkeit und Widerstandsfähigkeit, der besseren Erholungsfähigkeit und geringeren Ermüdbarkeit. Die Vermittlung sportspezifischer Fertigkeiten wie Schwimmen, Mannschaftsspiele, Trampolinspringen, Radfahren, Skilaufen, Judo usw. ist sowohl unter motorischen, als auch persönlichkeitsbildenden, sozial-integrativen und lebenspraktischen Gesichtspunkten von Bedeutung.

Da bewegungsorientierte Verfahren bei der Behandlung von Kindern mit minimaler cerebraler Dysfunktion in den letzten Jahren in zunehmendem Maße an Bedeutung gewonnen haben, werden die damit verbundenen therapeutischen Ziele und Inhalte im folgenden noch einmal umfassend dargestellt.

2.5.7 Bewegungsorientierte Verfahren

Bewegungsorientierte Verfahren werden zunehmend als ergänzende oder alternative Therapiemaßnahme für MCD-Kinder empfohlen und vereinzelt bereits vom öffentlichen Gesundheitswesen unterstützt. Die speziellen Ziele und Einwirkungsmöglichkeiten werden je nach Sichtweise unterschiedlich bestimmt und bewertet. Einerseits werden bewegungsorientierte Verfahren als rein symptomorientiertes Vorgehen zur Beseitigung bestimmter motorischer Teilleistungsschwächen oder -störungen verstanden, d.h. die motorische Funktion steht primär oder ausschließlich im Vordergrund (SCHMIDT 1973; CORBOZ 1977). Andererseits wird die Förderung der Gesamtentwicklung und Persönlichkeitsbildung hervorgehoben, d.h. die Mehrdimensionalität des Therapieansatzes wird betont (GROSSSELBECK 1976; VAN DER SCHOOT 1978; NEUHÄUSER 1981, 1983 c; KIPHARD 1983 a,b; BAUER u. LIEBIG 1985). Hier dient der

Einsatz bewegungsorientierter Verfahren nicht nur der
Verbesserung der motorischen Funktion oder dem Erwerb
bestimmter motorischer Fertigkeiten. Zielsetzung ist
vielmehr eine ganzheitliche Erziehung durch Bewegung
und die Optimierung von Verhalten und Handeln auf der
Grundlage einer verbesserten Motorik.
Welche Verfahren im Einzelfall zur Anwendung kommen,
bestimmt sich an der Komplexität und Spezifität des jeweiligen Störungsbildes, der sich daraus ergebenden therapeutischen Intention und den situativen Bedingungen.
Außer Krankengymnastik, Mototherapie und/oder Sporttherapie werden auch Methoden eingesetzt, die sich des Mediums der Musik bedienen oder in denen Musik und Bewegung
als sich ergänzende Therapieansätze berücksichtigt werden. Dazu gehören die rhythmisch-musikalische Erziehung,
die Scheiblauer-Rhythmik oder die rhythmische Gymnastik
ebenso wie die Eurhythmie oder Musik-Tanztherapie.

Eine krankengymnastische Behandlung erfolgt bei MCD-Kindern immer dann, wenn neuro- oder statomotorische Entwicklungsverzögerungen oder Störungen im Vordergrund
stehen. Je nach Art der Beeinträchtigung, dem Behandlungsschwerpunkt und dem Alter des Kindes werden die
Methoden von VOJTA, BOBATH oder KABAT eingesetzt. Entscheidend für den Behandlungserfolg ist eine konsequente und regelmäßige Durchführung sowie eine intensive
Mitarbeit der Erziehungspersonen, insbesondere der Mutter. Im Hinblick auf ein der Mehrdimensionalität der
MCD-Symptomatik entsprechend umfassendes, nicht ausschließlich funktionell ausgerichtetes Behandlungskonzept wird die Krankengymnastik im Vergleich zu anderen
Bewegungstherapien für die Behandlung von MCD-Kindern
grundsätzlich als weniger wirksam erachtet und zuweilen
sogar als nicht geeignet eingestuft. "Unter den bewegungsorientierten Maßnahmen haben weniger die pragmatischen Methoden Vorrang wie Krankengymnastik (nach

BOBATH oder VOJTA) oder Beschäftigungstherapie, sondern jene Verfahren, die auf die Persönlichkeitsbildung des Kindes durch Bewegung abzielen" (NEUHÄUSER 1983 b,968).

Die nur geringe Bedeutung krankengymnastischer Behandlungsmethoden begründet sich nach LESIGANG (1973) vorwiegend darin, daß die Bewegungsstörungen bei MCD-Kindern, vor allem im frühen Kindesalter, häufig nur eine geringe Ausprägung erreichen und sich nur schwer gegenüber dem normalen Bewegungsbild abgrenzen lassen. Deshalb bleiben sie lange Zeit unerkannt, werden nicht als behandlungsbedürftig angesehen und folglich auch nicht behandelt. In diesem Zusammenhang mag es auch eine Rolle spielen, daß eine krankengymnastische Behandlung - insbesondere bei der Methode VOJTA - für das Kind und die als Kotherapeutin tätige Mutter eine erhebliche psychische Belastung darstellt, deren Notwendigkeit im Vergleich zum geringen Ausprägungsgrad der Störung nicht immer eingesehen und akzeptiert wird. Die Therapie wird aus diesem Grunde entweder gar nicht erst aufgenommen, inkonsequent durchgeführt oder frühzeitig abgebrochen. Da eine MCD-Diagnose oft erst zu einem relativ späten Entwicklungszeitpunkt gestellt wird, ist der Einsatz und die Effektivität bestimmter krankengymnastischer Verfahren aufgrund der schon weit fortgeschrittenen Reifung und deswegen geringeren Beeinflußbarkeit des Zentralnervensystems zuweilen bereits von vornherein eingeschränkt.

Da es sich bei der Krankengymnastik primär um eine symptomorientierte und rein mechanisch-übende Vorgehensweise handelt, können hier die gleichen Probleme auftreten, die bereits bei den teilleistungsorientierten Verfahren angesprochen wurden. Die überwiegend passive Behandlungsform im Sinne eines Bewegtwerdens steht dem bei MCD-Kindern vorherrschenden Bedürfnis nach aktiver Bewegung und Auseinandersetzung mit der Umwelt unmittelbar entgegen und wirkt nicht nur motivationshemmend, sondern oftmals demotivierend. Die für einen Therapieerfolg unerläßliche Eigenmotivation und positive Einstellung des Kindes zur Behandlung ist bei diesen Methoden nur in begrenztem Umfang zu erreichen. Nicht selten findet man bei MCD-Kindern, die in der frühen Kindheit krankengymnastisch behandelt wurden, noch im Schulalter eine ausgeprägte Bewegungsängstlichkeit, Bewegungshemmung oder Sportfeindlichkeit, da Bewegung teils bewußt, teils unbewußt immer mit Mißempfinden oder sogar Schmerz, Widerwillen, Unlust, Angst usw. verbunden wird.

Auch wenn krankengymnastische Methoden bei der Behandlung von MCD-Kindern gegenwärtig noch kritisch bewertet und in ihrer Effektivität gering eingeschätzt werden, darf daraus nicht geschlossen werden, daß diese Maßnahmen grundsätzlich nicht eingesetzt werden sollten. Wo entsprechende Störungen vorliegen, haben diese Verfahren zweifellos ihre Berechtigung. Bereits bestehende Beeinträchtigungen können reduziert, kompensiert oder beseitigt und mögliche Folgeschäden vermieden werden. Vor Behandlungsbeginn gilt es, die Vor- und Nachteile genau gegeneinander abzuwägen. Bei einer Behandlungsnotwendigkeit sollte über andere bewegungsorientierte Maßnahmen unter den Gesichtspunkten der Motivation und der Persönlichkeitsbildung so früh wie möglich ein Ausgleich geschaffen werden.

Eng umschriebene neuro- oder statomotorische Entwicklungsverzögerungen oder Störungen, die durch eine alleinige krankengymnastische Behandlung aufgehoben werden können, treten bei MCD-Kindern relativ selten auf. Es handelt sich meistens um eine Kombination verschiedener motorischer Teileistungsschwächen oder -störungen, ein allgemein beeinträchtigtes Bewegungsverhalten oder eine die Person-Umwelt-Beziehung betreffende eingeschränkte Handlungsfähigkeit. In diesen Fällen kann eine Besserung oder Beseitigung der Symptomatik nur über umfassende Förderungsmaßnahmen in Form von Mototherapie oder Sporttherapie erreicht werden. Beide Therapieansätze gehen von der gleichen Grundkonzeption aus und sind in ihren Prinzipien und Zielsetzungen ähnlich, wenn auch nicht vollkommen identisch. Hauptanliegen ist eine ganzheitliche Erziehung und Persönlichkeitsentwicklung. Angestrebt wird der Aufbau einer ausreichenden Ich-, Sachund Sozialkompetenz auf der Grundlage einer systematischen Entwicklung im Nachvollzug und konsequenten Verhaltensänderung, um "das Kind für die Umweltbewältigung tragfähig und handlungsfähig zu machen" (KIPHARD 1983 a, 230). Erst das Beherrschen alters- und entwicklungsspezifischer motorischer Fähigkeiten und Fertigkeiten sowie die damit erworbenen Bewegungs- und Handlungsmuster geben dem Kind die Möglichkeit und Sicherheit, sich fortlaufend ändernden Umweltbedingungen und -anforderungen anzupassen und diese zu bewältigen.

'Mototherapie' bezeichnet nach SCHILLING (1984,101) eine "bewegungsorientierte Methode zur Behandlung von Auffälligkeiten, Retardierungen und Störungen im psychomotorischen Verhaltens- und Leistungsbereich". 'Sporttherapie' kennzeichnet sich als ein Vorgehen, bei dem Bewegung, Spiel und Sport eingesetzt werden, um auf gestörte Prozesse des Verhaltens und Handelns einzuwirken, diese zu optimieren und die Gesamtpersönlichkeit zu entwickeln und zu festigen. Wesentliche Bestandteile einer Sporttherapie sind die Erstellung einer differenzierten Diagnose, die Erarbeitung individuumzentrierter Programme mit entsprechender Methodenvielfalt, die fortlaufende Modifizierung der Programme und des unterrichtsmethodischen Vorgehens in Abhängigkeit von den Entwicklungs- und Lernfortschritten sowie eine kontinuierliche Therapiekontrolle.

Übergeordnete Zielsetzung eines solchen Vorgehens ist

bei MCD-Kindern

- die **Wiederherstellung** eines psychophysischen Gleichgewichts, einer ungestörten Befindlichkeit und eines ungestörten Erlebens (Regulierung des Aktivierungszustandes und Verminderung von Hyperaktivität und Impulsivität);

- als **Voraussetzung** für ungestörte motorische, kognitive und soziale Lernprozesse (Verbesserung der motorischen Leistungsfähigkeit und Leistung, der Aufmerksamkeit und Konzentration, der Wahrnehmung, der Kommunikation und Interaktion);

- zwecks **Hinführung** zu einer größtmöglichen Selbstverwirklichung und Stabilisierung der Persönlichkeit (Umstrukturierung der Motivationslage in Richtung Erfolgsorientierung, Erhöhung der Frustrationstoleranz, Abbau von Aggression und Angst, Aufbau von Ich-Kompetenz, Selbstvertrauen und Selbstbewußtsein) und

- damit **Herstellung** eines ungestörten Verhaltens und Handelns (Verbesserung der personalen, sozialen und lebenspraktischen Kompetenz).

(VAN DER SCHOOT 1978; BAUER u. LIEBIG 1985)

Damit wird deutlich, daß im Rahmen sporttherapeutischer Maßnahmen nicht - wie häufig mit dem Begriff Sport verbunden - in erster Linie die (sport)motorische Leistung oder die Schulung (sport)motorischer Fertigkeiten im Vordergrund stehen. Dies schließt aber nicht aus, daß ein sporttherapeutischer Unterricht auch sportartspezifisch und leistungsorientiert sein kann und sein sollte. Wenngleich eine überwiegend spielerische Aktivität und eine möglichst spannungsfreie Übungssituation für den Therapieerfolg bei MCD-Kindern unerläßlich sind, darf das Erleben und Bewußtwerden der eigenen Leistungsfähigkeit und Leistung nicht außer acht gelassen werden. Erfolgserlebnisse können immer nur in unmittelbarer Verbindung zur konkreten Leistungsanforderung und -bewältigung erfahren und der eigenen Person zugeschrieben werden. Auch das MCD-Kind braucht den Leistungsanreiz, die Erprobung und Erfahrung des eigenen Könnens, den Leistungsvergleich mit sich selbst und anderen. Es muß lernen, sich mit Leistungsanforderungen auseinanderzusetzen, seine eigene Leistungsfähigkeit und Leistung richtig einzuschätzen und seine Möglichkeiten und Grenzen zu akzeptieren. Dies sind wesentliche Voraussetzungen für eine erfolgreiche Auseinandersetzung mit der Umwelt. Es wäre unrealistisch, die Therapiesituation in einem leistungsfreien Schonklima durchzuführen, da das MCD-Kind jeden Tag neuen Leistungssituationen gegenüber gestellt wird, die es bewältigen muß, wo es Erfolg und Mißerfolg unmittelbar erlebt, wo es mit seinen Fähigkeiten und Unfähigkeiten konfrontiert wird. Richtig und wichtig ist somit nicht die Vermeidung von Leistung, sondern die systematische und bewußte, gleichwohl aber behutsame Hinführung des leistungsängstlichen und mißerfolgsorientierten MCD-Kindes zu einem leistungsbewußten, leistungsfreudigen und leistungsmotivierten Verhalten und Handeln. Dies läßt sich gerade im Rahmen einer Sporttherapie gut verwirklichen, da die Aufgabenstellungen und Übungsinhalte dem individuellen Entwicklungsstand und Leistungsniveau, den jeweiligen Bedürfnissen und Schwächen gemäß dem Prinzip der "optimalen Passung" differenziert werden können. Erzielte Leistungen sind selbst bei kleinsten Fortschritten gut zu objektivieren, da das Resultat unmittelbar sichtbar und erlebbar ist.

Kinder mit einer minimalen cerebralen Dysfunktion sollten zunächst immer an therapeutisch ausgerichteten Sportgruppen teilnehmen und erst nach einer ausreichend langen Phase der Stabilisierung zum allgemeinen Sport überwechseln. Werden die Kinder zu früh in einen Sportverein gedrängt, besteht die Gefahr, daß die motorischen Minderleistungen, die bestehende Mißerfolgsorientierung und das mangelnde Selbstvertrauen durch den fortlaufenden Vergleich mit leistungsmäßig weit überlegenen Kindern noch verstärkt und verfestigt werden (KNÖLKER 1981).

Warum gerade Mototherapie oder Sporttherapie bei der Behandlung von MCD-Kindern von maßgeblicher Bedeutung sind und sich als besonders erfolgreich erwiesen haben, läßt sich vielfältig begründen. Einige wesentliche Aspekte sollen im folgenden kurz aufgezeigt werden:

- Das Medium des therapeutischen Handelns ist die Bewegung, die zugleich primäre Ausdruckserscheinung kindlicher Aktivität und Eigenart kindlichen Erlebens ist.

- Motorische Prozesse als Grundlage des Verhaltens und Handelns bestimmen zu einem wesentlichen Teil das Erscheinungsbild der minimalen cerebralen Dysfunktion. Primär- und Sekundärsymptomatik kommen überwiegend in einer qualitativ und quantitativ veränderten Motorik zum Ausdruck oder entwickeln und manifestieren sich in unmittelbarer Beziehung zu motorischen Beeinträchtigungen. Zwischen motorischen, psychischen und sozialen Prozessen besteht ein enger wechselseitiger Zusammenhang. Demzufolge kann über Bewegung nicht nur auf die organisch-funktionelle, körperliche oder motorische Leistungsfähigkeit eingewirkt werden, sondern auch auf Störungen des Erlebens, Verhaltens und Handelns.

- Eine Therapie sollte bei MCD-Kindern nicht nur auf die somatische oder überwiegend verbale Ebene beschränkt bleiben, sondern unbedingt auf der Handlungsebene realisiert werden. Mittels Medikation oder Gespräch kann immer nur ein bestimmter organismischer oder psychischer Zustand als gewisse Voraussetzung für Handlungsfähigkeit hergestellt werden, nicht aber Handlungsfähigkeit an sich. Kindern mit minimaler cerebraler Dysfunktion fehlen in der Regel ausreichende und erfolgreiche Erfahrungen im Umgang mit der materiellen und personalen Umwelt. Darum müssen Entwick-

lungs- und Lernanreize geschaffen werden, die dem
Kind ein Nachvollziehen der natürlichen Entwicklungs-
und Lernschritte ermöglichen und ihm diejenigen Erfahrungen vermitteln, die es bisher nicht sammeln
konnte.

- Die für den Therapieerfolg notwendige positive Grundeinstellung, Eigenmotivation und Mitarbeitsbereitschaft kann im Rahmen von Sporttherapie und Mototherapie besonders gut erreicht werden. Zunächst einmal
ist Bewegung ein kindgemäßes und motivationsfördern-
des Medium. Darüber hinaus orientiert sich die Behandlung nicht ausschließlich an der gestörten Funktion,
sondern ist symptomübergreifend und in erster Linie
auf die Förderung der individuellen Fähigkeiten und
der Gesamtpersönlichkeit des Kindes ausgerichtet.
Letztendlich wird den Kindern die eigentliche therapeutische Intention nicht unmittelbar bewußt; sie erleben die Behandlung nicht als Therapie, sondern als
spielerisches Tun.

- Die Primärsymptomatik der Hyperaktivität und Impulsivität kann über eine gezielt dosierte psychophysische
Belastung und Entlastung und den systematischen Wechsel von Anspannung und Entspannung positiv beeinflußt
werden. Die Optimierung und Stabilisierung des Aktivierungsniveaus hat dabei unmittelbare Auswirkungen
auf die verschiedenen Erscheinungsformen der Sekundärsymptomatik. Eine Stimulation und Steuerung über
Bewegungsreize kann im zentralnervösen Bereich eine
ähnlich regulierende Wirkung haben wie eine Behandlung
mit anregenden Psychopharmaka. Dabei sind unerwünschte
Nebenwirkungen, wie sie bei einer medikamentösen Therapie eintreten können, grundsätzlich ausgeschlossen.

- Interventionsmaßnahmen müssen bei MCD-Kindern aufgrund der Vielfältigkeit der Symptomatik immer umfassend und zugleich differenziert sein, d.h. die Be-

handlung erfordert immer ein methodenintegratives
Handeln. Sporttherapie und Mototherapie beinhalten
bereits in sich die Möglichkeit, dieser Mehrdimensionalität durch eine "differenzierte Methodenvielfalt"
(VAN DER SCHOOT 1978) zu entsprechen. Dabei werden
die verschiedenen Techniken und Methoden nicht parallel oder zeitlich nacheinander als Einzelverfahren
oder Zusatzangebot durchgeführt oder mit anderen Behandlungsmaßnahmen kombiniert, sondern die für MCD-Kinder notwendigen Therapieelemente werden zu einer
in sich geschlossenen und aufeinander abgestimmten
Therapieform vereinigt und angewandt. Hierdurch kann
eine wesentliche Optimierung und Ökonomisierung der
Behandlungsmaßnahme erreicht werden. Besonders eignen
sich die Methoden des sportspezifischen Übens und
Trainierens, der Senso- und Psychomotorik, der Psychophysischen Regulation, der Spiel- und Gestalttherapie, der allgemeinen und kognitiven Verhaltenstherapie, der Gruppen- und Kommunikationstherapien sowie
der Musik- und Tanztherapie. Unerläßlich ist in jedem
Fall eine begleitende intensive und differenzierte
Elternberatung.

Die aufgezeigten Aspekte verdeutlichen den ganzheitlichen Ansatz von Mototherapie und Sporttherapie und lassen erkennen, wie stark bei diesen Behandlungsmaßnahmen
die eine minimale cerebrale Dysfunktion bestimmenden Dimensionen von Organismus, Persönlichkeit und Umwelt mitberücksichtigt werden. Anhand der nachfolgenden Aussagen soll abschließend noch einmal dargelegt werden, wie
eng motorische Prozesse mit anderen Funktionsbereichen
verbunden sind und wie aufgrund der kausalen Verknüpfung zwischen motorischen, kognitiven, emotionalen und
sozialen Faktoren über bewegungstherapeutische Maßnahmen auf die verschiedenen Symptomkomplexe einer minimalen cerebralen Dysfunktion Einfluß genommen werden kann.

Wahrnehmungsfunktionen können über Bewegungsvorgänge gefördert werden, da gerade Wahrnehmungsprozesse am motorischen Verhalten und Handeln maßgeblich beteiligt sind. Kombinierte Wahrnehmungs- und Bewegungserfahrungen führen zur Ausbildung stabiler Wahrnehmungs- und Bewegungsmuster im Hinblick auf eine zunehmende Wahrnehmungs- und Bewegungssicherheit und gleichzeitige Wahrnehmungs- und Bewegungsflexibilität. Vor allem Störungen des Körperschemas, der Form-, Farb- und Größenunterscheidung, der Raum- und Zeitorientierung und der visuo- bzw. audiomotorischen Koordination lassen sich durch ein entsprechendes Übungsangebot positiv beeinflussen. Der Umgang mit vielfältigen Materialien vermittelt dem Kind die notwendigen Sinneserfahrungen im optischen, akustischen und taktil-kinästhetischen Bereich. Reaktionsübungen, Zuordnungsspiele oder Selbstwahrnehmungsübungen sind nur einige Beispiele für wahrnehmungsorientierte Übungsinhalte.

Die enge Beziehung zwischen Motorik und Sprache und der häufig beobachtete Zusammenhang zwischen motorischen und sprachlichen Entwicklungsrückständen begründet den Einsatz von Bewegung zur Behandlung von Sprach- und Sprechstörungen. Über die Bewegung sammelt das Kind Erfahrungen, die es in Sprache umsetzen kann. Wörter erhalten einen Sinn, wenn sie mit einer Handlung verbunden werden. Die Steuerung von Verhalten und Handeln erfolgt überwiegend über Fremd- oder Selbstverbalisation. Sich sprachlich ausdrücken bedeutet immer sich auch körperlich äußern und umgekehrt. Eine Verbesserung der Fein- und Grobmotorik hat unmittelbare Auswirkungen auf die Sprechmotorik und führt in den meisten Fällen zu einer Verminderung von Sprach- und Sprechstörungen.

Bewegungsauffälligkeiten oder das Versagen in bestimmten Bewegungssituationen, im alltäglichen Spiel oder im Schulsport führen häufig zu sozialer Isolation,

Unsicherheit und vielfältigen Kommunikationsstörungen. Demgegenüber macht das Beherrschen von Bewegung frei, unabhängig und selbständig und ermöglicht eine ungestörte Kontaktaufnahme mit der Umwelt. Unter Berücksichtigung gruppendynamischer Prozesse können Sozialisationsvorgänge zunächst über ungebundene und regelfreie, später über wettkampmäßige und regelgebundene Bewegungs- und Sportspiele angebahnt werden. Die Bewegungssicherheit und verbesserte motorische Leistungsfähigkeit führt zu einer besseren Akzeptanz in der Gruppe, da ein ungestörtes Bewegungsverhalten gerade im Kindesalter für die soziale Anerkennung und Gruppenintegration eine entscheidende Bedeutung hat. Darüber hinaus können durch Gruppenaufgaben Verhaltensweisen wie Hilfsbereitschaft, Mitgefühl und Rücksichtnahme, aber auch Disziplin und Regelverhalten gefördert werden. Der gemeinsam erzielte und gemeinsam erlebte Erfolg bei Partner-, Kleingruppen und Mannschaftsspielen stärkt das Zusammengehörigkeitsgefühl und trägt so zu einer ungestörten Auseinandersetzung mit der personalen Umwelt bei.

Bei Regulationsstörungen im zentralnervösen Bereich kann Bewegung als Regulations- und Steuerungsfaktor wirken und die Selbst- und Handlungskontrolle erhöhen. "Die funktionelle Abhängigkeit zwischen Aktivierung und Motorik besteht darin, daß Aktivierungsvorgänge auf die Motorik in dem Ausmaß regulierend, steuernd und verstärkend wirken, wie die motorischen Prozesse für die Erstellung und Aufrechterhaltung einer Gesamtaktivierung und spezifischen Aktivierung bzw. eines bestimmten Aktivierungsniveaus notwendige Voraussetzung sind. ... Aktivierung kann somit durch motorische Stimulation variiert und modifiziert werden, sie selbst wiederum beeinflußt die Quantität der Motorik" (VAN DER SCHOOT 1978,105/106). Bewegungsorientierte Maßnahmen

bieten dem MCD-Kind ausreichende Möglichkeiten, seinen
Bewegungsdrang auszuleben und die gestörte zentralnervöse Regulationsfähigkeit kurzfristig auszugleichen und
langfristig zu optimieren und zu stabilisieren. Außer
Bewegungs- und Laufspielen in Form einer kurzfristigen
intensiven gesamtkörperlichen Belastung oder einer langfristigen organischen Beanspruchung können auch Formen
der Rhythmik oder verschiedene Entspannungstechniken in
zum Teil modifizierter Form eingesetzt werden wie etwa
Progressive Relaxation, Autogenes Training oder Yoga.

Bewegungsentwicklung ist eng verbunden mit kognitiver Entwicklung, motorische Leistung mit kognitiver
Leistung. Jede Bewegungsvorstellung, Bewegungsplanung
und Bewegungsausführung wird durch kognitive Inhalte bestimmt. Denk- und Gedächtnisleistungen gehen in den gesamten Handlungsprozeß ein und werden ihrerseits durch
motorische Aktivitäten beeinflußt. Am besten bleibt das
im Gedächtnis, was mit Bewegung verbunden ist oder in
Handlung umgesetzt wird. Das bewußte Erleben der eigenen Person und Handlung erfolgt in erster Linie über
die bewußte Auseinandersetzung mit der Umwelt, durch
das Ordnen von Erfahrungen im Sinne von konkretem Unterscheiden, Verallgemeinern, Abstrahieren und sprachlicher Codierung (ESSER u. SCHLACK 1984). Besonders
deutlich macht dies die Feststellung: Begreifen kommt
von Greifen. Das Vertrautwerden mit einer wechselnden
Komplexität von Bewegungsaufgaben, die allmähliche Steigerung der Auswahl von Symbolen für bestimmte Tätigkeiten, die Verbalisierung eigener und fremder Handlungen
sowie das Erkennen, Wiedererkennen, Nachahmen, Unterscheiden und systematische Zuordnen von Bewegungs- und
Handlungsvollzügen führt zu einer Verbesserung der kognitiven Funktionen. Ebenso können über kognitiv-motorische Problemlösungsaufgaben, wie z.B. Konstruktionsspiele, konkrete Anforderungen an intelligentes Verhal-

ten gestellt und die Handlungsintelligenz durch den Aufbau aufgabenspezifischer und situationsangemessener Bewältigungs- und Lösungsstrategien erhöht werden. Die Aufnahme- und Verarbeitungsfähigkeit, die Konzentration und Aufmerksamkeit lassen sich durch psychomotorische Lernprozesse und die Herstellung eines psychophysischen Gleichgewichtes positiv beeinflussen. Eine verbesserte Bewegungs- und Handlungsantizipation kann entscheidend zur Bewegungs- und Handlungssicherheit beitragen und das Risiko einer situativen Fehleinschätzung vermindern. Erst wenn das MCD-Kind die Folgen seiner Handlung richtig vorhersehen kann und sich der Konsequenzen bewußt ist, ist eine ungestörte Planung und Durchführung des Bewegungs- und Handlungsvollzuges möglich. Eine kognitiv gesteuerte Bewegungsbeherrschung und Bewegungskontrolle führt zu einer verbesserten Selbstbeherrschung und Selbstkontrolle, eine verbesserte Bewegungssteuerung zu einer verbesserten Eigensteuerung und Handlungsregulation.

Eine gezielte Einflußnahme auf die Motorik kann sich auch auf bestehende Schulleistungsschwächen positiv auswirken. Diese Auswirkungen zeigen sich nicht nur im Schreiben oder im Sportunterricht, sondern auch in anderen Schulfächern wie Deutsch oder Mathematik. Eine verbesserte zeitlich-räumliche Bewegungsvorstellung und -orientierung erleichtert den Umgang mit Zahlen und geometrischen Formen, wie es bei Flächenberechnungen und allen Rechenoperationen gefordert wird. Gleiches gilt für das Umsetzen von räumlichen Dimensionen in zeitliche Strukturen wie "vor-nach" oder "früher-später". Unmittelbare Auswirkungen ergeben sich dabei für die grammatikalische korrekte Satzbildung, insbesondere den richtigen Gebrauch von Passiv-, Komparativ- und Genetivformen (SCHUCH u. FIEDLER 1982).

Veränderungen im affektiv-emotionalen Bereich lassen

sich dadurch erzielen, daß Bewegung immer mit einem gesamtkörperlichen Erleben verbunden ist. Emotionen können einerseits freigesetzt und ausgelebt werden, sie können andererseits gelenkt und modifiziert werden. Die Kinder haben die Möglichkeit, "sich durch Bewegung auszudrücken, sich über sich selbst und andere bewußt zu werden, sich der Gefühle gewahr zu werden und darüber wie sie durch Bewegung mobilisiert werden können" (FROSTIG 1983,179). Auf der Grundlage einer optimalen Spannungsregulation wird die Erlebnisfähigkeit gesteigert und die Voraussetzung für eine ausgeglichene Stimmungslage geschaffen. Über eine erfolgreiche und freudvolle Auseinandersetzung mit der Umwelt gelangt das Kind zu einer verbesserten Selbsteinschätzung, einer Stärkung des Selbstwertgefühls und Selbstbewußtseins und damit zu einer Stabilisierung des Selbstkonzeptes. Gesteigertes Selbstvertrauen wiederum ist verbunden mit einer Erhöhung der Frustrationstoleranz und einer Herabsetzung der allgemeinen Ängstlichkeit oder Aggression als Ausdruck einer zuvor persönlichkeits- und handlungsbestimmenden Ich-Schwäche.

2.6 Entwicklungsverlauf und Prognose

Eine zuverlässige Vorhersage über den Entwicklungsverlauf von Kindern mit minimaler cerebraler Dysfunktion ist zur Zeit nicht möglich. Während man früher davon ausging, daß das Erscheinungsbild überwiegend auf das Schulalter begrenzt ist, haben neuere Untersuchungen dies nicht bestätigt (MINDE u. STEINHAUSEN 1982; RUF-BÄCHTIGER 1982). Vor allem Merkmale wie Hyperaktivität und Impulsivität verschwinden in den meisten Fällen nicht vollständig. Sie können aber mit zunehmenden Alter immer besser den Erfordernissen der Umwelt angepaßt oder kompensiert werden, so daß in der Regel eine zufriedenstellende soziale Integration erzielt wird

(SCHMIDT 1973; HARBAUER 1980; NEUHÄUSER 1983 c). Eine Verbesserung der Symptomatik kann einerseits auf einen allmählichen Ausgleich der Hirnreifungsverzögerung zurückgeführt werden. Sie läßt sich andererseits dadurch erklären, daß jüngere Kinder noch überwiegend emotional gesteuert sind und nur über ein geringes Maß an Selbstkontrolle verfügen. Demgegenüber ist das ältere Kind, der Jugendliche und Erwachsene weitaus eher zur Selbst- und Verhaltensregulation fähig. Trotzdem darf "dieser Zeitpunkt zunehmender Lebenserfahrung, Anpassung und größerer Selbstregulierungsmöglichkeiten nicht abgewartet werden, damit diesen Kindern bis dahin ein oft negativ prägender Leidensweg oder die falsche schulische Weichenstellung erspart bleibt" (HARBAUER 1980, 357). Auch wenn sich bei der Mehrzahl der Kinder mit steigendem Lebensalter eine deutliche Verringerung der Schwierigkeiten abzeichnet, kann nicht davon ausgegangen werden, daß dies immer so ist. SEIDMANN (1977) betont, daß auch bei günstiger Prognose die Entwicklung und Lebensgeschichte eines leicht hirngeschädigten Kindes immer wieder anders verläuft als bei Kindern, die nicht davon betroffen sind. Kinder mit minimaler cerebraler Dysfunktion müssen nach bisher vorliegenden Erkenntnissen auch langfristig als Risikogruppe betrachtet werden. Obgleich es in der Persönlichkeitsentwicklung und Lebensbewältigung nur selten zu schwerwiegenden psychiatrischen Störungen oder straffälligem Verhalten kommt, stellen die "Symptompersistenz bzw. ihre Transformation in impulsive Persönlichkeitsmerkmale beim Erwachsenen sowie die bleibende Beeinträchtigung des Selbstwertgefühls und der sozialen Fertigkeiten ein nicht zu unterschätzendes psychosoziales Handikap dar" (MINDE u. STEINHAUSEN 1982, 188).

Ob die Entwicklung von MCD-Kindern einen günstigen oder weniger günstigen Verlauf nimmt, ist von einer Vielzahl von Bedingungs- und Einflußfaktoren abhängig. Die Prognose muß immer in Beziehung zur Komplexität und Ausprägung der Primär- und Sekundärsymptomatik gesehen werden. Sie wird bestimmt von den verschiedenen Ursachen und Umwelteinflüssen, sie ist abhängig vom Zeitpunkt der Früherkennung und Frühförderung und kann wegen "wechselndem Spontanverlauf und wegen der unterschiedlichen Wirksamkeit von Maßnahmen zur Verhaltensänderung recht verschieden" sein (NEUHÄUSER 1983 a,83). Einige Auffälligkeiten bleiben in abgeschwächter Form überdauernd bestehen, einige verschwinden ganz, andere wiederum bleiben langfristig erhalten. Grundsätzlich gilt, je früher bei einem Kind das Risiko einer Entwicklungsverzögerung oder -abweichung erkannt wird, umso mehr Möglichkeiten bieten sich für eine erfolgreiche Behandlung, umso günstiger ist der Entwicklungsverlauf.

Nach neueren Erkenntnissen ist die Mitarbeit der Eltern für eine günstige Prognose von entscheidender Bedeutung. Der Verlauf "der psychischen und somatischen Entwicklung eines normal- oder schwachbegabten Kindes mit einer leichten frühkindlichen Hirnschädigung ist sehr weitgehend von der emotionalen und pädagogischen Einstellung der Eltern abhängig" (NISSEN 1971 b,168). Je mehr die Familie dazu bereit ist, bei der Behandlung aktiv mitzuwirken, und in den Behandlungsplan einbezogen wird, umso günstiger ist die Prognose für das betroffene Kind.

Neben dem Zeitpunkt des Behandlungsbeginns spielt auch die Behandlungsart in prognostischer Hinsicht eine wichtige Rolle. Über eine ausschließlich medikamentöse Behandlung können Funktions- und Verhaltensstörungen nicht überdauernd behoben werden. Positive Auswirkungen zeigen sich in erster Linie zu Anfang der Behandlung, Langzeittherapien führen zu keinem wesentlich besseren Ergebnis. "... selbst bei Langzeitmedikation haben Stimulantien ... kaum einen nachweisbaren Einfluß auf die Prognose" (HECHTMAN u. WEISS 1975,17). Erfolgversprechender erscheinen im Hinblick auf einen günstigen Entwicklungsverlauf die verschiedenen Methoden der Verhaltenstherapie. Ausreichend abgesicherte Langzeitstudien liegen hierzu allerdings erst in geringem Umfang vor. Auch wenn diese Maßnahmen relativ zeitaufwendig sind, wird insbesondere über kognitive Trainingsformen eine aktive Auseinandersetzung mit der Verhaltensproblematik bewirkt, die bei der Medikation nicht gegeben ist. Das Beherrschen adäquater Problemlösungs- und Bewältigungsstrategien und die dadurch verbesserte Selbstregulation ermöglichen dem Kind, die Diskrepanz zwischen unkontrolliertem Eigenverhalten und Umweltanforderung auszugleichen und eine situationsangemessene Handlungsfähigkeit zu entwickeln. Über den prognostischen Wert der klassischen Psychotherapie ist erst wenig bekannt. Da die Effektivität dieser Behandlungsmaßnahme bei MCD-Kindern ohnehin kritisch beurteilt wird, kann gegenwärtig über die Wahrscheinlichkeit einer überdauernden positiven Symptomveränderung oder Symptombeseitigung nichts Konkretes gesagt werden. Demgegenüber wird die Bedeutung teilleistungsorientierter bzw. funktionell-übender Verfahren auf der Grundlage bisheriger Erfahrungen relativ hoch eingestuft. Genaue Ergebnisse über eine kontrollierte Dauerbehandlung liegen aber auch hier noch nicht vor. Ein in der Regel erfolgreicher Therapieverlauf läßt jedoch bei rechtzeitiger Erkennung der Funktions- und Teilleistungsstörungen, bei frühzeitigem Therapiebeginn und differenzierter Vorgehensweise eine günstige Beeinflussung der MCD-Problematik erwarten. Gleichermaßen von Bedeutung sind die bewegungsorientierten Verfahren, die seit einigen Jahren verstärkt zum Einsatz kommen. Erste Untersuchungen zeigen entsprechend positive Ergebnisse (BAUER u. LIEBIG 1985). Langzeitstudien über einen Zeitraum von mehr als zwei Jahren müssen allerdings noch abgewartet werden, bevor zur überdauernden Wirkung dieser Maßnahmen endgültige Aussagen gemacht werden können. Die zweifellos beste Prognose haben mehrdimensionale Behandlungskonzepte. Ein solches Vorgehen kann der Komplexität der MCD-Symptomatik im Hinblick auf die verursachenden Organismus-, Persönlichkeits- und Umweltfaktoren am ehesten gerecht werden und bietet demzufolge die größte Gewißheit für einen günstigen Entwicklungsverlauf.

Abschließend sei noch einmal darauf hingewiesen, daß nach derzeitigem Erkenntnisstand bei entsprechender Früherkennung, Frühförderung und frühzeitiger Behandlung die Mehrzahl aller MCD-Kinder "im zweiten Lebensjahrzehnt eine gute Anpassung erreicht und später keiner speziellen Therapie mehr bedarf" (HARBAUER 1980, 357). Trotz zum Teil erheblicher Schwierigkeiten in den ersten Schuljahren wird die spätere Schul- und Berufsausbildung vor allem von den durchschnittlich und überdurchschnittlich begabten Kindern ohne allzu große Verzögerung durchlaufen. Nach MINDE (1977) und KÜFFER (1984) gibt es eine Vielzahl von Berufsbildern, die dem MCD-Kind im Erwachsenenalter eine ausreichende Anpassungs- und Kompensationsmöglichkeit erlauben und eine adäquate Möglichkeit zur Selbstaktivierung und Selbstverwirklichung bieten.

2.7 Literaturverzeichnis

Affolter F (1977) Wahrnehmungsgestörte Kinder: Aspekte der Erfassung und Therapie. Pädiat Pädol 12:205-213

Affolter F (1984) Auditive Wahrnehmungsstörungen und Lernschwierigkeiten. In: Städeli H (Hrsg) Die leichte frühkindliche Hirnschädigung. Diagnostische und therapeutische Probleme. Ein Leitfaden aus der Praxis für die Praxis, 3. Aufl. Huber, Bern Stuttgart Wien, S 75-82

Angermeier M (Hrsg) (1976) Legasthenie. Das neue Konzept der Förderung leserechtschreibschwacher Kinder in Schule und Elternhaus. Fischer, Frankfurt/Main

Ayres AJ (1979) Lernstörungen, sensorisch-integrative Dysfunktionen. Springer, Berlin Heidelberg New York

Ayres AJ (1984) Bausteine der kindlichen Entwicklung. Springer, Berlin Heidelberg New York Tokyo

Berger E, Schuch B, Spiel G (1977) Theoretische Konzeptionen und Modellgedanken. In: Berger E (Hrsg) Minimale cerebrale Dysfunktion bei Kindern. Kritischer Literaturüberblick. Huber, Bern Stuttgart Wien (Arbeiten zur Theorie und Praxis der Rehabilitation in Medizin, Psychologie und Sonderpädagogik, Bd 16, S 11-88)

Bogyi G (1977) Funktionell-therapeutische Übungsverfahren. In: Berger E (Hrsg) Minimale cerebrale Dysfunktion bei Kindern. Kritischer Literaturüberblick. Huber, Bern Stuttgart Wien (Arbeiten zur Theorie und Praxis der Rehabilitation in Medizin, Psychologie und Sonderpädagogik, Bd 16, S 220-263)

Bruschek B (1980) Zur differenzierten Diagnostik und Therapie von Teilleistungsschwächen. In: Friedrich MH (Hrsg) Teilleistungsschwächen und Schule. Huber, Bern Stuttgart Wien (Arbeiten zur Theorie und Praxis der Rehabilitation in Medizin, Psychologie und Sonderpädagogik, Bd 24, S 107-128)

Clements SD (1966) Minimal brain dysfunction in children. Departement of Health, Education and Welfare, Washington

Conrad P (1983) Die Entdeckung der Hyperkinese. Anmerkungen zur Medizinisierung abweichenden Verhaltens. In: Voß R (Hrsg) Pillen für den Störenfried? Absage an eine medikamentöse Behandlung abweichender Verhaltensweisen bei Kindern und Jugendlichen. Hoheneck, Hamm und Reinhardt, München Basel, S 93-104

Cruickshank W (1973) Schwierige Kinder in Schule und Elternhaus. Marhold, Berlin

Douglas VI (1980) Treatment and training approaches to

hyperactivity: Establishing internal or external control. In: Whalen CK, Henker B (eds) Hyperactive children. Academic Press, New York

Dyck NJ (1977) Educational management of hyperactive children. In: Fine MJ (ed) Principles and techniques of intervention with hyperactive children. Charles Thomas, Springfield

Dykman RA, Ackermann PR, Clements SD, Peters JE (1971) Specific learning disabilities: An attentional deficit syndrome. In: Myklebust HJ (ed) Progress in learning disabilities, vol 2. Grune & Stratton, New York

Eisert H-G, Eisert M (1982) Verhaltenstherapeutische und pädagogische Ansätze beim hyperkinetischen Syndrom. In: Steinhausen H-Ch (Hrsg) Das konzentrationsgestörte und hyperaktive Kind. Kohlhammer, Stuttgart Berlin Köln Mainz, S 144-165

Feingold B (1973) Food additives and child development. Hosp Pract 8:11-12,17-19

Feingold BF (1975a) Hyperkinesis and learning disabilities linked to the ingestion of artificial food colors and flavors. Amer J Nursing 75:797-803

Feingold BF (1975b) Why your child is hyperactive. Random House, New York

Freibergs V, Douglas VJ (1969) Concept learning in hyperactive and normal children. J Abnorm Child Psychol 74:388-395

Friedrich MH (1977) Psychotherapeutische Verfahren. In: Berger E (Hrsg) Minimale cerebrale Dysfunktion bei Kindern. Kritischer Literaturüberblick. Huber, Bern Stuttgart Wien (Arbeiten zur Theorie und Praxis der Rehabilitation in Medizin, Psychologie und Sonderpädagogik, Bd 16, S 196-219)

Friedrich MH (1980) Minimale cerebrale Dysfunktion und Schule. In: Friedrich MH (Hrsg) Teilleistungsschwächen und Schule. Huber, Bern Stuttgart Wien, S 15-54

Frostig M (1973) Bewegungserziehung. Neue Wege der Heilpädagogik. Reinhardt, München Basel

Frostig M (1974) Wahrnehmungstraining. Crüwell, Dortmund

Frostig M (1981) Teilleistungsstörungen. Ihre Erkennung und Behandlung bei Kindern. Urban & Schwarzenberg, München Wien Baltimore

Grissemann H (1974) Legasthenie und Rechenleistungen. Huber, Bern Stuttgart Wien

Grissemann H (1982) Spezielle Rechenstörungen. Huber, Bern Stuttgart Wien

Hafen G, Städeli H (1984) Zur Therapie des Kindes mit hirnfunktionellen Störungen. In: Städeli H (Hrsg) Die leichte frühkindliche Hirnschädigung. Diagnostische und therapeutische Probleme. Ein Leitfaden aus der Praxis für die Praxis, 3. Aufl. Huber, Bern Stuttgart Wien, S 115-127

Johnson DJ, Myklebust HR (1980) Lernschwächen. Ihre Formen und ihre Behandlung, 3. Aufl. Hippokrates, Stuttgart

Kiphard KJ (1979) Motopädagogik. Verlag modernes lernen, Dortmund (Psychomotorische Entwicklungsförderung, Bd 1)

Kiphard KJ (1983a,b) Mototherapie. Teil I und II. Verlag modernes lernen, Dortmund (Psychomotorische Entwicklungsförderung, Bd 1 und 2)

Küffer H-R (1984) Die leichte frühkindliche Hirnschädigung und ihre Auswirkungen auf die Berufssituation des Jugendlichen. In: Städeli H (Hrsg) Die leichte frühkindliche Hirnschädigung. Diagnostische und therapeutische Probleme. Ein Leitfaden aus der Praxis für die Praxis, 3. Aufl. Huber, Bern Stuttgart Wien, S 83-91

Laufer MW, Denhoff E, Solomons G (1957) Hyperkinetic impulse disorder in children's behaviour problems. Psychosom Med 19:38-49

Lüpke H von (1983) Der Zappelphilipp. Bemerkungen zum hyperkinetischen Kind. In: Voß R (Hrsg) Pillen für den Störenfried? Absage an eine medikamentöse Behandlung abweichender Verhaltensweisen bei Kindern und Jugendlichen. Hoheneck, Hamm und Reinhardt, München Basel, S 53-72

Makita K (1979) Grundlegende klinische Aspekte der medikamentösen Behandlung in der Kinderpsychiatrie. In: Nissen G (Hrsg) Die Bedeutung der medikamentösen Therapie bei Verhaltensstörungen im Kindesalter. Huber, Bern Stuttgart Wien, S 10-15

Martinius J (1983) Gibt es eine ätiologie-orientierte Therapie der psychomotorischen Unruhe? In: Nissen G (Hrsg) Therapeutische Probleme bei psychomotorisch unruhigen Kindern. Thieme, Stuttgart New York, S 19-23

Marx H (1985) Aufmerksamkeitsverhalten und Leseschwierigkeiten. VCH Verlagsgesellschaft, Weinheim (Ergebnisse der Pädagogischen Psychologie, Bd 1. Hrsg: Knapp A, Rost DH)

Milz J, Steil H (Hrsg) (1982) Teilleistungsschwächen bei Kindern und Jugendlichen. Haag & Herchen, Frankfurt

Minde K, Steinhausen H-Chr (1982) Der Verlauf des hyperkinetischen Syndroms. In: Steinhausen H-Chr (Hrsg) Das konzentrationsgestörte und hyperaktive Kind. Ergebnisse aus Klinik und Forschung. Kohlhammer, Stuttgart Berlin Köln Mainz, S 180-190

Neuhäuser G (1983a) Minimale cerebrale Dysfunktion. In: Voß R (Hrsg) Pillen für den Störenfried? Absage an eine medikamentöse Behandlung abweichender Verhaltensweisen bei Kindern und Jugendlichen. Hoheneck, Hamm und Reinhardt, München Basel, S 73-92

Neuhäuser G (1983b) Ursachen psychomotorischer Unruhe bei Kindern. In: Nissen G (Hrsg) Therapeutische Probleme bei psychomotorisch unruhigen Kindern. Thieme, Stuttgart New York, S 7-10

Nissen G (1978) Behandlungsmöglichkeiten kindlicher Verhaltensstörungen. Med Welt 29:1358-1361

Prechtl HFR (1968) Neurological findings in newborn infants after pre- and perinatal complications. In: Jonxis JHP, Visser HKA, Troelsta JA (eds) Aspects of prematurity and dysmaturity. Kroese, Leiden

Presslich O (1977) Elektroencephalographie. In: Berger E (Hrsg) Minimale cerebrale Dysfunktion bei Kindern. Kritischer Literaturüberblick. Huber, Bern Stuttgart Wien (Arbeiten zur Theorie und Praxis der Rehabilitation in Medizin, Psychologie und Sonderpädagogik, Bd 16, S 159-165)

Rapp G (1982) Aufmerksamkeit und Konzentration. Klinkhardt, Bad Heilbrunn

Ross AO (1982) Psychische Störungen bei Kindern. Ihre Erforschung, Diagnostizierung und Behandlung. Hippokrates, Stuttgart

Satterfield HJ, Cantwell DP, Satterfield BT (1974) Psychophysiology of the hyperactive child. Arch Gen Psychiat 31:839-844

Schenk-Danzinger L (1984) Legasthenie. Zerebral-funktionelle Interpretation. Diagnose und Therapie. Reinhardt, München Basel

Schilling F (1984) Mototherapie vorerst nicht verordnungsfähig. Motorik 7:101-102

Schuch B, Friedler E (1982) Teilleistungsschwächen. Diagnose und Therapie von Raumorientierungsstörungen. Jugend und Volk, München

Schumacher G (1975) Neues Lernen mit Verhaltensgestörten und Lernbehinderten. Der durchstrukturierte Klassenraum. Marhold, Berlin

Specht F (1976) Minimale zerebrale Dysfunktion (MZD) Arbeitspapier zur Arbeitstagung der Forschungsgemeinschaft "Das körperbehinderte Kind" e.V. Köln

Städeli H (1984a) Ätiologie, Pathogenese, Symptomatik der leichten frühkindlichen Hirnschädigung. In: Städeli H (Hrsg) Die leichte frühkindliche Hirnschädigung. Diagnostische und therapeutische Probleme. Ein Leitfaden aus der Praxis für die Praxis, 3. Aufl. Huber, Bern Stuttgart Wien, S 9-26

Städeli H (1984b) Die Beratung der Eltern. In: Städeli H (Hrsg) Die leichte frühkindliche Hirnschädigung. Diagnostische und therapeutische Probleme. Ein Leitfaden aus der Praxis für die Praxis, 3. Aufl. Huber, Bern Stuttgart Wien, S 101-114

Steinhausen H-Chr, Kreuzer E-M, Göbel D, Romahn G (1982) Lernen und Aufmerksamkeit unter Methylphenidat. In: Steinhausen H-Chr (Hrsg) Das konzentrationsgestörte und hyperaktive Kind. Ergebnisse aus Klinik und Forschung. Kohlhammer, Stuttgart Berlin Köln Mainz, S 52-62

Stieger A (1984) Psychodiagnostische Probleme bei leichten Hirnschädigungen. In: Städeli H (Hrsg) Die leichte frühkindliche Hirnschädigung. Diagnostische und therapeutische Probleme. Ein Leitfaden aus der Praxis für die Praxis, 3. Aufl. Huber, Bern Stuttgart Wien, S 57-74

Strauss AA, Werner H (1941) The mental organization of the brain-injured mentally defective child. Amer J Psychiat 97:1194-1202

Voß R (1984) Hilfe ohne Pillen - eine Über-leitung. In: Voß R (Hrsg) Helfen - aber nicht auf Rezept: Alternativen und vorbeugende Maßnahmen aus gemeinsamer Verantwortung für das auffällige Kind. Hoheneck, Hamm und Reinhardt, München Basel, S 7-15

Wagner I (1982) Konzentrationstraining bei impulsiven und bei "trödelnden" Kindern. In: Steinhausen H-Chr (Hrsg) Das konzentrationsgestörte und hyperaktive Kind. Ergebnisse aus Klinik und Forschung. Kohlhammer, Stuttgart Berlin Köln Mainz, S 166-179

Walther B (1982) Nahrungsphosphat und Verhaltensstörung im Kindesalter - Ergebnisse einer kontrollierten Diätstudie. In: Steinhausen H-Chr (Hrsg) Das konzentrationsgestörte und hyperaktive Kind. Ergebnisse aus Klinik und Forschung. Kohlhammer, Stuttgart Berlin Köln Mainz, S 111-143

Zentall SS (1977) Enviromental Stimulation Model. Exept Child 43:502-510

3 Literaturdokumentation

3.1 MONOGRAPHIEN

1) ACKERMANN-BEHRINGER, U.
Kinder mit einem infantilen psychoorganischen Syndrom (POS). Schulungsmöglichkeiten
Huber: Bern/Stuttgart/Wien, 1979, 151 Seiten

Zunächst werden die biologischen, psychopathologischen und sonderpädagogischen Voraussetzungen beschrieben, die im Hinblick auf eine spezielle Schulungsmöglichkeit von POS-Kindern von grundlegender Wichtigkeit sind. Hierzu gehören eine Darstellung der verschiedenen gestörten Funktionen, Schulschwierigkeiten und ihre Berücksichtigung in bestehenden Sonderschulen, die Bedeutung der Früherfassung und Frühdiagnostik für die Einschulung sowie die Bedeutung einer medikamentösen Behandlung. Es folgt eine kritische Auseinandersetzung in bezug auf die Frage, ob diese Kinder besser in eine Sonderschule, eine Normalschule oder eine parallellaufende Normal- und Sonderschule mit Übertrittsmöglichkeiten eingeschult werden sollten. Anschließend wird ein Konzept der Vorschulerziehung und ein Konzept für eine Sonderschule für POS-Kinder unter Berücksichtigung folgender Schwerpunkte vorgestellt: Unterrichtsziele, Lehrstoff, Organisation, zeitliche Einteilung, bauliche Maßnahmen, Lernmaterialien und Lernspiele, spezielle Unterrichtsmethoden und Schulfächer, Förderungs- und Therapiemaßnahmen sowie Fragen der Leistungsbeurteilung. Abschließend werden die Vor- und Nachteile der Eingliederung von POS-Kindern in Normalschulen angeführt und die Möglichkeit einer Berufssonderschule für diese Kinder erörtert.

2) BACHMANN, P.
Das hyperkinetische Syndrom im Kindesalter. Richtlinien für den behandelnden Arzt, unter besonderer Berücksichtigung der Therapie mit Methylphenidat
Huber: Bern/Stuttgart/Wien, 1976, 37 Seiten

Aus kinderpsychiatrischer Erfahrung wird für Allgemeinpraktiker und Kinderärzte eine Orientierung zur Behandlung des hyperkinetischen Syndroms gegeben. Nach einigen grundlegenden Bemerkungen zur Terminologie, Ätiologie und Diagnose werden Richtlinien zur Therapie mit Methylphenidat aufgezeigt. Weitere Informationen werden zu folgenden Themenbereichen gegeben: Therapieerfolg und -mißerfolg, Nebenwirkungen, Beendigung der Therapie, medikamentöse Alternativen. Abschließend werden Ratschläge für die Praxis gegeben und einige andere Therapiemaßnahmen erwähnt.

3) DUHM, E./MÜLLER, D./SCHAEFER, K.-P./SPECHT, F./ADAM, R.
Früherworbene Hirnschäden und Erziehungsberatung
(Beiträge zur Erziehungsberatung, Bd. 4; Hrsg.: Landesarbeitsgemeinschaft für Erziehungsberatung Niedersachsen und Bundeskonferenz für Erziehungsberatung e.V.)
Beltz: Weinheim/Berlin/Basel, 1969, 97 Seiten

Behandelt werden im Rahmen mehrerer Einzelbeiträge Fragen zur frühkindlichen Hirnschädigung unter pathologisch-psychiatrischen Gesichtspunkten. Erläutert werden Bedeutung und Folgen einer Schädigung des noch unreifen Gehirns in der vorgeburtlichen Periode, während des Geburtsvorganges und im Säuglings- und Kleinkindalter. Des weiteren wird auf die Funktionen des gesunden Gehirns als Reizfilter hingewiesen und ein mangelnder Reizschutz als Ursache für Folgeschäden einer frühkindlichen Hirnschädigung in Form mehr oder minder ausgeprägter Verhaltensstörungen diskutiert. Ein anderer Beitrag beschäftigt sich mit der Bedeutung einer sorgfältigen Psychodiagnostik als Ergänzung zur Anamnese, verschiedenen psychologischen Untersuchungsmethoden bei hirngeschädigten Kindern und der Rolle des Untersuchungsleiters bei der Erhebung psychologischer Befunde. Schließlich wird auf psychische Fehlentwicklungen nach früherworbenen Hirnschädigungen aufmerksam gemacht, deren Auftretenswahrscheinlichkeit und Schweregrad sowohl von den Anpassungs-, Belastungs- und Leistungsmöglichkeiten des Kindes als auch den Erwartungen und Ansprüchen der Beziehungspersonen abhängig sind. Ca. 30 % aller Kinder, die bei einer Erziehungsberatungsstelle vorgestellt werden, weisen eine leichte frühkindliche Hirnschädigung auf. Dies erfordert entsprechende Konsequenzen für die Beurteilung der Auffälligkeiten, die Beratung der Eltern und die Behandlung der Kinder.

4) FRITZ, A.
Kognitive und motivationale Ursachen der Lernschwäche von Kindern mit einer minimalen cerebralen Dysfunktion
(Sonderpädagogische Manuskripte)
Marhold: Berlin, 1984, 161 Seiten

Die theoretische Beschreibung der MCD berücksichtigt Erklärungs- und Diagnosemöglichkeiten ebenso wie eine differenzierte Betrachtung des Leistungsverhaltens. Angesprochen werden Intelligenzleistungen, Lernleistungen und methodische Möglichkeiten zur Erfassung des Leistungsverhaltens. Hervorgehoben wird, daß bisherige Untersuchungen nur das Testresultat, nie aber das Zustandekommen der Leistung analysiert haben. Aufgrund der engen Wechselbeziehungen zwischen Lernen, Motivation und Informationsverarbeitung wird eine Verlaufsanalyse des Leistungsverhaltens gefordert.

24 Kinder mit (minimaler) cerebraler Dysfunktion und 23 Kinder ohne Befund im Alter von 9;10 bis 12;1 Jahren wurden hinsichtlich ihres Leistungs- und Lernverhaltens sowie ihrer Motivationslage untereinander verglichen. Die Erfassung kognitiver Komponenten erfolgte über ausgewählte Testaufgaben, die teils standardisiert, teils selbst konstruiert waren. Die motivationalen Komponenten wurden über einen selbstentwickelten Fragebogen zur subjektiven Aufgabenbewertung und einen Fragebogen zur Verhaltensbeurteilung durch den Testleiter erfaßt. Bei der CD-Gruppe ergaben sich bei abstrakten und komplexen Aufgaben signifikant schlechtere Lösungserfolge, hinsichtlich der visuellen Differenzierungsfähigkeit bestanden keine Schwierigkeiten. Auch im Leistungsverlauf wiesen die CD-Kinder bei steigender Aufgabenschwierigkeit qualitativ schlechtere Leistungen auf. Im Lernverhalten wurde deutlich, daß vorhandene Fähigkeiten zum Teil nicht genutzt wurden oder daß die zur Problemlösung notwendigen Fähigkeiten nicht verfügbar waren. Hinsichtlich der subjektiven Bewertung der Aufgabenschwierigkeit bestand zwischen den Gruppen kein Unterschied, die Verhaltensbeurteilung ließ jedoch bei den CD-Kindern eine Mißerfolgsorientierung erkennen.

5) GWERDER, S.
Das Syndrom der leichten frühkindlichen Hirnschädigung. Ergebnisse testpsychologischer, kinderpsychiatrischer und neurologisch-elektroencephalographischer Untersuchungen unter besonderer Berücksichtigung von Geschlechts- und Altersfaktoren
Huber: Bern/Stuttgart/Wien, 1976, 284 Seiten

Das Buch liefert einen Beitrag zum Problemkreis der differentialdiagnostischen Abgrenzung zwischen leichter frühkindlicher Hirnschädigung und anderen Formen der Hirnschädigung mit unterschiedlichem Schweregrad, Schädigungszeitpunkt und Verursachungsbedingungen. Anhand verschiedener diagnostischer Befunde wird versucht, das Syndrom der leichten frühkindlichen Hirnschädigung möglichst genau zu bestimmen. Als Grundlage für die Formulierung und wissenschaftliche Bearbeitung der Fragestellung dienten zahlreiche Forschungsarbeiten aus dem deutschen und amerikanischen Sprachraum. Die Untersuchungsstichprobe bestand aus 5506 Kindern, die eigentliche Untersuchungsgruppe umfaßte 264 Kinder (211 Jungen/53 Mädchen) mit einem Altersdurchschnitt von 10;1 Jahren, die anhand folgender Auswahlkriterien zusammengestellt wurden: kinderpsychiatrische Diagnose, Diagnosejahr, Deutschsprachigkeit, Intelligenzniveau, Lebensalter. Die Ergebnisse wurden über einen breit angelegten Erfassungsbogen mit insgesamt 164 Merkmalen ermittelt, wobei folgende Untersuchungsdaten berücksichtigt wurden: Anamnese; testpsychologische Befunde (Intelligenz, Visuomotorik, Lesevermögen); kinderpsychiatrischer Befund (Geschlecht, Alter, Umweltfaktoren); neurologische Befunde (klinisch-neurologische Untersuchung, EEG). Die Ergebnisse bestätigen die Multidimensionalität des Syndroms. Allerdings war bei keinem Symptom eine besondere Gewichtung oder Eindeutigkeit erkennbar, so daß sich die Forderung nach einer mehrdimensionalen Diagnostik als dringend notwendig erweist. Statistische Zusammenhänge zwischen den einzelnen Befunden waren relativ gering. Die Auswirkungen einer leichten frühkindlichen Hirnschädigung sind außerordentlich komplex und vielschichtig, was bei der Therapie entsprechend berücksichtigt werden muß.

6) HAFER, H.
Die heimliche Droge - Nahrungsphosphat. Ursache für Verhaltensstörungen, Schulversagen und Jugendkriminalität
Kriminalistik-Verlag: Heidelberg, 1984, 3. Aufl., 102 Seiten

Kernpunkt des Buches bildet die These, daß minimale cerebrale Dysfunktion die Folge einer Nahrungsmittelintoxikation durch den seit 1950 systematisch angestiegenen Phosphatgehalt der Nahrung ist. Hieraus wird die Schlußfolgerung gezogen, daß eine Reduktion des Phosphats auf diätischer Basis oder eine chemische Entfernung der Substanz zu einer Verminderung oder Beseitigung der Leitsymptome wie Hyperaktivität, Aufmerksamkeitsstörung, Impulsivität usw. führen. Die im einzelnen ablaufenden chemischen Prozesse werden erläutert, wissenschaftstheoretisch begründet und in ihrer Bedeutung als Ursachenfaktor von Verhaltensstörungen durch eine Vielzahl von Fallbeispielen belegt. Die Möglichkeit von Prävention und Therapie durch entsprechende Diät wird aufgezeigt, und es werden Diäthinweise für eine phosphatreduzierte Kost unter Berücksichtigung von Lebensmitteln und Medikamenten gegeben.

7) KOBI, E.E.
Die psychomotorische Unruhe im Kindesalter. Eine heilpädagogische Interpretation
(Schriftenreihe Erziehung und Unterricht, Heft 3)
Haupt: Bern/Stuttgart, 1967, 60 Seiten

Zunächst erfolgt eine kurze Beschreibung des Erscheinungsbildes unter Anführung von Fallbeispielen und themenspezifischen Aussagen der Fachliteratur. Bei der Einordnung in die Symptomatologie wird darauf hingewiesen, daß bei der psychomotorischen Unruhe zwischen ei-

ner konstitutionellen bzw. ätiologischen Form und einer
mehr umweltbedingten, rein symptomatischen Form unterschieden werden muß. Im Hinblick auf eine gezielte Pädagogik und Therapie der motorischen Unruhe müssen in erster Linie die Fragen nach der Phänomenologie, Ätiologie, Zielsetzung, Methodik, situativen Bedingtheit und Zeitdauer des Bestehens berücksichtigt werden. Bevor die Grundsätze einer heilpädagogischen Erziehung näher erläutert werden, wird noch auf wichtige Wesensmerkmale hingewiesen, die das Störungsbild der motorischen Unruhe bestimmen und bei einer Behandlung in ausreichendem Maße beachtet werden müssen.

8) LEMPP, R.
Frühkindliche Hirnschädigung und Neurose. Die Bedeutung eines frühkindlich exogenen Psychosyndroms für die Entstehung kindlicher Neurosen und milieureaktiver Verhaltensstörungen
Huber: Bern/Stuttgart/Wien, 1978 a, 3.Aufl., 172 Seiten

Eingangs wird darauf hingewiesen, daß zwischen kindlicher Neurose und milieureaktiven Verhaltensstörungen kein grundsätzlicher Unterschied besteht. Die verschiedenen prä-, peri- und postnatalen Schädigungsmöglichkeiten werden erörtert und Häufigkeit, pathologische Anatomie und klinische Folgen einer frühkindlichen Hirnschädigung dargestellt. Das frühkindlich exogene Psychosyndrom wird in seiner Symptomatik beschrieben unter Hervorhebung von erhöhter Reizempfindlichkeit, gesteigertem Antriebsverhalten, gestörter Figur-Hintergrundrelation, sensorischer Erfassungsstörung, Affektlabilität, gestörtem Distanzgefühl, Aufmerksamkeitsstörung, eingeschränkter Kommunikationsfähigkeit und vermindertem Sozialgefühl.Nach Aussagen zur Abgrenzung zwischen frühkindlich exogenem Psychosyndrom, minimaler cerebraler Dysfunktion und organischem Psychosyndrom im Erwachsenenalter folgen Ausführungen zur Prognose und Diagnose sowie Angaben über die Auftretenshäufigkeit bei Schulkindern und in Verbindung mit Neurosen im Kindes-und Jugendalter. Das Vorhandensein eines frühkindlich exogenen Psychosyndroms erhöhte die Neurosebereitschaft und Wahrscheinlichkeit milieureaktiver Verhaltensstörungen.Abschließend werden therapeutische und psychohygienische Schlußfolgerungen gezogen und die zuvor gemachten Aussagen an einigen Fallbeispielen erläutert.

9) LESIGANG, Ch.
Die motoskopische Untersuchung minimaler Zerebralparesen
Facultas: Wien, 1978, 97 Seiten

Zunächst wird der Begriff der infantilen Zerebralparese und der minimalen Zerebralparese unter Berücksichtigung von Schweregrad und diagnostischer Abgrenzung gegenüber der minimalen zerebralen Dysfunktion näher erläutert. Es folgen Untersuchungen zur Erfassung der Auftretenshäufigkeit und Symptomspezifität minimaler Bewegungsstörungen bei Vorschulkindern sowie zur Bedeutung der Graphomotorik als Diagnostikum bei der Aufdeckung neurologischer Störungen bzw. einer MZD. 402 Kinder (52% Jungen) im Alter von 7;8-8;6 Jahren wurden mit einer motoskopisch-neurologischen Untersuchungstechnik auf eine minimale Zerebralparese überprüft. Über eine Schriftprobe und eine Menschzeichnung wurden zusätzlich die Auswirkungen motorischer Störungen auf die Graphomotorik analysiert. Die 76 Untersuchungsmerkmale werden hinsichtlich der Verwendbarkeit als Klassifikationskriterien einer MZD überprüft. Des weiteren erfolgt eine zusammenfassende Beurteilung nach der Anzahl der nachweisbaren Einzelsymptome, dem Gesamteindruck der dynamischen Motorik und der diagnostischen Zuordnung in die Kategorien 'Normal', 'Grenzbereich', 'MZD'. Die Diagnose ergab bei 9,5% der Kinder eine MZP, 71% waren Grenzfälle, 72,9% neurologisch auffällig. Bei einer zweiten Untersuchung wurde der Zusammenhang zwischen Schrift, Zeichnung und motoskopischem Befund ermittelt. Kinder mit einem guten Schriftbild und guten Zeichenleistungen haben häufig einen normalen neurologischen Befund. Andererseits können Auffälligkeiten zwar als Verdacht, aber nicht als Beweis für eine Störung angesehen werden.

10) MASCHMEIER, G.
Minimale Cerebrale Dysfunktion
(Hrsg.: Bundesverband für spastisch Gelähmte und andere Körperbehinderte, e.V.)
Selbstverlag: Düsseldorf, 1984, 35 Seiten

Die Broschüre will die Problematik der "MCD-Kinder" für Eltern und interessierte Leser verständlich machen und helfen, allgemeine Zusammenhänge zu erkennen. Dementsprechend werden Ursachen, Symptomatik und Probleme praxisnah erläutert und durch Photos und Abbildungen ergänzt. Die Ausführungen zur Diagnose beziehen sich im wesentlichen auf die Verfahren der Motodiagnostik, was dem überwiegend motorisch-funktionellen Ansatz der aufgezeigten Therapiemöglichkeiten entspricht. Aus pädagogischer Sicht werden einige Grundsätze herausgestellt, die sowohl für die Therapie als auch für das Alltagsleben eines MCD-Kindes hilfreich sind.

11) MÜLLER-KÜPPERS, M.
Das leicht hirngeschädigte Kind. Eine typologische und statistische Untersuchung unter besonderer Berücksichtigung soziologischer Faktoren
Hippokrates: Stuttgart, 1969, 144 Seiten

Eingegangen wird zunächst auf die Begriffsproblematik und die Bedeutung der Familiensoziologie sowie der Schul-bzw. Arbeitssituation für die Symptomatik, insbesondere im Hinblick auf mögliche neurotische Fehlentwicklungen. Auf dieser Grundlage wird überprüft, ob und inwieweit sich psychosoziale, entwicklungsbiologische und soziotherapeutische Bedingungen auf Kinder mit leichter frühkindlicher Hirnschädigung auswirken und welche Unterschiede zu einer zufällig ausgewählten Vergleichsgruppe bestehen. Versuchspersonen waren 200 Kinder verschiedenen Alters und Geschlechts. Die Ergebnisse wurden anhand eines Erhebungsbogens ermittelt. Die Ergebnisse weisen aus: eine Alters-und Geschlechtsspezifität besteht nicht; bei Angaben über Schwangerschafts-und Geburtsverlauf ist nur die Asphyxie von Bedeutung; Encephalitis stellt keine typische Ursache dar; Verzögerungen oder Abweichungen in der (psycho)-motorischen Entwicklung geben erste Hinweise; mit Ausnahme des schulischen Leistungsversagens bestehen zwischen hirngesunden und hirngeschädigten Kindern in bezug auf Befindlichkeit und Verhalten keine Unterschiede; das EEG hat eine wichtige diagnostische Bedeutung; Untersuchungsverfahren der klinischen Psychologie sind für die Diagnose entscheidend, sozialpsychologische Aspekte hingegen weniger. Symptomatik und Problematik werden durch das familiäre Umfeld schwerwiegend und nachhaltig negativ beeinflußt.

12) NEUKÄTER,H./GOETZE,H.
Hyperaktives Verhalten im Unterricht
(Behindertenhilfe durch Erziehung, Unterricht und Therapie, Bd.6; Hrsg.: Speck,O.)
Reinhardt: München/Basel, 1978, 110 Seiten

Es werden Perspektiven aufgezeigt, wie das Problem der Hyperaktivität im Unterricht pädagogisch und therapeutisch angegangen werden kann. Verschiedene, überwiegend in den USA entwickelte, Konzepte zur Unterrichtsgestaltung werden dargestellt, diskutiert und kritisch gewertet. Hierzu gehören die sog. "Stimulusreduktion" und der "strukturierte Klassenraum". Auf der Grundlage dieser Therapieansätze wird ein eigener Untersuchungsansatz entwickelt und in einem Unterrichtsversuch an 15 hyperaktiven Kindern im Alter von 12-15 Jahren und einem IQ von 80-120 empirisch überprüft und analysiert. Nach den Ergebnissen kann aufgrund einer psychologisch diagnostizierten MCD nicht auf ein bestimmtes Unterrichtsverhalten geschlossen werden. Es bestehen vielmehr differenzierte Wechselbeziehungen. Optimal für die Unterrichtsgestaltung mit hyperaktiven Kindern ist eine Verbindung von strukturiertem Klassenraum und kontrolliertem Verstärkungssystem. Das vorgestellte schülerzentrierte Unterrichtsmodell läßt erste Lösungsansätze für eine Bewältigung von "Hyperaktivität im Unterricht" erkennen und enthält wichtige Hinweise für eine Übernahme in Regel- und Sonderschulen.

13) ONDARZA-LANDWEHR, G. v.
Prognose minimaler Hirnfunktionsstörungen im Vorschulalter
Beltz: Weinheim/Basel, 1979, 204 Seiten

Auf der Grundlage einer Vielzahl wissenschaftlicher Arbeiten zur Entstehung und klinischen Bedeutung der leichten frühkindlichen Hirnschädigung wird die eigentliche Fragestellung dieser prospektiven Studie entwickelt. Dabei geht es in erster Linie um die Bedeutung von Risikofaktoren und sozioökonomischen Bedingungen für die Vorhersage späterer Entwicklungsstörungen. Schwangerschafts- und Geburtskomplikationen spielen für die spätere kognitive und psychomotorische Entwicklung ebensowenig eine entscheidende Rolle wie unspezifische Risikofaktoren in Form von Strahlenbelastung, Blutungen im ersten Drittel der Schwangerschaft oder ein erhöhter Nikotinmißbrauch. Bessere prognostische Hinweise liefern die Kriterien "Reifebeurteilung" und "Apgarwert nach 5 Minuten". Die Ergebnisse werden erklärt auf der Grundlage der großen Kompensationsfähigkeit des kindlichen Gehirns, insbesondere unter der Bedingung einer günstigen, d.h. anregenden Umwelt.

14) PECHSTEIN, J.
Umweltabhängigkeit der frühkindlichen zentralnervösen Entwicklung
(Schriftenreihe aus dem Gebiete des öffentlichen Gesundheitswesens, Heft 34; Hrsg.: Stalau, J./Zoller, B.E.)
Thieme: Stuttgart, 1974, 189 Seiten

Im Vordergrund steht die Fragestellung, ob schwerwiegende Störungen der psychomotorischen, sprachlichen und sozialen Entwicklung mit einem nachweisbaren zentralnervösen Korrelat in Verbindung gebracht werden können. Hingewiesen wird auf die in der hirnphysiologischen Forschung immer wieder herausgestellte "kritische Entwicklungsphase", die eine Periode erhöhter Empfindlichkeit darstellt. Bei der Darstellung bisheriger Ergebnisse zur Bedeutung von Deprivation und Stimulation im Kindesalter werden Phänomenologie und Ätiologie des Deprivationssyndroms umrissen. Es folgt die Darstellung einer eigenen Untersuchung zum Vergleich von Heimkindern und Familienkindern im Hinblick auf psychomotorische Entwicklung, EEG-Frequenzanalyse und Beziehung zwischen zentralnervös-bioelektrischer und psychomotorischer Entwicklung. Folgende Ergebnisse wurden ermittelt: Heimkinder im Säuglings- und Kleinkindalter zeigen mit zunehmender Dauer des Heimaufenthaltes einen immer stärkeren Rückstand aller psychomotorischen Funktionen; die zentralnervöse Entwicklung deprivierter Heimkinder verläuft gemessen an den EEG-Befunden deutlich verzögert; die EEG-Frequenzentwicklung zeigt mit der Dauer des Heimaufenthaltes zunehmend deutlichere Rückstände; unterschiedliche Umweltbedingungen wie Familie oder Heim können in der "sensiblen Entwicklungsphase" der ersten Lebensjahre die zentralnervöse Entwicklung entscheidend beeinflussen. Abschließend werden Schlußfolgerungen im Hinblick auf Heimerziehung und frühkindliche Erziehung gezogen.

15) SCHNEIDER, R.
Hirnfunktionsstörungen im Kindesalter
Enke: Stuttgart, 1978, 78 Seiten

Untersucht wird der Einfluß unterschiedlicher Zeitpunkte einer Hirnschädigung auf die soziale, kognitive und perzeptive Entwicklung. Drei parallelisierte Untersuchungsgruppen mit je 20 Kindern mit frühkindlicher Hirnschädigung, Spätschäden im Alter von 3 - 5 Jahren und ohne Hirnschädigung werden anhand von 15 Variablen, die verschiedene Entwicklungsabschnitte repräsentieren, miteinander verglichen. Die Ergebnisse zeigen, daß die Folgen einer Hirnschädigung umso schwerwiegender sind, je früher der Zeitpunkt liegt. Die Erfassung sozialer Situationen gelingt den hirnfunktionsgestörten Kindern schlechter als den normalen. Bei steigendem Schwierigkeitsgrad erbringen frühkindlich hirngeschädigte Kinder die geringsten Leistungen. Auf kognitivem Gebiet ergeben sich bei einfach strukturierten Aufgaben zwischen den Gruppen keine bedeutsamen Unterschiede. Bei komplexen Anforderungen zeigen die frühkindlich hirngeschädigten Kinder besonders deutliche Minderleistungen. Im Bereich der visuellen Wahrnehmung haben alle hirngeschädigten Kinder in der Gestalterfassung und Gestaltdifferenzierung deutliche Schwächen. Bei frühkindlich geschädigten Kindern konnten darüber hinaus visuo-motorische Koordinationsstörungen nachgewiesen werden.

16) SIEBER, M.
Das leicht hirngeschädigte und das psychoreaktiv ge-

störte Kind. Eine empirische Untersuchung zur Unterscheidung frühkindlich hirngeschädigter Kinder und psychoreaktiv gestörter Kinder ohne Hirnschädigung
Huber: Bern/Stuttgart/Wien, 1978, 298 Seiten

Nach einer kurzen theoretischen Einführung zu Begriff, Ätiologie und Symptomatik des psychoorganischen Syndroms (POS) und der reaktiven Störung (PRS) wird eine eigene Untersuchung beschrieben. Diese gliedert sich in zwei Teile, eine Querschnittsuntersuchung (Voruntersuchung) und einen parallelisierten Gruppenvergleich (Hauptuntersuchung). Die Ergebnisse der 1. Untersuchung zeigen, daß nur 19,5 % der Kinder eine POS aufweisen, womit deutlich wird, daß dieses Störungsbild nur ein Faktor von verschiedenen Entwicklungsdeterminanten ist. Jungen sind wesentlich häufiger betroffen als Mädchen. Kinder mit POS stammen überwiegend aus geordnetem Milieu; Kinder mit PRS stammen primär aus schwierigem Milieu; Verhaltensauffälligkeiten stehen mehr im Vordergrund als Entwicklungsverzögerungen; körperliche Anomalien sind selten. Die 2. Untersuchung bestätigt die Ergebnisse weitestgehend. Nicht nachweisbar waren bei den POS-Kindern eine erhöhte emotionale Labilität, Konzentrationsstörungen, Antriebssteigerungen oder Verhaltensauffälligkeiten. Zwischen den Merkmalen der Kinder und der Erwachsenen, insbesondere der Mütter, bestehen enge Wechselbeziehungen.

17) TOUWEN, B.C.L.
Die Untersuchung von Kindern mit geringen neurologischen Funktionsstörungen
Thieme: Stuttgart/New York, 1982, 186 Seiten

Dargestellt wird eine spezielle und ausführliche neurologische Untersuchungsmethode für Kinder, die der Aufdeckung geringfügiger Abweichungen der neurologischen Funktionen dient. Im Gegensatz zu den üblichen Untersuchungstechniken, die sich an den neurologischen Funktionen der Erwachsenen orientieren, werden die entwicklungsbedingten Veränderungen des kindlichen Nervensystems berücksichtigt. Die Untersuchung besteht in der Beobachtung des Bewegungsverhaltens und in der Prüfung spezieller Nervenfunktionen. Zu den 10 Testabschnitten gehört die Untersuchung im Liegen, Sitzen, Gehen, des motorischen Systems, der unwillkürlichen Bewegungen, der Reflexe, der assoziierten Bewegungen und der Koordination. Jede Testaufgabe wird erläutert mit Angaben über relevante Altersmerkmale, einer Technikbeschreibung, Hinweisen zur Protokollierung und Anmerkungen zur Bedeutung der Reaktionen. Die Bewertung wird in Relation zur Optimalität der Reaktionen vorgenommen. Vor jedem Untersuchungsabschnitt wird der

Verhaltenszustand und am Ende die Kooperationsbereitschaft des Kindes festgehalten und in bezug auf 6 bzw. 8 Kategorien bewertet. Eine Vielzahl von Abbildungen und Tabellen sowie ein Untersuchungsbogen vervollständigen die Testdarstellung. Zum Schluß wird das Verhältnis einzelner Symptome zueinander und ihr gemeinsames Auftreten in Syndromen besprochen.

18) VOGT, Ch.
Minimale cerebrale Dysfunktion als Ursache von Leistungs- und Verhaltensstörungen bei Kindern und Jugendlichen
(Gießener Studienreihe Heil- und Sonderpädagogik, Bd. 1; Hrsg.: Bachmann, W.)
Jarick: Oberbiel, 1978, 161 Seiten

Am Anfang der Literaturübersicht steht eine kritische Auseinandersetzung mit dem Erscheinungsbild und ein historischer Abriß zur Begriffsdiskussion. Als Ursachen einer MCD werden sowohl Erbfaktoren und prä-, peri- und postnatale Schädigungen erörtert wie auch ein biochemisches Erklärungsmodell. Es folgt eine umfassende Darstellung der wichtigsten Leistungs- und Verhaltensstörungen unter Berücksichtigung von Wahrnehmung, Motorik, Aufmerksamkeit, Gedächtnis, Impulsivität, Emotionen und Interaktion bzw. Kommunikation. Zusätzlich werden einige Lernstörungen (Lese- und Rechtschreib-, Rechenstörungen etc.) beschrieben und Aussagen über den Entwicklungsverlauf der Symptomatik vom Säuglings- bis zum Jugend- und Erwachsenenalter gemacht. Ein weiterer Themenbereich beschäftigt sich mit Fragen der Diagnostik, insbesondere der Frühdiagnostik unter Berücksichtigung verschiedener Erfassungsmethoden wie Anamnese, psychologischen und neurologischen Untersuchungen. Hinweise auf verschiedene Behandlungsansätze wie Psychotherapie oder Elternberatung bzw. Elterntherapie, mögliche Konsequenzen für Schule und Lehrerausbildung und Empfehlungen für weitere Forschungsmöglichkeiten bilden den Abschluß.

19) WAGNER, I.
Aufmerksamkeitstraining mit impulsiven Kindern
Klett: Stuttgart, 1976, 197 Seiten

Zunächst erfolgt eine Erläuterung der Symptomspezifität impulsiven Verhaltens, der sich in diesem Zusammenhang stellenden Probleme für Eltern und Lehrer sowie grundlegender Fragen zu möglichen Übungs- und Trainingsverfahren. Weiterhin wird erörtert, wie Impulsivität diagnostisch erfaßt werden kann und welche verschiedenen Verfahren sich hierzu anbieten. Anschließend wird der Zusammenhang zwischen Impulsivität und verschiedenen intellektuellen Leistungen sowie die Entstehung von Impulsivität oder Reflexivität im Entwicklungs- und Erziehungsprozeß unter verschiedenen Aspekten aufgezeigt. Der eigentliche Schwerpunkt der Aussagen liegt auf der Vorstellung, Diskussion und Erprobung verschiedener Trainingsprogramme zur Verminderung von Impulsivität und der damit verbundenen Schwierigkeiten im Bereich von Erziehung, Schulleistung und Persönlichkeitsentwicklung. Es wird ein Überblick über verschiedene Kurzprogramme und spezielle Trainingsmöglichkeiten gegeben, bei denen folgende Schwerpunkte gesetzt werden: direktes Üben der Reaktionsverzögerung und des sorgfältigen Arbeitens; Einübung des inneren Sprechens zur Verbesserung der Selbstkontrolle; Übungen mit dem Montessori-Material und dem Frostig-Wahrnehmungs-Trainingsprogramm. Die Möglichkeiten einer Beteiligung von Müttern am Trainingsprogramm werden beschrieben sowie Hinweise in Bezug auf Durchführungsregeln, Übungsmaterial und Erzieherverhalten gegeben. Es wird betont, daß die bloße Anwendung von Übungen ohne ausreichende Berücksichtigung der zwischenmenschlichen Beziehungen wenig Nutzen bringt, da dies beim Kind zu Überforderung, geringer Motivation und Resignation führen und den Erfolg des Trainingsprogrammes in Frage stellen kann.

20) WENDER, P.H.
Das hyperaktive Kind. Ursachen, Beschreibung und Behandlung einer verbreiteten Verhaltensstörung
Maier: Ravensburg, 1976, 110 Seiten

Das Buch faßt praktische Erfahrungen und wissenschaftliche Erkenntnisses zusammen, um Eltern von hyperaktiven Kindern Informationen über das Phänomen und die damit verbundene Problematik zu vermitteln. Die Ausführungen werden immer in ihrer Beziehung und Bedeutung zu Schule und Familie bzw. Lehrern und Eltern gesehen und diskutiert. Beschrieben werden die Eigenschaften hyperaktiver Kinder unter Berücksichtigung von motorischer Unruhe, Aufmerksamkeitsstörungen, Impulsivität, Wahrnehmungs- und Lernschwierigkeiten, motorischen Störungen, emotionalen Schwierigkeiten, Sozialisationsstörungen und der mögliche Wandel in Abhängigkeit vom Lebensalter. Verschiedene Ursachen der Hyperaktivität und eventuelle Auswirkungen werden erläutert. Unter therapeutischen Gesichtspunkten werden die Vor- und Nachteile einer medikamentösen Behandlung besprochen und auf Möglichkeiten einer schulischen Hilfe hingewiesen. Abschließend wird die Frage beantwortet, wo Eltern mit hyperaktiven Kindern Hilfe und Rat finden können.

21) WENDER, P.H./WENDER, E.H.
Das hyperaktive Kind und das Kind mit Lernstörungen
Maier: Ravensburg, 1980, 128 Seiten

Die Übersetzung aus dem Amerikanischen faßt die mehr als 10-jährigen Beobachtungen und Erfahrungen der Autoren in der Behandlung hyperaktiver und lerngestörter Kinder zusammen. Ausführlich wird auf die Symptomatik eingegangen (Aufmerksamkeitsstörungen, Impulsivität, Koordinationsschwächen, emotionale Probleme). Angesprochen werden auch verschiedene Schulschwierigkeiten und die Veränderungen der Symptomatik mit zunehmendem Lebensalter. Ursachen und Entwicklungsverlauf der Hyperaktivität bilden einen weiteren Schwerpunkt. Im Rahmen therapeutischer Möglichkeiten wird ausführlich auf die medikamentöse Behandlung eingegangen, wobei den Medizinern die primäre Verantwortung für die Intervention zugestanden wird. Zusätzlich werden Diätbehandlungen und schulische Hilfen diskutiert. Beim Hinweis auf psychologische Maßnahmen wird die Bedeutung des Problemverständnisses herausgestellt und auf besondere verhaltensmodifizierende Maßnahmen hingewiesen wie z.B. Regeln, Belohnungen und Bestrafungen. Abschließend werden verschiedene Symptome und Formen von Lernstörungen beschrieben und entsprechende Hilfsmöglichkeiten aufgezeigt. Hierzu gehört auch eine Auflistung von Verbänden und Einrichtungen, die auf Wunsch Vermittlungsdienste übernehmen.

3.2 SAMMELBÄNDE UND KONGRESSBERICHTE

22) BERGER, E. (Hrsg.)
Minimale cerebrale Dysfunktion bei Kindern. Kritischer Literaturüberblick
(Arbeiten zur Theorie und Praxis der Rehabilitation in Medizin, Psychologie und Sonderpädagogik, Bd. 16)
Huber: Bern/Stuttgart/Wien, 1977, 307 Seiten

Es handelt sich um eine Zusammenstellung und kritische Wertung bisheriger Aussagen und Ergebnisse zu leichten cerebralen Funktionsstörungen im Kindesalter. Unter drei übergeordneten Gesichtspunkten - "theoretische Konzeptionen und Modellgedanken", "Diagnostik" und "Therapie" - werden in mehreren Einzelbeiträgen bestimmte Themenschwerpunkte dargestellt und diskutiert. Im 1. Kapitel wird die Begriffsproblematik aus praxisorientierter und wissenschaftstheoretischer Sicht behandelt. Besondere Berücksichtigung finden: die Schwierigkeit einer Differentialdiagnose; die Bedeutung grundlegender Funktionsstörungen der Wahrnehmung, Sprache und Motorik; neurophysiologische Ansätze der MCD; klinische Symptomatik und neurophysiologische Modelle; Pathogenese und Kompensierbarkeit der MCD. Im 2. Kapitel werden unter dem Leitgedanken einer mehrdimensionalen Diagnostik verschiedene Untersuchungsmethoden erörtert wie neurophysiologische Verfahren (Wahrnehmung, Sprache und Motorik) und somatisch-medizinische Verfahren (Anamnese, neurologische Untersuchung, Röntgenbefund und EEG). Im 3. Kapitel erfolgt eine Diskussion verschiedener Therapiemethoden (Psychopharmakatherapie, Psychotherapie und funktionell-übende Verfahren), wobei eine Kombination mehrerer Behandlungsformen als notwendig erachtet wird.

23) ELERT, R./HÜTER, K.A. (Hrsg.)
Die Prophylaxe frühkindlicher Hirnschäden
Thieme: Stuttgart, 1966, 207 Seiten

Als Ergebnis einer Fachtagung werden unter ausschließlich medizinischen Gesichtspunkten in Form von Erfahrungsberichten, theoretischen Überlegungen oder empirischen Untersuchungen unterschiedliche themenrelevante Fragestellungen erörtert wie: Schwangerschafts- und Geburtskomplikationen, Probleme der Früherkennung und Schwangerschaftsberatung, Diagnose spezieller Auffälligkeiten, Frühgeborenenproblematik, Betrachtung des Themenbereiches aus morphologischer und pädiatrischer Sicht, Maßnahmen der Gesundheitsfürsorge.

24) FRIEDRICH, M.H. (Hrsg.)
Teilleistungsschwächen und Schule
(Arbeiten zur Theorie und Praxis der Rehabilitation in Medizin, Psychologie und Sonderpädagogik, Bd. 24)
Huber: Bern/Stuttgart/Wien, 1980, 150 Seiten

Angesprochen werden verschiedene charakteristische Störungsbereiche, Schwierigkeiten bei der Beurteilung der Schulreife und die Problematik der Adoleszenz. Die begrenzten Möglichkeiten einer medikamentösen Therapie im Hinblick auf die Beseitigung von Schulleistungsstörungen wird unter Bezugnahme auf verschiedene Medikamentengruppen herausgearbeitet. Zum Thema "Lehrerurteil und minimale cerebrale Dysfunktion" werden die Ergebnisse einer vergleichenden Untersuchung an Kindern mit und ohne Verdacht auf MCD dargestellt. Die schulische Leistungsfähigkeit hirngeschädigter Kinder wird anhand einer Übersicht über empirische Untersuchungen aufgezeigt. Berücksichtigung finden Aussagen zu Schultyp, Schulleistung, Schullaufbahn und Notengebung. Zur Frage einer differenzierten Diagnostik und Therapie bei Teilleistungsschwächen wird ein diagnostisches Schema zur Abgrenzung verschiedener Teilfunktionen auf der Grundlage von Modellen zur Kognitions- und Entwicklungspsychologie erstellt. Betont wird die Notwendigkeit einer mehrdimensionalen Therapie mit einem funktionell-therapeutischen und einem kompensatorischen Teil. Abschließend werden am Beispiel eines Wiener Modellversuches Fragen zur Konzeption, Lehrerauswahl, Organisation, Gruppendynamik sowie themen- und schülerzentrierten Arbeit im Rahmen der schulischen Versorgung von MCD-Kindern erläutert.

25) NISSEN, G. (Hrsg.)
Therapeutische Probleme bei psychomotorisch unruhigen Kindern
Thieme: Stuttgart/New York, 1982, 74 Seiten

In Form eines Tagungsberichtes wird zu zwei übergeordneten Fragen Stellung genommen: wann ein Kind hyperaktiv ist und bei welchen Formen der Hyperaktivität eine medikamentöse Behandlung notwendig ist sowie ob Eltern und Ärzte überhaupt dazu berechtigt sind, Medikamente einzusetzten. Im Rahmen einzelner Beiträge wird die Problematik aus unterschiedlicher Sicht dargestellt und anschließend in einem Teilnehmerkreis von Fachleuten diskutiert. Angesprochen werden die Grundlagen einer Psychopharmakatherapie bei Kindern, die Ursachen einer psychomotorischen Unruhe, die Bedeutung von Teilleistungsschwächen für psychomotorische Unruhe, die Frage nach einer ätiologisch-orientierten Therapie für psychomotorische Unruhe, die Bedeutung einer nicht-medikamentösen Therapie, klinische Erfahrungen mit Methylphenidat, physiologische und biochemische Aspekte der Ritalin-Therapie, Ergebnisse einer Doppelblindstudie mit Nomifensin und Imipramin bei hyperaktiven Kindern sowie die Behandlung der psychomotorischen Unruhe mit Tiaprid. Zusammenfassend kann festgestellt werden, daß die Wirksamkeit von Stimulantien, aber auch anderer Psychopharmaka bei der Behandlung des hyperkinetischen Syndroms zweifellos gegeben ist. Dabei sollte die Verordnung allerdings ausschließlich auf solche Kinder beschränkt bleiben, die wegen ihrer ausgeprägten Unruhezustände in einem fortwährenden Konflikt mit sich selbst und der Umwelt stehen und deren Lebensqualität dadurch erheblich beeinträchtigt wird.

26) RETT, A. (Hrsg.)
Das organische Psychosyndrom im Kindesalter
(Pädiatrie und Pädologie, Supplementum 1)
Springer: Wien/New York, 1972, 109 Seiten

Als Ergebnis eines Symposiums wird in mehreren Einzelbeiträgen zum Themenkreis des organischen Psychosyndroms im Kindesalter Stellung genommen. Behandelt wird die grundlegende Begriffsproblematik sowie die Frage der Abgrenzung gegenüber anderen Krankheitsbildern wie Epilepsie oder kindlichem Autismus. Berücksichtigung finden auch neuropathologische Gesichtspunkte und klinisch-psychologische Aspekte sowie die Bedeutung neurologischer oder testpsychologischer Befunde. Darüber hinaus werden bestimmte Teilleistungsschwächen wie zum Beispiel Hör- und Sprachstörungen angesprochen und auf die Entwicklung der geistigen Leistungsfähigkeit nach frühkindlichen Hirnschäden eingegangen. Die verschiedenen Beiträge kennzeichnen sich entweder mehr als theoretische Abhandlungen oder mehr als empirische Untersuchungen.

27) STÄDELI, H. (Hrsg.)
Die leichte frühkindliche Hirnschädigung. Diagnostische und therapeutische Probleme. Ein Leitfaden aus der Praxis für die Praxis
Huber: Bern/Stuttgart/Wien, 1984 c, 3. Aufl., 142 Seiten

Das Buch dient als Informationsgrundlage für in der Praxis tätige Kinderpsychiater, Kinderärzte, Psychologen, Sozialarbeiter, aber auch für Eltern, die sich mit Fragen der Beurteilung und Behandlung leicht hirngeschädigter Kinder zu beschäftigen haben. Der Problemkreis wird von verschiedenen Standpunkten auf der Grundlage bisheriger Ergebnisse aus Forschung und Praxis dargestellt und diskutiert. Hierzu gehören Themen wie Ätiologie, Pathogenese und Symptomatik der leichten frühkindlichen Hirnschädigung; neurologische und elektroencephalographische Befunde bei hirnorganisch beeinträchtigten Kindern; psychodiagnostische Probleme bei leichten Hirnschädigungen; auditive Wahrnehmungsstörungen und Lernschwierigkeiten; Auswirkungen der leichten frühkindlichen Hirnschädigung auf die Berufssituation im Jugendalter; die fürsorgliche Hilfe im kinderpsychiatrischen Dienst; Elternberatung; Therapiemöglichkeiten bei hirnfunktionellen Störungen; Erfahrungen mit psychomotorischer Therapie sowie Möglichkeiten einer kreativen Heilpädagogik.

28) STEINHAUSEN, H.-Ch. (Hrsg.)
Das konzentrationsgestörte und hyperaktive Kind
Kohlhammer: Stuttgart/Berlin/Köln/Mainz, 1982 ,
192 Seiten

Ergebnisse der Forschung und Praxis werden aus der Perspektive der Kinder- und Jugendpsychiatrie sowie der Psychologie und Pädagogik zum Personenkreis konzentrationsgestörter und/oder hyperaktiver Kinder dargelegt, problematisiert und diskutiert. Die Schwerpunktsetzung ist entweder mehr medizinisch-psychiatrisch oder verhaltenstheoretisch. Behandelt werden zunächst klinisch-diagnostische Aspekte mit Beiträgen zur Symptomatik und diagnostischen Abklärung der Hyperaktivität im Kindesalter. Im weiteren wird auf verschiedene Therapiemaßnahmen eingegangen, wobei experimentelle Studien und Ergebnisse der internationalen Literatur zur medikamentösen, diätischen und verhaltenstherapeutischen Behandlung hyperkinetischer bzw. konzentrationsgestörter Kinder dargestellt und in bezug auf ihre Vor- und Nachteile kritisch analysiert werden. Besondere Beachtung finden dabei die kognitivtherapeutischen Ansätze wie Selbstkontroll- und Selbstinstruktionstechniken bzw. spezielle Formen des Konzentrationstrainings. Abschließend werden aktuelle Erkenntnisse über den Entwicklungsverlauf bzw. die Prognose eines hyperkinetischen Syndroms erörtert.

29) STUTTE, H./KOCH, H. (Hrsg.)
Charakteropathien nach frühkindlichen Hirnschäden
Springer: Berlin/Heidelberg/New York, 1970, 99 Seiten

Als Ergebnisbericht eines Symposiums wird in mehreren Einzelbeiträgen zu Fragen der Pathogenese und Objektivierbarkeit des Syndroms, der somatischen und psychischen Diagnostik sowie der entwicklungsprognostischen Bedeutung Stellung genommen. Im Rahmen von Erfahrungsberichten, theoretischen Abhandlungen und empirischen Untersuchungen werden unter anderem folgende Themen-

bereiche angesprochen: Begriffsproblematik; Ätiologie
und Prävention; klinische Diagnostik, Differentialdiagnostik, EEG und Erfassung motorischer Beeinträchtigungen; Bedeutung des Schädigungszeitpunktes für die
Pathogenese; psychologische Grundprobleme bei der Planung und Auswertung themenrelevanter empirischer
Untersuchungen; forensische Beurteilung nach frühkindlichen Hirnschäden.

30) VOSS, R. (Hrsg.)
Pillen für den Störenfried?
Hoheneck:Hamm; Reinhardt: München/Basel. 1983,
108 Seiten

Anhand von vier Einzelbeiträgen wird der Problemkreis
MCD kritisch gewertet und diskutiert. VOSS versucht,
die interdisziplinär und gesellschaftspolitisch bedeutsamen Zusammenhänge von abweichendem Verhalten aus pädagogischer Sicht aufzuzeigen, kritisiert die zunehmende "Medizinisierung" und "Medikalisierung" störenden
Verhaltens und fordert gesellschaftspolitische Initia-
tiven sowie die Anwendung vielfältiger pädagogischer
und psychologischer Maßnahmen. VON LÜPKE gibt einen
Einblick in die kontroverse Diskussion zur Hyperkinesie und wertet in Anlehnung an neurophysiologische
und entwicklungspsychologische Fakten die Hyperaktivität weniger als Krankheit,sondern vielmehr als Reaktion auf Interaktionsstörungen zwischen Kind und
Umwelt. NEUHÄUSER fordert wegen des komplexen Wechsel-
spiels zwischen Anlage und Umwelt eine mehrdimensionale Vorgehensweise unter Berücksichtigung von Anamnese, kinderpsychiatrischem und neuropsychiatrischem
Befund, neurologischen Tests und Kenntnis psychosozialer Faktoren. Ziel der therapeutischen Bemühungen
sollte die Förderung der Gesamtpersönlichkeit sein
und nicht das einseitige Üben gestörter Funktionen.
Die Notwendigkeit eines pädagogisch orientierten Vorgehens mit Schwerpunkt auf den bewegungsorientierten
Methoden wird herausgestellt. CONRAD gibt eine kritische Wertung zur Medizinisierung abweichenden Verhaltens aus soziologischer Sicht. Wenn Verhaltensauffälligkeiten immer häufiger nur als medizinisches
Problem gesehen werden, ermöglicht dies in zunehmendem Maße eine wirkungsvolle soziale Kontrolle mittels
Medikamenten, was entsprechend kritisch zu werten ist.

3.3 BEITRÄGE AUS SAMMELBÄNDEN UND KONGRESSBERICHTEN

31) AYLLON, T./LAYMANN, D./KANDEL, H.J.
Eine verhaltensmodifikatorisch-pädagogische Alternative zur medikamentösen Behandlung hyperaktiver Kinder
In: Scholz, W. (Hrsg.): Verhaltensprobleme in der Schulklasse
Reinhardt: München, 1977, 27-37

Im Rahmen einer vergleichenden Untersuchung wurde die Wirksamkeit einer medikamentösen Behandlung und einer verhaltenstherapeutischen Intervention im Hinblick auf Hyperaktivität und Schulleistung überprüft. In aufeinanderfolgenden Therapiephasen wurde den Kindern entweder Ritalin gegeben oder ein Verhaltensmodifikationsprogramm durchgeführt, das im wesentlichen aus Token-Verstärkungen bestand. Beim Absetzen der Medikation kam es zu einem deutlichen Anstieg der Hyperaktivität von ca. 20 auf 80 % und einem geringen Anstieg in der Rechen- und Leseleistung. Bei Beginn der Verhaltensmodifikation sank die Hyperaktivität auf ein ähnliches Niveau wie unter Medikation, gleichzeitig stiegen die Schulleistungen von 12 auf 85 %. Da die Kinder ohne Medikation verhaltens- und leistungsmäßig ein optimales Verhalten zeigten, kann in der Verhaltensmodifikation eine entscheidende Alternative zur medikamentösen Behandlung hyperaktiver Kinder gesehen werden.

32) BACHMANN, P.
Angeborene und erworbene Ursachen der sogenannten minimalen cerebralen Dysfunktion
In: Nissen, G. (Hrsg.): Psychiatrie des Säuglings- und des frühen Kleinkindalters
Huber: Bern/Stuttgart/Wien, 1982, 102-112

Der Beitrag setzt sich kritisch mit der minimalen cerebralen Dysfunktion auseinander. Die Begriffsproblematik läßt keine ätiologischen Rückschlüsse zu; die Symptomatik ist sehr heterogen; die Diagnose gibt keine Hinweise auf therapeutische Vorgehensweisen. Von dem Begriff MCD sollte lieber abgesehen und stattdessen nach klinisch brauchbaren Kriterien und Zusammenhängen zur besseren Erfassung des Erscheinungsbildes gesucht werden. Es werden Forschungsergebnisse zu verschiedenen Aspekten dargestellt wie z.B. genetische Einflüsse, hyperkinetisches Syndrom, Abgrenzung genetischer Einflüsse und exogener Schädigungen, Bedeutung exogener Faktoren und möglicher Einflüsse durch Nahrungsmittelzusätze. Im Ausblick werden methodische Richtlinien für ein weiteres Vorgehen in Klinik und Forschung gegeben.

33) BERNUTH, H.v.
Neurologische Symptome einer leichten frühkindlichen Hirnschädigung
In: Matthiaß H./Brüster, H.T./Zimmermann, H.v. (Hrsg.): Spastisch gelähmte Kinder
Thieme: Stuttgart, 1971, 168-172

Der Beitrag behandelt die leichten Formen einer frühkindlichen Hirnschädigung, wobei theoretisch ein Kontinuum von den schwersten bis zu den leichtesten Formen angenommen wird. Anamnestische Angaben wie z.B. motorische Ungeschicklichkeit, Schulschwierigkeiten, motorische Unruhe, Konzentrationsschwäche oder erhöhte Ablenkbarkeit können auf einen organischen Hintergrund hinweisen. Kinder mit derartigen Störungen sollten eingehend neurologisch und psychologisch untersucht werden. Besprochen werden vorwiegend solche neurologischen Symptome, deren Untersuchung keinen apparativen Aufwand oder komplizierte Tests erfordert. Hierzu gehören choreatiforme Bewegungen, athetoide Bewegungen, Koordinationsstörungen und Mitbewegungen. Als pathologisch sind die Symptome zu werten, wenn sie verstärkt zu beobachten sind und über den für sie typischen Alltagsbereich hinaus nachweisbar sind.

34) BIERMANN, G./TROTZEK, P.
Kindliche oder elterliche Verhaltensstörungen? Vom Mythos der leichten frühkindlichen Hirnschädigung. Ein gesellschaftliches Phänomen
In: Biermann, G. (Hrsg.): Handbuch der Kinderpsychotherapie, Bd. IV
Reinhardt: München, 1981, 798-817

Angesprochen wird eine Vielzahl von Aspekten, die in Verbindung mit dem Begriff und Erscheinungsbild der MCD von Bedeutung sind, allerdings allesamt kritisch und diskussionswürdig erscheinen. So wird darauf hingewiesen, daß unter dem Oberbegriff MCD nahezu alle Kinder mit Verhaltensstörungen subsumiert werden können und daß MCD eigentlich nur eine sprachliche Variation von minimaler Hirnschädigung ist, da eine organische Ursache nach wie vor angenommen und auch diagnostisch überprüft wird. Ebenso betonen Bezeichnungen wie Teilleistungsstörungen, Werkzeugstörungen oder Verdrahtungsstörungen vordergründig die organischen Faktoren des funktionsbeeinträchtigten kindlichen Gehirns. Aufgezeigt wird die enge und differentialdiagnostisch nur schwer trennbare Wechselbeziehung zwischen Hirnfunktionsstörungen und Umweltbedingungen, die zu neurotischen Veränderungen führen können. Die psychodynamische Abhängigkeit des Kindes wird unter Hinweis auf die Psychohygiene während Schwangerschaft,

Geburt und postnataler Periode erläutert. Die Auswirkungen von Deprivation, Lagerhaft, Verfolgung und eine allgemeine psychische wie physische Verletzlichkeit im Kindesalter werden in ihrer Bedeutung für die MCD herausgestellt und betont, da es sich um eine an eine bestimmte prägungsbereite Entwicklungsphase gebundene Symptomatik handelt. Die Tatsache, daß perinatale Schädigungen bei positiven psychosozialen Einflüssen an Bedeutung verlieren, wird durch Lebensläufe geburtsgeschädigter Kinder belegt. Als weitere Bedingungsfaktoren für eine MCD werden die Rolle des Vaters, geschlechtsspezifisches Verhalten und das Aufwachsen in einem bestimmten sozialen Milieu diskutiert. Abschließend wird auf die Fragwürdigkeit wissenschaftlicher Untersuchungen zur frühkindlichen Hirnschädigung hingewiesen und die Frage gestellt, ob es sich bei dem Störungsbild nicht in erster Linie um ein gesellschaftliches Phänomen handelt.

35) COBURGER, I.-M./COBURGER, A.
Rhythmik als sensomotorische und psychomotorische Therapie bei mehrfach-behinderten Kindern aufgrund einer minimalen cerebralen Dysfunktion
In: Lorenz, K./Jansen, R. (Red.): Resonanzen '78. Bewegung und Musik in der Therapie. 13. Rundbrief der Landesarbeitsgemeinschaft Musik, Nordrhein-Westfalen e.V.
Selbstverlag: Remscheid, 1978, 77-79

Einer Beschreibung der Symptomatik unter besonderer Berücksichtigung psychosozialer Prozesse folgen stichwortartige Anmerkungen zur Diagnostik und Therapie. Der Schwerpunkt liegt auf den therapeutischen Möglichkeiten der Rhythmik, die als ganzheitliche, gruppendynamische Behandlung in Beziehung zur Symptomvielfalt dargestellt wird

36) DOLL-TEPPER, G.
Möglichkeiten der Diagnose und Therapie motorischer Störungen bei Kindern mit minimaler cerebraler Dysfunktion - Bericht über ein Projekt
In: Dordel, H.-J. (Hrsg.): Die Förderung behinderter Kinder durch Sportunterricht. (Sportwissenschaftliche Beiträge für Lehre und Unterricht, Bd. 1)
Modernes Lernen: Dortmund, 1981, 34-46

Referiert werden die Erfahrungen, die im Rahmen eines 2-jährigen Projektes mit den bewegungsdiagnostischen Verfahren Trampolin-Körperkoordinationstest (KTK) und Körperkoordinationstest für Kinder (KTK) gesammelt wurden. Darüber hinaus wird über die Auswirkungen einer motorischen Förderungsmaßnahme auf der Grundlage der Mototherapie mit Schwerpunkt Trampolinspringen berichtet. Die Ergebnisse zeigen für 14 Kinder im Alter von 5-9 Jahren hinsichtlich der Störungen im Bewegungsverhalten deutliche Unterschiede. In bezug auf das Trampolin-Programm war bei allen Kindern eine eindeutige Steigerung der Sprungdauer und der Koordinationsleistung erkennbar. Die Werte der halbjährigen KTK-Untersuchungen ergaben für 11 Kinder einen Anstieg der Koordinationsleistungen, für 3 Kinder blieben die KTK-Werte annähernd gleich. Die abschließend aufgezeigten Perspektiven betonen die Notwendigkeit einer breiteren Öffentlichkeitsarbeit, um für alle Kinder mit minimaler cerebraler Dysfunktion eine gezielte Therapie durchführen zu können. Entsprechende Angebote sollten auf schulischer Ebene, in Vereinen und im Rahmen von Freizeitangeboten geschaffen werden.

37) DORDEL, S.
Minimale cerebrale Dysfunktion - Bedeutung und Möglichkeiten ihrer Berücksichtigung im Sportunterricht
In: Dordel, H.-J. (Hrsg.): Die Förderung behinderter Kinder durch Sportunterricht. (Sportwissenschaftliche Beiträge für Lehre und Unterricht)
Modernes Lernen: Dortmund, 1981, 18-33

Unter Hinweis auf die Vielfalt synonymer Begriffe erfolgt zunächst eine Abgrenzung der frühkindlichen Hirnschädigung und der minimalen cerebralen Dysfunktion. Hierzu werden jeweils die möglichen Ursachen und Erscheinungsbilder beschrieben. Für die frühkindliche Hirnschädigung werden pyramidale, extrapyramidale und cerebellare Schädigungsformen skizziert. Das Erscheinungsbild der MCD wird in Anlehnung an CORBOZ in Störungen biologischer und intellektueller Funktionen und der Affektivität gesehen, jedoch um reaktive Störungen wie Angst, Depression, neurotische Symptome, Verwöhnungs- und Verwahrlosungssymptome erweitert. Begründet wird die Notwendigkeit einer mehrdimensionalen Diagnose, wobei der neurologischen Untersuchung die größte Bedeutung beigemessen wird. Verschiedene Testverfahren zur Entwicklungsdiagnostik, die der Erfassung motorischer bzw. visuell-motorischer Störungen dienen, werden angeführt. Beim therapeutischen Vorgehen wird eine individuelle Vorgehensweise betont, die verschiedene Ansätze einbezieht, wie Medikation, Physiotherapie, spezielle Übungsverfahren, Spieltherapie und Elternberatung. Anschließend wird die Situation des MCD-Kindes im Grundschulalter erläutert und auf den Stellenwert der Motorik für die Entwicklung hingewiesen. Auf diese Grundlage wird ein zusätzlicher

Sportunterricht z.B. in Form des Schulsonderturnens gefordert, der als gezielter Ausgleich für motorische Störungen und zur Verbesserung der psycho-sozialen Situation verstanden wird. Es schließen sich Überlegungen für die Vorgehensweise in der Schulpraxis an.

38) DORNETTE, W./EISELE, U.
Beitrag zur Diagnostik und Therapie "kognitiv impulsiver" Kinder
In: Doose, H. (Hrsg.):Aktuelle Neuropädiatrie. Myoklonien, Ataxie, das unruhige Kind, spinale Prozesse, Computertomographie. 2. Jahrestagung der Gesellschaft für Neuropädiatrie, Kiel
Thieme: Stuttgart, 1977, 162-167

Im Rahmen einer experimentellen Untersuchung wird auf der Grundlage des Konzeptes eines impulsiven oder reflexiven Problemlösungsverhaltens die Frage überprüft, ob durch ein gezieltes Training bei impulsiven Kindern die Fehlerzahl im "Matching Familiar Figures Test" (MFF) deutlich vermindert und die Problemlösungszeiten gleichzeitig verlängert werden können. Als Versuchspersonen dienten je 32 impulsive und reflexive Kinder, die in eine Experimentalgruppe und Kontrollgruppe unterteilt wurden. Über zwölf Sitzungen wurde ein spezielles Training unter Verwendung verschiedener Problemlösungs- und Denksportaufgaben durchgeführt. Die Ergebnisse bestätigen, daß sich bei der Trainingsgruppe der impulsiven Kinder die Fehlerzahl wesentlich verringerte und die Problemlösungszeit erhöhte, nicht hingegen bei der Kontrollgruppe. Des weiteren zeigt sich, daß übliche Konzentrationstests zwischen reflexiven und impulsiven Kindern nicht zu differenzieren vermögen. Impulsive Kinder zeigten in unsicheren Aufgabensituationen eine deutlich geringere Herzfrequenz als bei klar strukturierten Aufgaben. Ein Einfluß des Trainings auf die Pulsfrequenz konnte nicht nachgewiesen werden. Ebenso konnte nicht bestätigt werden, daß impulsive Kinder trotz ihrer schnellen und unüberlegten Handlungsweise physiologisch andere Reaktionen zeigen als reflexive Kinder.

39) EISERT, H.G.
Medikamente und andere Interventionen bei hyperaktiven Kindern
In: Heyse, H./Arnhold,W. (Hrsg.): Texte zur Schulpsychologie und Bildungsberatung, Bd. 3
Westermann: Braunschweig, 1978, 164-171

Einleitend erfolgt eine Beschreibung des Syndroms, in der das klinische Bild unter den Aspekten der Verhaltensproblematik und Leistungsbeeinträchtigung aufgezeigt wird und mögliche Erklärungsansätze wiedergegeben werden. Drei hypothetische Mechanismen werden diskutiert. Einmal wird die Ursache der Verhaltensstörungen und kognitiven Schwächen in einer hirnorganischen Störung gesehen, zum anderen wird die Hypermotorik als Ursache für die Aufmerksamkeitsstörungen angenommen und in der dritten Hypothese werden die Lernschwächen auf eine kognitive Impulsivität zurückgeführt. Nachfolgende Ausführungen beziehen sich auf verschiedene Interventionsmaßnahmen. Bei der Stimulantienbehandlung wird die Frage der Wirksamkeit in Art und Umfang berücksichtigt, auf Nebenwirkungen wie Appetitlosigkeit, Schlaflosigkeit, Wachstumsbeeinträchtigungen hingewiesen und der Gesichtspunkt der Suchtgefährdung angesprochen. Im Rahmen der Verhaltensmodifikation werden Verstärkungsstrategien im Sinne des Kontingenzmanagements und Verfahren der kognitiven Verhaltensmodifikation angeführt. Untersuchungsergebnisse zur Wirksamkeit der Stimulantienbehandlung und Verhaltensmodifikation werden referiert, die für eine Kombination von Medikament und Kontingenzmanagement die beste Wirksamkeit ausweisen. Abschließend wird dem Schulpsychologen die Rolle des "Programm-Evaluators" zugeschrieben, dessen Aufgabe in der Koordination der pädagogisch-therapeutischen Intervention sowie deren Kontrolle und Überprüfung gesehen wird.

40) EISERT, H.G.
Zur pädagogisch-therapeutischen Relevanz neurophysiologischer Modellvorstellungen am Beispiel des hyperkinetischen Syndroms
In: Holtz, K.-L. (Hrsg.): Sonderpädagogik und Therapie
Schindele: Rheinstetten, 1980, 164-174

Im Vordergrund steht die Frage, ob den neurologischen bzw. neuropsychologischen Ansätzen, die im Rahmen des hyperkinetischen Syndroms diskutiert werden, für den pädagogisch-therapeutischen Umgang mit diesen Kindern eine Bedeutung zukommt. Diskutiert werden die Modelle von TOUWEN, ZENTALL und DOUGLAS. Das neurologische Modell von TOUWEN geht von leichten neurologischen Störungen aus, die sich in unterschiedlicher Form auf das Zentralnervensystem auswirken und so zu unangemessenem Verhalten führen. Das "Environmental Stimulation Model" von ZENTALL besagt, daß Hyperaktivität die Folge einer Unterstimulation ist, die bei entsprechender Reizsetzung vermindert wird und so zu einem Anstieg der Daueraufmerksamkeit führt. Nach DOUGLAS zeigen hyperaktive Kinder eine gestörte Anpassungsfähigkeit des Aktivierungsniveaus an situative Bedingungen unabhängig von einem allgemeinen Zustand zu niedriger oder zu hoher Aktivierung. Die pädagogisch-therapeutische Intervention steht in einem Verstärkungsprogramm und Selbstinstruktionstraining unter Berücksichtigung individueller und situativer Gegebenheiten.

41) GÖLLNITZ, G.
Relationen zwischen hirnorganischem Psychosyndrom und Teilleistungsstörungen
In: Lempp, R. (Hrsg.): Teilleistungsstörungen im Kindesalter
Huber: Stuttgart/Wien, 1979, 76-82

Nach dem Hinweis darauf, daß der Begriff Teilleistungsstörung bzw. -schwäche wesentlich günstiger ist als der Begriff "Werkzeugstörung" wird frühkindliche Hirnschädigung als Sammelbegriff für ätiologisch, zeitlich und pathologisch-anatomisch verschiedenartige Störungen dargestellt. Von leichtgradiger Hirnschädigung sollte nur gesprochen werden, wenn dies tatsächlich sicher ist. Der Begriff MCD erscheint unter differential-diagnostischen Aspekten ungünstig. Empfehlenswert ist demgegenüber der Begriff des hirnorganischen Psychosyndroms oder hirnorganisch psychischen Achsensyndroms mit einer Dreiteilung des Erscheinungsbildes in Abhängigkeit vom Schweregrad der Störung in: "unspezifische vegetative Symptomatik", "spezifische hirnorganische Symptomatik" und "hirnlokales Kolorit". Das jeweilige Erscheinungsbild kann mit oder ohne Teilleistungsstörungen auftreten und durch günstige oder ungünstige Umweltbedingungen entsprechend verändert werden. Die Abhängigkeit des Entwicklungsverlaufs von psychosozialen Einflüßen wird an Untersuchungsbeispielen dargestellt.

42) GUTEZEIT, G.
Desorganisationsformen des Lernens beim unruhigen Kind - heilpädagogische Aspekte
In: Doose, H. (Hrsg.): Aktuelle Neuropädiatrie. Myoklonien, Ataxie, das unruhige Kind, spinale Prozesse, Computertomographie. 2. Jahrestagung der Gesellschaft für Neuropädiatrie, Kiel
Thieme: Stuttgart, 1977, 136-144

Der Beitrag beschäftigt sich mit dem Zusammenhang zwischen Unruhe und Lernschwierigkeiten. Da eine einheitliche Störung im Lernprozeß nicht nachweisbar ist, gilt es genau zu untersuchen, welche Verhaltensweisen zu Lernstörungen führen und welche heilpädagogischen Konsequenzen daraus ableitbar sind. Im Hinblick auf eine wirksame heilpädagogische Behandlung müssen einerseits die verschiedenen Niveaustufen des Lernens berücksichtigt werden (Habituation, bedingte Reaktion, bedingte Aktion, Lernen durch Versuch und Irrtum, Lernen durch Einsicht, Prägungslernen) und andererseits die verschiedenen Verhaltenssymptome (Hyperaktivität, Aufmerksamkeits- und Konzentrationsstörung, Variabilität des Verhaltens, Impulsivität, Irritiertheit, Explosivität bzw. niedrige Frustrationstoleranz, Schulschwierigkeiten). Unter Berücksichtigung dieser Bedingungsfaktoren sollten bei einer heilpädagogischen Behandlung folgende Therapieansätze berücksichtigt werden: motorische Trainingsprogramme, Bewegungserziehung und Sportunterricht; Biofeedback-Methoden zur Atem- und Muskelkontrolle; Aufmerksamkeits- und Konzentrationstrainingsprogramme; Einsatz gezielter Verstärkungspläne; Tachistoskopische Trainingsprogramme zur Kontrolle der Dimension Impulsivität und Reflexivität; Positive Erziehungshaltung von Eltern und Lehrern sowie adäquate Leistungsanforderungen.

43) HECHTMAN, L./WEISS, G.
Das hyperkinetische Kind
In: Nissen, G. (Hrsg.): Die Bedeutung der medikamentösen Therapie bei Verhaltensstörungen im Kindesalter
Huber: Bern/Stuttgart/Wien, 1979, 17-26

Nach einigen Aussagen zu Begriffsfeld, klinischem Erscheinungsbild, Diagnostik und Ätiologie wird insbesondere die Literatur zur medikamentösen Behandlung hyperaktiver Kinder mit Stimulantien diskutiert. Hinsichtlich der Dosierung werden Unterschiede zwischen den Empfehlungen von Spezialisten (hohe Dosis) und der Verschreibung praktizierender Ärzte (niedrige Dosis) hervorgehoben. Eine Medikation über mehrere Wochen beeinflußt das Verhalten der Kinder in der Regel günstig. Demgegenüber scheint bei einer Langzeittherapie mit zunehmender Dauer die Effektivität rückläufig. Eine Vielzahl der Probleme bleiben bei den Kindern bestehen und machen häufig zusätzliche therapeutische Schritte erforderlich. Eine Medikation sollte nur in Ausnahmefällen die einzige Hilfe sein, da für hyperkinetische Kinder immer ein umfassendes Behandlungskonzept notwendig ist.

44) HENSELMANN, P.
Die leichte frühkindliche Hirnschädigung
In: Städeli, H. (Hrsg.): Die leichte frühkindliche Hirnschädigung. Diagnostische und therapeutische Probleme. Ein Leitfaden aus der Praxis für die Praxis
Huber: Bern/Stuttgart/Wien, 1972, 1.Aufl., 9-22

Zu Beginn wird eine differentialdiagnostische Abgrenzung vorgenommen, derzufolge Symptome des Schwachsinns, neurologische Ausfälle im Sinne einer Lähmung, Epilepsien und Mißbildungen des Zentralnervensystems ausgeschlossen werden. Als Hauptursache wird eine vorübergehende oder überdauernde Hypoxämie angesehen.Zwischen prä-, peri- und postnatalen Schädigungen muß unterschieden werden, wobei selten nur ein Ursachenfaktor auftritt. Als notwendiger Bestandteil jeder Diagnose werden angesehen: eine ausführliche Anamnese, psychologische Tests, eine körperliche und neurologische Untersuchung, EEG-Befunde und eventuell eine Sprachuntersuchung. Auf der Grundlage eigener Erfahrungen werden Angaben zur Symptomatik bei leichten frühkindlichen Hirnschädigungen gemacht. Hierzu gehören Schulschwierigkeiten, allgemeine Verhaltensstörungen, Enuresis und Enkopresis, Disziplinschwierigkeiten, Entwicklungsstörungen, Angstzustände, Sprachstörungen, Nervosität. Die allgemeine Symptomatologie wird anhand verschiedener Kardinalsymptome beschrieben (Schulversagen, mangelnde Reifung, Konzentrationsstörung, Verzögerung von Motorik und Sprache, Affektlabilität). Eine unerkannte leichte frühkindliche Hirnschädigung führt fast immer zu einer sekundären Neurose. Eine umfassende Behandlung und ausführliche Elterngespräche werden als wichtig herausgestellt. Betont wird, daß es der Aufstellung eines Dringlichkeitsplanes bedarf sowie der Leitung der Therapie durch eine zentrale Stelle, da die verschiedenen Maßnahmen nicht gleichzeitig durchführbar sind. Darüber hinaus ist die Zusammenarbeit mit Schulbehörden und Lehrerausbildungsstätten unerläßlich.

45) LEMPP, R.
Organische Psychosyndrome
In: Harbauer, H./Lempp, R./Nissen, G./Strunk, P.:
Lehrbuch der speziellen Kinder- und Jugendpsychiatrie
Springer: Berlin/Heidelberg/New York, 1980, 4.Aufl.,
312-377

Nach einigen allgemeinen Vorbemerkungen wird auf die Symptomatik eingegangen, die nach ihrem zeitlichen Auftreten unterteilt wird in akute psychische Veränderungen und chronische Formen. Im ersten Fall handelt es sich um Schädigungsfaktoren, die innerhalb einer kurzen Zeitspanne wirksam werden und in Form von fieberhaften Erkrankungen, Enzephalitis, Hirntraumen oder Vergiftungen auftreten. Im zweiten Fall handelt es sich entweder um psychische Begleitfaktoren eines seit langem gestörten Organismus oder um Folgezustände nach Schädigungen, die im Verlauf der Jahre mit Rückbildungstendenz oder Verstärkungstendenz bestehen bleiben. Hierzu gehören Krankheitsbilder wie das frühkindlich exogene Psychosyndrom, die postenzephalitische und posttraumatische Wesensänderung, das endokrine Psychosyndrom und Wesensänderungen bei Vergiftungen, Stoffwechselstörungen und Mangelzuständen. Alle Schadensereignisse werden in bezug auf Symptomatik, Genese und soziale Bedeutung, Diagnose, Differentialdiagnose und Fehldiagnose sowie Therapie und Prognose beschrieben. Unter den gleichen Gesichtspunkten werden Aussagen gemacht zum Themenkreis der Teilleistungsstörungen, Legasthenie, Linkshändigkeit, Hörstummheit und Gehörlosigkeit, Aphasie, Apraxie, Agnosie, Autismus, Blindheit, Taubblindheit und zur psychischen Wesensänderung bei Hirntumoren.

46) LÖWNAU, H.-W.
Das unruhige Kind
In: Doose, H. (Hrsg.): Aktuelle Neuropädiatrie. Myoklonien, Ataxie, das unruhige Kind, spinale Prozesse, Computertomographie. 2. Jahrestagung der Gesellschaft für Neuropädiatrie, Kiel
Thieme: Stuttgart, 1977, 119-127

Zunächst wird darauf hingewiesen, daß eine erhöhte Aktivität nicht grundsätzlich negativ zu beurteilen ist, sondern auch im Sinne von Funktionslust und Weltoffenheit gewertet werden kann. Bei einer Differentialdiagnose ist demzufolge zu unterscheiden, ob es sich um eine bestimmte Phase erhöhter Aktivität im Verlauf der normalen kindlichen Entwicklung handelt oder um eine psychomotorische Unruhe als pathologisches Symptom einer cerebralen Erkrankung oder psychischen Störung. Anschließend werden drei klinisch voneinander abgrenzbare Formen der motorischen Unruhe unterschieden und näher beschrieben: cerebrale Unruhe, psycho-vegetative Unruhe und neurotische Unruhe. Im Rahmen einer therapeutischen Behandlung bieten sich der jeweiligen Diagnose entsprechend verschiedene Möglichkeiten: medikamentöse Therapie, Heilpädagogik, Verhaltenstherapie oder Psychotherapie, die in ihrer Anwendung auf Kinder mit motorischer Unruhe kurz diskutiert werden.

47) MARTINIUS, J.
Das "hyperkinetische Syndrom". Verhaltensschema, Befunde, Spekulationen
In: Doose, H. (Hrsg.): Aktuelle Neuropädiatrie. Myoklonien, Ataxie, das unruhige Kind, spinale Prozesse, Computertomographie. 2. Jahrestagung der Gesellschaft für Neuropädiatrie, Kiel
Thieme: Stuttgart, 1977, 127-135

Die Diagnose "Hyperkinesie" wird zunächst fast immer auf der Grundlage eines bestimmten Verhaltensschemas gestellt, womit gleichzeitig die Gefahr gegeben ist, daß das Kind auch langfristig in dieser Verhaltenskategorie belassen wird. Eine ätiologische Diagnose läßt aber ebensowenig eine genaue Erfassung des Syndrom zu und sagt über die abweichenden physiologischen Mechanismen des auffälligen Verhaltens nur wenig aus. Demzufolge bedarf es einer differenzierten Diagnose unter Berücksichtigung von Geschlecht, Alter, Intelligenz, Verhaltensweisen, Geburtstraumen, genetischen oder neurologischen Verursachungsfaktoren etc. Andererseits weisen hyperaktive Kinder auch viele Gemeinsamkeiten auf. Hierzu gehören die vier Hauptsymptome Hyperaktivität, Impulsivität, leichte Ablenkbarkeit und gesteigerte Erregbarkeit, die näher erläutert und vor dem Hintergrund der Aktivierungstheorie als mögliche Erklärungsgrundlage für hyperaktives Verhalten diskutiert werden. Es wird herausgestellt, daß eine eindimensionale Aktivierungstheorie höchstens einem kleinen Teil der hyperaktiven Kinder gerecht wird und auch keine verläßlichen Hinweise auf den Einsatz von Psychopharmaka zuläßt. Abschließend wird darauf hingewiesen, daß therapeutische Maßnahmen immer differenziert sein müssen, da es nicht das unruhige Kind gibt, sondern viele verschiedene unruhige Kinder.

48) MARTINIUS, J.
Hyperkinetische Syndrome
In: Nissen, G./Eggers, Ch./Martinius, J.(Hrsg.):
Kinder- und jugendpsychiatrische Pharmakotherapie
Springer: Berlin/Heidelberg/New York/Tokyo, 1984, 290-299

Im Rahmen einer Übersicht zum hyperkinetischen Syndrom werden Aussagen zur Symptomatik und Diagnose, insbesondere Differentialdiagnose gemacht. Es folgen Hinweise zur Ätiologie und Pathogenese sowie zu allgemeinen Behandlungsrichtlinien. Hervorgehoben wird die Notwendigkeit eines multimodalen Behandlungskonzepts mit Elterngesprächen, Elternberatung und Elterntraining, die Übernahme von verhaltenstherapeutischen Prinzipien in den Schulunterricht und die Berücksichtigung psychotherapeutischer Ansätze. Der Einsatz von Psychopharmaka sollte immer einer strengen Indikationsstellung unterliegen, die Wahl der Medikamente muß sich nach den jeweiligen Zielsymptomen richten. Stimulantien, Antidepressiva und Neuroleptika werden hinsichtlich Anwendung, Dosierung, Wirkung und Nebenwirkung abgehandelt.

49) MERIAN, D.
Psychotherapie beim leicht hirngeschädigten Kind

In: Städeli, H. (Hrsg.): Die leichte frühkindliche
Hirnschädigung. Diagnostische und therapeutische
Probleme. Ein Leitfaden aus der Praxis für die Praxis
Huber: Bern/Stuttgart/Wien, 1972, 1. Aufl., 105-120

Das Problem einer psychotherapeutischen Maßnahme im
Hinblick auf das Hervorrufen von Schuldgefühlen bei
den Eltern, insbesondere der Mutter wird dargelegt.
Daß Psychotherapie für Kinder mit leichter frühkindlicher Hirnschädigung trotzdem wichtig ist und welche
Erfolge dabei erzielt werden können, wird an drei
Fallbeispielen aufgezeigt. Abschließend werden folgende Hinweise gegeben: Die Indikation für Psychotherapie
muß individuell und sehr sorgfältig getroffen werden;
die primäre Zielsetzung liegt in der Ich-Stärkung
durch Vermittlung von Erfolgserlebnissen und Stärkung
des Selbstvertrauens; die Überwindung bestimmter Konflikte wird wesentlich erleichtert; eine analytische
Therapie ist auch in diagnostischer Hinsicht von
wesentlicher Bedeutung.

50) MINDE, K.
Katamnestische Untersuchungen hyperaktiver Kinder
In: Doose, H. (Hrsg.): Aktuelle Neuropädiatrie.
Myoklonien, Ataxie, das unruhige Kind, spinale Prozesse, Computertomographie. 2. Jahrestagung der
Gesellschaft für Neuropädiatrie, Kiel
Thieme: Stuttgart, 1977a, 144-151

Die diagnostischen Methoden, Behandlungsergebnisse und
bis zu zehnjährigen katamnestischen Erfahrungen einer
kanadischen Forschungsgruppe werden zusammenfassend
dargestellt. Aufgrund der Veränderlichkeit der Symptomatologie in Abhängigkeit vom jeweiligen Entwicklungsstadium des hyperaktiven Kindes sollte sich eine
Diagnose nicht nur durch konstante Beurteilungskriterien kennzeichnen, sondern variabel sein und immer
mehrere Komponenten berücksichtigen. Der Vielschichtigkeit der Diagnose entsprechend müssen verschiedene
Therapien zur Anwendung kommen wie Medikation, Verhaltenstherapie, besondere Ernährung oder verbales Training. Über die Wirksamkeit einer Stimulantienbehandlung bei Hyperaktivität gibt es relativ viele Kurz-
und Langzeitstudien, über langfristige Erfolge nichtmedikamentöser Methoden sowie die Wirksamkeit kombinierter Vorgehensweisen so gut wie keine Literatur.
Abschließend wird über einige katamnestische Untersuchungen berichtet, die zeigen, daß Medikamente die
spezifische Symptomatik der Hyperaktivität positiv
beeinflußen können, aber keine andauernden Veränderungen der kognitiven und verhaltensmäßigen Schwierigkeiten bewirken. Verhaltensauffälligkeiten bleiben
häufig bis ins Erwachsenenalter bestehen, manifestie-

ren sich aber selten in schwerwiegenden psychischen Störungen.

51) POUSTKA, F.
Ist ein Syndrom "Minimale cerebrale Dysfunktion" allein psychopathologisch diagnostizierbar?
In: Müller-Küppers, M./Specht, F. (Hrsg.): Recht - Behörde - Kind
Huber: Bern/Stuttgart/Wien, 1979, 235-251

Zunächst wird die Begriffsproblematik diskutiert und der Ansatz einer Summationsdiagnose erörtert, da eine klare operationalisierbare Definition der cerebralen Dysfunktion nicht möglich ist. Es wird auf die Schwierigkeit einer eindeutigen diagnostischen Zuordnung bestimmter psychischer Störungen im Kindesalter zu einer cerebralen Läsion hingewiesen. Im Rahmen einer eigenen Untersuchung wird überprüft, ob sich die Summationsdiagnose MCD in klar abgrenzbare Symptomgruppen oder Beurteilungsebenen aufteilen läßt. 50 Kinder im Alter von 5;9 - 16;1 Jahren wurden von einem Interviewer aufgrund einer Globalzuordnung als MCD eingestuft. Darüber hinaus erfolgte eine kinderpsychiatrische Diagnose sowie eine Zuordnung anhand einer Beurteilungsliste mit 39 für MCD-Kinder spezifischen Items. Auf der psychopathologischen Ebene konnte zwischen der Globalzuordnung und den einzelnen Items keine eindeutige Übereinstimmung festgestellt werden. Die Ergebnisse werden hinsichtlich ihrer Bedeutung für weiterführende Untersuchungen diskutiert.

52) SCHENCK, K./DEEGENER, G.
Neu entwickelte neuropsychologische Verfahren zur Diagnostik frühkindlicher Hirnschädigungen
In: Müller-Küppers, M./Specht, F. (Hrsg.): Recht - Behörde - Kind
Huber: Bern/Stuttgart/Wien, 1979, 222-234

Ausgehend von einem klinisch-therapeutischen Ansatz wird eine neuropsychologische Testbatterie vorgestellt, mit der organische Störungen erfaßt und in ihren Bedingungsfaktoren näher analysiert werden können. Über verschiedene Einzeltests werden folgende Symptombereiche überprüft: Wahrnehmung (optisch, akustisch, taktil), Vigilanz (Konzentrationsverlauf) und Motorik (Gesamtkörper-, Hyper- und Feinmotorik). Es wird hervorgehoben, daß die Anwendung eines umfassenden diagnostischen Instrumentariums notwendige Voraussetzung für die Erstellung differenzierter Therapie- und Trainingsmaßnahmen ist. Die Kurzbeschreibung der Testbatterie wird durch eine kritische Gegenüberstellung mit vergleichbaren Verfahren und Mitteilungen über bisherige Forschungsergebnisse ergänzt.

53) SCHIRM, H./THIESEN-HUTTER, M.
Therapeutische Maßnahmen bei der leichten frühkindlichen Hirnschädigung
In: Hellbrügge, Th. (Hrsg.): Klinische Sozialpädiatrie. Ein Lehrbuch für Entwicklungs-Rehabilitation im Kindesalter
Springer: Berlin/Heidelberg/New York, 1981 a, 322-326

Eine einheitliche therapeutische Vorgehensweise ist aufgrund der Mehrdimensionalität der MCD-Symptomatik nicht möglich. Der erste wichtige Schritt ist die Aufklärung, Information und gezielte Beratung der Eltern. Dies betrifft sowohl die Ursachen des Störungsbildes, die damit verbundenen Verhaltensauffälligkeiten als auch die Gestaltung der kindlichen Umwelt und den Umgang der Familie mit dem Kind. Die eigentliche Behandlung muß auf das Alter und die im Einzelfall gegebene Symptomatik genau abgestimmt sein. Hierzu gehören Übungs- und Lerntherapien in Form von Krankengymnastik oder Übungsbehandlungen zur Körperbeherrschung, wobei dem Sport eine besondere Bedeutung zukommt. Wichtig sind auch Beschäftigungstherapie, MONTESSORI-Therapie und andere heilpädagogische Maßnahmen sowie der Einsatz des FROSTIG-Programms bei psycho- oder sensomotorischen Störungen. Die Behandlung von Leistungsstörungen ist in erster Linie auf Lese-, Schreib- oder Rechtschreibstörungen ausgerichtet. Die Psychopharmakatherapie wird kritisch beurteilt, da die Behandlungserfolge nach Absetzen der Medikation oftmals nicht anhalten. Der Entwicklungsverlauf einer MCD ist abhängig vom Zeitpunkt der Früherkennung und Frühförderung, einige Auffälligkeiten bleiben überdauernd, wenn auch zum Teil in abgeschwächter Form bestehen, andere Störungen verschwinden fast ganz.

54) SCHIRM, H./THIESEN-HUTTER, M.
Diagnostische und ätiologische Probleme bei "leichter frühkindlicher Hirnschädigung" als sozialpädiatrisches Anliegen
In: Hellbrügge, Th. (Hrsg.): Klinische Sozialpädiatrie. Ein Lehrbuch für Entwicklungs-Rehabilitation im Kindesalter
Springer: Berlin/Heidelberg/New York, 1981 b, 136-141

Die Vielschichtigkeit einer MCD und die damit verbundenen Probleme bei der Definition und Diagnose werden angesprochen. Bei Ätiologie und Pathogenese müssen verschiedene Möglichkeiten berücksichtigt werden wie Risikofaktoren, Zeitpunkt der Schädigung, Unterernährung, biochemische Ursachen, Nahrungsmittelzusätze und/oder Umgebungsfaktoren. Kinder mit MCD werden häufig erst im Schulalter auffällig und kennzeichnen sich durch eine primäre und sekundäre Symptomatik. Eine genaue Trennung der Symptome ist im Hinblick auf gezielte Therapiemaßnahmen wünschenswert, aber nur selten mit Sicherheit möglich. Störungsbereiche liegen vor allem im motorischen und neurologischen Bereich, im kognitiven Bereich, im spezifischen Arbeitsverhalten und im emotionalen und sozialen Bereich. Wichtige erste Hinweise ergeben sich aus Auffälligkeiten der Grob- und Feinmotorik, EEG-Befunden sowie konstitutionellen und dysplastischen Merkmalen.

55) SCHLACK, H.G.
Unruhige Kinder in der kognitiven Leistungssituation. Vergleichende Untersuchungen zu den Beziehungen zwischen Verhalten und zentralnervöser Aktivation
In: Doose, H. (Hrsg.): Aktuelle Neuropädiatrie, Myoklonien, Ataxie, das unruhige Kind, spinale Prozesse, Computertomographie. 2. Jahrestagung der Gesellschaft für Neuropädiatrie, Kiel
Thieme: Stuttgart, 1977, 155-162

Der Zusammenhang zwischen kognitiver Leistung, spontanem Verhalten und bioelektrischen Phänomenen wird aufgezeigt und über eine experimentelle Untersuchung an 18 Kindern mit Konzentrationsschwäche und motorischer Unruhe im Alter von 6;0 bis 8;3 Jahren und einem IQ zwischen 85 - 100 überprüft. Als Vergleichsgruppe dienten Kinder ohne besondere Auffälligkeiten, die etwas jünger waren und in ihrem IQ mit 95 - 135 wesentlich höher lagen. Kontrolliert wurden folgende Variablen: Leistungsdimension (Lösen oder Nicht-Lösen bestimmter Aufgaben); Verhaltensdimension (Zahl der nicht-aufgabengerichteten Bewegungen pro 20 Sekunden); Neurologische Dimension (Frequenzverteilung im EEG). Die Ergebnisse zeigen, daß die Kontrollgruppe in bezug auf diese vier Parameter ein auffallend homogenes Verhalten sowie situationsadäquate Veränderungen in Abhängigkeit von der Höhe der Leistungsanforderung zeigte. Bei den unruhigen, konzentrationsgestörten Kindern zeigten sich keine entsprechenden Veränderungen in den verschiedenen Variablengruppen. Besonders auffällig war, daß das Phänomen der Alpha-Aktivierung unter Leistungsanforderungen bei diesen Kindern nicht nachweisbar war, was die Interpretation des Alpha-Rhythmus als physiologische Funktion stützt, die an der Ausfilterung unbedeutender Reize beteiligt ist und einer unspezifischen Aktivierung entgegenwirkt.

56) SCHMIDT, M.
Neuropsychologische Syndrome bei frühkindlich entstandenen Hirnfunktionsstörungen
In: Remschmidt,H./Schmidt, M. (Hrsg.): Neuropsychologie des Kindesalters
Enke: Stuttgart, 1981 a, 292-301

Unter dem Aspekt der Definition und diagnostischen Abgrenzungsproblematik wird darauf hingewiesen, daß Hirnfunktionsstörungen nicht notwendigerweise Hirnschädigungen einschließen. Entscheidend ist der Ausschluß genetischer Verursachungsfaktoren, aber auch der Zeitpunkt der möglichen Schädigung. Unter dem Oberbegriff der frühkindlich entstandenen Hirnfunktionsstörung, auch MCD genannt, werden zusammengefaßt: ein Teil der Oligophrenien, infantile Zerebralparesen, eng umschriebene Funktionsstörungen des Zentralnervensystems im Sinne von Teilleistungsstörungen, das frühkindlich exogene Psychosyndrom und das hyperaktive Syndrom. Die ersten drei Krankheitsbilder beziehen sich mehr auf Leistungsvariablen, die letzten auf Verhaltensvariablen. Eine Differentialdiagnose wird problematisch gesehen, und eine Klassifikation des Störungsbildes erscheint am ehesten anhand des Schweregrades des Entwicklungsrückstandes möglich. Als ätiologische und pathogenetische Faktoren werden angeführt: organische Veränderungen, Genetik, bestimmte Umweltbedingungen, Reaktionen der Umwelt und des Kindes selbst auf die Verhaltensprobleme. Genaue Angaben über die Auftretenshäufigkeit von Hirnfunktionsstörungen sind aufgrund der Vielschichtigkeit von Ätiologie und Symptomatik kaum möglich, allerdings liegt die Quote bei Jungen durchschnittlich höher als bei Mädchen. Eine Diagnose muß immer mehrdimensional sein und Schulleistungsstörungen, Konzentrationsstörungen, Wahrnehmungsstörungen, motorische Störungen, Hyperaktivität, Affektlabilität und gestörtes Sozialverhalten berücksichtigen. Welche Korrelate in Verbindung mit einer leichten Hirnfunktionsstörung, hyperaktivem Syndrom oder zerebralen Bewegungsstörungen im Bereich neurologischer Auffälligkeiten, EEG und testpsychologischen Befunden auftreten können, wird erläutert. Der Entwicklungsverlauf für das frühkindlich exogene Psychosyndrom ist relativ günstig, bei hyperaktivem Syndrom bleiben trotz Rückgang der Hyperaktivität schulische und antisoziale Störungen häufig bestehen, bei zerebralen Bewegungsstörungen ergibt sich eine günstige Prognose nur bei intensiver sensomotorischer Übungsbehandlung.

57) STÄHELIN, M.-L.
Psychomotorische Nacherziehung bei der leichten frühkindlichen Hirnschädigung

In: Städeli, H. (Hrsg.): Die leichte frühkindliche
Hirnschädigung. Diagnostische und therapeutische Probleme. Ein Leitfaden aus der Praxis für die Praxis
Huber: Bern/Stuttgart/Wien, 1972, 1.Aufl., 99-104

Leicht hirngeschädigte Kinder werden häufig wegen
ihrer Schulschwierigkeiten vorgestellt, die sich überwiegend auf visuomotorische oder audiomotorische Koordinationsstörungen begründen. Deswegen liegt ein primärer Ansatz der Therapie in der Förderung der psychomotorischen Entwicklung. Die Notwendigkeit einer
solchen Maßnahme wird anhand der Entwicklung im Kindesalter und der Entwicklung des Körperbildes erläutert.
Psychomotorische Übungsbehandlung muß immer im Zusammenhang mit Intelligenz, Affektivität und Umweltanpassung gesehen werden. Hinweise zum methodischen Vorgehen schließen die Ausführungen ab.

58) STAPPER, G.
Kinder in ihrer Eigenart akzeptieren
In: Voß, R. (Hrsg.): Helfen ... aber nicht auf Rezept
Hoheneck: Hamm; Reinhardt: München/Basel, 1984, 16-24

Grundlage des Berichtes über die Erfahrungen mit hyperkinetischen Kindern ist ein Konzept, wonach sich diese
in einem Konflikt zwischen "Wollen, Können, Sollen"
befinden. Eine Therapie ist erst dann angezeigt, wenn
die motorische Unruhe zum ständigen Konfliktherd für
die Umwelt und das Kind selbst geworden ist. Therapieziel ist primär die Normalisierung der Beziehung zwischen Kind und Umwelt sowie eine Stabilisierung des
Kindes selbst. Ansatzpunkt der Behandlung ist somit
die Umwelt. Das Kind sollte in seiner Eigenart akzeptiert werden und Anforderungen seinem Könnensstand
weitestgehend angepaßt werden. Dazu gehören auch die
Schaffung von Bewegungsmöglichkeiten sowie ein individueller Benotungsspielraum von seiten der Lehrer. Über
intensive Elterngespräche und den Aufbau von Elterngruppen kann auf eine Veränderung der Verhaltenseinstellung der Eltern hingewirkt werden. Die meisten
Eltern hyperaktiver Kinder sind ohne Beratung mit der
Erziehung überfordert. Wichtig ist auch der Ausgleich
der Schwächen beim Kind selbst. So ist für die Wirksamkeit von Therapiemaßnahmen entscheidend, daß das
Kind die Maßnahmen akzeptiert. Im Sinne des vorgestellten Konzeptes wird eine medikamentöse Behandlung als
falsch und möglicherweise schädlich eingestuft. Sie
sollte nur dann in Betracht gezogen werden, wenn andere Maßnahmen selbst nach Monaten noch keine Besserung
der Konfliktsituation bewirkt haben.

59) THIESEN-HUTTER, M./SCHIRM, H.
Psychosoziale Probleme bei "leichter frühkindlicher Hirnschädigung"
In: Hellbrügge, Th. (Hrsg.); Klinische Sozialpädiatrie. Ein Lehrbuch für Entwicklungs-Rehabilitation im Kindesalter
Springer: Berlin/Heidelberg/New York, 1981 a, 142-164

Eingehend behandelt werden Störungen von MCD-Kindern im Bereich von Kognition, Arbeitsverhalten, Affektivität und Sozialverhalten. Dabei sind Teilleistungsstörungen vor dem Hintergrund einer MCD von spezifischen Leistungsstörungen ohne neurologische Auffälligkeit zu unterscheiden. Kennzeichnend für MCD-Kinder sind visuelle und visuomotorische Perzeptionsstörungen, Schulleistungsstörungen sowie Sprach- und Sprechstörungen. Im Arbeitsverhalten zeigt sich eine ausgeprägte Konzentrations- und Aufmerksamkeitsschwäche verbunden mit einer leichten Ablenkbarkeit. Hier bestehen enge Zusammenhänge zu einer nur geringen psychophysischen Belastbarkeit, zu motorischer Unruhe und gewissen Perseverationstendenzen. Emotionale Probleme sind häufig Folgen der neurologischen und kognitiven Beeinträchtigungen sowie des veränderten Arbeitsverhaltens, stehen aber auch in Wechselbeziehung zu Umweltbedingungen wie z.B. Maßregelungen, wenig Lob und Beschimpfungen. Im sozialen Bereich zeigen sich Defizite in der Kommunikations- und Interaktionsfähigkeit in Form von Kontaktschwierigkeiten oder nur geringer Anpassungsfähigkeit an verschiedene Situationen und Personen, wodurch die Kinder häufig in eine Außenseiterposition geraten.

60) THIESEN-HUTTER, M./SCHIRM, H.
Motoskopische und psychologische Diagnostik bei leicht hirngeschädigten Kindern
In: Hellbrügge, Th. (Hrsg.): Klinische Sozialpädiatrie. Ein Lehrbuch für Entwicklungs-Rehabilitation im Kindesalter
Springer: Berlin/Heidelberg/New York, 1981 b, 183-190

Eine MCD-Diagnose muß sich immer durch ein individuelles Vorgehen kennzeichnen, wobei das Alter des Kindes und die Informationsgespräche mit den Eltern eine entscheidende Grundlage bilden. Zur Aufdeckung motorischer Auffälligkeiten empfehlen sich motoskopische und motometrische Untersuchungsverfahren, für die allgemeine Entwicklungsdiagnostik eignet sich besonders das neurologische Untersuchungsschema von TOUWEN & PRECHTL. Ärztliche Anamnese und psychologische Befunderhebung sind für die Diagnosestellung ebenso wichtig wie Verhaltensanalysen und Verhaltensbeobachtungen. Die Leistungsfähigkeit kann über verschiedene psychodiagnostische Verfahren erfaßt werden und muß immer in Abhängigkeit zu Situationseinflüssen gewertet werden. Zur weiteren Abklärung der Symptomatik ist eine Überprüfung der Sprach- und Sprechfähigkeit und der visuellen bzw. visuomotorischen, taktil-kinästhetischen und auditiven Perzeptionsfähigkeiten notwendig sowie eine Überprüfung von Körperschema und Händigkeit. Auf der Grundlage dieser Untersuchungsverfahren lassen sich innerhalb der Symptombereiche der MCD drei Syndrome abgrenzen: minimale zerebrale Parese, Hyperaktivitäts-Syndrom und zerebrale Leistungsstörung. Hinzu kommen noch partielle Störungen, die bei den Kindern isoliert auftreten können, in der Regel aber mit anderen Störungen verbunden sind.

61) VAN DER SCHOOT, P.
Psychophysische Aspekte des Schulsonderturnens unter dem Gesichtspunkt von Aktivierung und Motorik
In: Volck, G./Reiber, H. (Red.): Schulsonderturnen in der Diskussion
Hofmann: Schorndorf, 1977, 28-40

Einleitend wird zum Problem der Hyperaktivität im Kindesalter Stellung genommen. Hingewiesen wird auf die generelle Zunahme dieser Verhaltensstörung und die Notwendigkeit, neben einer medizinisch-therapeutischen Behandlung auch erzieherische Maßnahmen zu berücksichtigen. Als Gemeinsamkeit aller Definitionsansätze zur Hyperaktivität wird der unmittelbare Bezug zum Aktivierungs- bzw. Aktivitätsniveau herausgestellt. Als Bestimmungskriterien werden ein überhöhtes Aktivierungs- und Aktivitätsniveau, Bewegungscharakteristika, ein gestörtes Lern- und Leistungsverhalten und die Unfähigkeit zur adäquaten Selbstregulation und Selbstkontrolle herausgestellt. Im Anschluß an Aussagen zur Ätiologie wird die Frage nach dem Stellenwert des Sports als erzieherischer Maßnahme erörtert. Hierzu werden die Wirkzusammenhänge zwischen Aktivierung und Motorik sowie zwischen Aktivierung und Lernen aufgezeigt. Nachfolgend werden die Möglichkeiten diskutiert, die der Schulsonderturnunterricht für Veränderungen auf der physischen, psychischen und sozialen Ebene des Verhaltens bietet.

62) VAN DER SCHOOT, P.
Bewegungserziehung mit behinderten Kindern, dargestellt am Beispiel der Hyperaktivität im Kindesalter
In: Hahn, E./Kalb, G./Pfeiffer, L. (Red.): Kind und Bewegung (Schriftenreihe des Bundesinstituts für Sportwissenschaft Bd.19)
Hofmann: Schorndorf, 1978, 102-112

Diskutiert wird zunächst der uneinheitliche begrifflich-theoretische Hintergrund und die wesentlichen Bestimmungskriterien für Hyperaktivität im Kindesalter. Hierzu gehören ein überhöhtes Aktivierungs- und Aktivitätsniveau bzw. eine grundsätzlich gestörte Regulationsfähigkeit, ein gestörtes Lern- und Leistungsverhalten und Beeinträchtigungen in der Selbstkontrolle. Im Hinblick auf den Stellenwert von Bewegungserziehung bzw. Sport bei hyperaktiven Kindern werden die wichtigsten Aussagen verschiedener aktivierungstheoretischer Ansätze zusammenfassend dargestellt. Die Beziehung zwischen Aktivierung und Motorik wird als wechselseitiger Prozess gesehen, in dem einerseits Aktivierungsprozesse durch motorische Stimulation variiert und modifiziert werden können. Andererseits übt Aktivierung einen qualitativen und quantitativen Einfluß auf die Motorik aus. Anhand einer Übersicht werden die sportrelevanten Dimensionen der Hyperaktivität (Organismus, Persönlichkeit, Umwelt und Sportmotorik) aufgezeigt und die möglichen Konsequenzen für den Sportunterricht erörtert. Angeführt werden Übungen zur Verbesserung der motorischen Grundfähigkeiten und -ferigkeiten, der senso- und psychomotorischen Funktionen, der psychophysischen Regulation, der sozialen Integration und der psychomotorischen Fertigkeiten und Leistungen. Hinweise für den täglichen Umgang mit dem hyperaktiven Kind beschließen die Ausführungen.

3.4 ZEITSCHRIFTENBEITRÄGE

63) ASAM, U.
Minimal cerebral dysfunction, Minimal cerebral palsy.
Begriffe, Pathologie, psychosoziale Bedeutung
Öff. Gesundh.-wes., 1978, 40, 673-678

Die Arbeit gibt einen Überblick über die Entstehung und Entwicklung der Begriffe, beschreibt diese inhaltlich und grenzt sie gegenüber anderen Diagnosen ab. Die Aussagen, die auch Hinweise zur Ätiologie und Pathologie enthalten, beruhen bzgl. der minimalen cerebralen Dysfunktion im wesentlichen auf angloamerikanischen Arbeiten. Die hier vertretene Auffassung einer eher genetischen Verursachung der MCD wird einer im deutschsprachigen Raum entwickelten Vorstellung gegenübergestellt. Hiernach führen die während der Phase der Hirnreifung einsetzenden Schädigungen zur eigentlichen Symptomatik. Die Definition der minimalen zerebralen Bewegungsstörung beruht auf einer graduellen Abgrenzung zu den anerkannten Anzeichen einer Zerebralparese. Es wird darauf hingewiesen, daß minimale zerebrale Bewegungsstörungen als Teilsymptome der MCD verstanden werden können. Der Beitrag endet mit Aussagen zur psychosozialen Bedeutung und Auswirkung der besprochenen Zustandsbilder.

64) ASPERGER, H.
Verhaltensstörungen bei Minimaler Cerebralparese
Heilpäd., 1974, 18, 9-11

Zunächst wird die Minimale Cerebralparese als Teil des organischen Psychosyndroms definiert, wobei zu den motorischen Störungen noch ständige Konflikte mit der Umwelt hinzukommen, die in Verhaltensstörungen zum Ausdruck kommen. Motorische Ungeschicklichkeit und Dysharmonie werden als Bewegungsmerkmale einer MCP von typischen spastischen Lähmungen abgegrenzt. Die enge Beziehung zwischen gestörter Motorik und negativ veränderter Aktivität wird aufgezeigt und in ihren Folgen für die Persönlichkeitsentwicklung beschrieben. Neben einer intensiven Elternarbeit werden heilpädagogische und physiotherapeutische Maßnahmen empfohlen. Bei guter Intelligenz sollte eine höhere Schulbildung angestrebt werden, da in intellektuellen Berufen eine bessere Kompensation der Schwächen möglich ist.

65) BAHR, F./LLANOS, R./MATUSSEK, N.
Quantitative klinische Analyse der Wirkung von Fenetyllin (Captagon^R) auf hyperkinetische Kinder

Pharmakopsychiat. Neuro-Psychopharm., 1970, 3, 60-66

In einem Doppelblindversuch wurde die Wirkung von Fenetyllin auf das Verhalten von 10 hyperkinetischen Kindern untersucht. Die quantitative Bestimmung der Auswirkungen wurde mittels Zeitschreiber, Bewegungsmeßgeräten und einem Beurteilungsbogen vorgenommen. Neben einer deutlichen Dämpfung der motorischen Aktivität konnte eine psychische Stabilisierung festgestellt werden. Bei Überdosierungen traten als Nebeneffekte Traurigkeit und Weinerlichkeit auf sowie eine Verstärkung stereotyper Bewegungen. Diese Ergebnisse sind vergleichbar mit den bekannten Amphetamin- bzw. Methylphenidateffekten. Die Frage einer möglichen Dauermedikation mit Fenetyllin konnte aufgrund dieser Untersuchung nicht beantwortet werden.

66) BAUER, A./LIEBIG, W.
Sport als Therapie bei Kindern mit minimaler cerebraler Dysfunktion (MCD): Eine Pilotstudie
Z. Heilpäd., 1985, 36, 693-700

Im Rahmen einer experimentellen Untersuchung wurde überprüft, ob und in welchem Ausmaß die Verhaltensproblematik und Symptomatik von MCD-Kindern über eine sporttherapeutische bzw. psychomotorische Förderungsmaßnahme positiv beeinflußt werden konnte. Die Untersuchungsstichprobe bestand aus 42 Kindern, die für die Dauer von ca. einem Jahr an einem Modellversuch teilnahmen. Nach Beendigung der Therapie zeigte sich für die Gesamtheit aller Merkmalsausprägungen eine prozentuale Verbesserung um 36,5 %, für die Mehrzahl der einzelnen Primär- und Sekundärsymptome lagen die Verbesserungen zwischen 30 und 72 %. Die Ergebnisse ließen sich in bezug auf ihre statistische Signifikanz absichern.

67) BERGER, E./FRIEDRICH, M.H.
Die minimale cerebrale Dysfunktion. Ein kinderpsychiatrischer Forschungsschwerpunkt
J. angew. Soz. forsch., 1977, 17, 27-29

Das Kurzreferat gibt einen Einblick in die Entwicklung des Konzepts der MCD und zeigt die verschiedenen Erklärungsansätze auf, die für Teilleistungsschwächen im Bereich der Wahrnehmung, Motorik und Sprache herangezogen werden. Die Aussagen zur Diagnostik lassen die Notwendigkeit eines hohen wissenschaftlichen Kenntnisstandes erkennen. Hinweise auf Therapiemöglichkeiten beziehen sich auf drei Teilbereiche: die medikamentöse Therapie als flankierende Begleitmaßnahme; psychotherapeutische Maßnahmen in ihrer Bedeutung für die sekundäre Neurotisierung; funktionell-therapeutische Übungsverfahren mit der Aufgabe einer kompensatorischen Erziehung.

68) BERGER, E./SCHUCH, B.
Habituation bei Kindern mit minimaler zerebraler Dysfunktion
Z. Kinder- Jugendpsychiat., 1977, 5, 56-60

An der Pilot-Studie nahmen 14 Kinder im Alter von 8;0 - 12;10 Jahren teil, von denen 9 der Kategorie MCD-positiv, 5 der Kategorie MCD-negativ zuzuordnen waren. Ein Zusammenhang zwischen der Diagnose MCD, der Spontanfluktuation des Hautwiderstandes und der Habituationsgeschwindigkeit konnte nicht festgestellt werden. Aufgrund der geringen Anzahl der Versuchspersonen werten die Autoren das Ergebnis nicht als grundsätzliche Aussage zum Zusammenhang zwischen MCD und Habituation. Die formulierten Konsequenzen hinsichtlich der geplanten Hauptuntersuchung beziehen sich in erster Linie auf die Erweiterung der diagnostischen Kriterien, die Modifizierung der Untersuchungssituation sowie auf die Art der Datenverarbeitung.

69) BLEEK, G./MARTINIUS, J./DORFMÜLLER, M./WITTROCK, J.
Leserbriefe. Zu: W. EICHLSEDER, Zur Behandlung konzentrationsgestörter Kinder mit DL-Amphetamin
Päd. Prax., 1974, 14, 571-574

In ihrer Stellungnahme weisen BLEEK und MARTINIUS darauf hin, daß eine Indikation von Psychopharmaka sehr kritisch gesehen werden muß. Es wird hervorgehoben, daß Kinder mit Hyperaktivität, leichter Hirnfunktionsstörung oder Lernstörungen nicht ohne weiteres in einer Gruppe zusammengefaßt werden dürfen. Wenngleich die diagnostischen Möglichkeiten beschränkt sind, können neurologische Untersuchungen, EEG und psychologische Tests doch wichtige Hinweise und Ergebnisse liefern. Gefordert wird die Beachtung folgender Behandlungskriterien für eine Psychopharmakatherapie: Ausschluß von Kindern mit psychogenen Störungen; Durchführung einer neurologischen Untersuchung; Erstellung eines EEG; diagnostische Differenzierung zwischen allgemeiner Lernstörung und Teilleistungsstörungen; Ausschluß von Kindern mit suchtgefährdeten oder süchtigen Geschwistern; strenge Therapieüberwachung. DORFMÜLLER kritisiert, daß die von EICHLSEDER als Grund für eine Psychopharmakatherapie angeführten Symptome sich gleichermaßen bei psychogenen Störungen finden. Auch wenn eine medikamentöse Behandlung im Vergleich zu einer psychologischen Therapie wesentlich einfacher ist, rechtfertigt dies nicht ihre Anwendung. Eine häufig nur geringe Mitarbeitsbereitschaft der Eltern bei der Behandlung wird bedauert. Abschließend wird vor einer Simplifizierung der Diagnostik und Therapie von Lern- und Leistungsstörungen gewarnt. WITTROCK betont die Notwendigkeit einer interdisziplinären Zusammenarbeit von Ärzten, Psychologen und Spezialisten. Eine Diagnosestellung allein auf der Grundlage einer Anamnese durch die Mutter wird für fragwürdig gehalten.

70) BÖHME, G.
Die frühkindliche Hirnschädigung unter besonderer Berücksichtigung der Stimm-, Sprach- und Hörstörungen
Wiss. Z. Karl Marx Univ., 1965, 14, 671-674

Der Bericht faßt die Ergebnisse einer empirischen Untersuchung an 802 Personen mit frühkindlicher Hirnschädigung zusammen. Es konnten verschiedene pathologische Reaktionen am Stimmapparat festgestellt werden, die in ihrer Auftretenshäufigkeit jedoch gering waren. Demgegenüber wiesen 82,9 % der untersuchten Personen Sprachstörungen auf wie: verzögerte Sprachentwicklung, partielles, multiples und universelles Stammeln, Agrammatismus, Stottern, Poltern, audiogene Dyslalie und Dysarthrie. Auf das Störungsbild "Stottern" wird wegen der hohen Auftretenshäufigkeit von 19,3 % ausführlicher eingegangen. Die Diagnose "Hörstummheit" konnte bei keinem Patienten gestellt werden. Mit 16,8 % waren pathologische Hörstörungen häufig gegeben, wobei Vererbungsfaktoren als Ursache ausgeschlossen werden konnten.

71) BÖHME, G.
Verzögerte Sprach- und Sprechentwicklung infolge "minimaler zerebraler Dysfunktion"
HNO, 1980, 28, 201-205

MZD wird als Oberbegriff für eine Vielzahl von Symptomen und Symptomkomplexen verstanden. Hingewiesen wird auf die Tatsache, daß es für MZD zahlreiche unterschiedliche Bezeichnungen gibt, die klinische Symptomatologie meistens im Vordergrund steht und exakte Beschreibungen für die sich als Folge einer MZD ergebenden Sprach- und Sprechstörungen bisher nicht vorliegen. Bei einer mehrdimensionalen Diagnostik sollten auch phoniatrisch-logopädische Befunde berücksichtigt werden. Eigene Untersuchungen haben gezeigt, daß Sprach- und Sprechstörungen bei MZD-Kindern sehr häufig sind (53,2 %), oft mit einer verzögerten Sprach- und Sprechentwicklung einhergehen und vor der

Einschulung deutlich zunehmen. Typische Erscheinungen
sind Dysarthrien und Stotter-Syndrom. Hörstörungen
finden sich selten. Psychoreaktive Auffälligkeiten
können direkte Folge einer verzögerten Sprach- und
Sprechentwicklung sein. Eine differenzierte Diagnostik
ist unbedingt erforderlich, da die Störungen eine Folge vielfältiger Verursachungsbedingungen sein können.
Die Behandlung beruht auf vier Grundprinzipien: Elternberatung, übende Verfahren, psychagogische und heilpädagogische Maßnahmen, Psychopharmaka. Die Prognose
der verzögerten Sprach- und Sprechentwicklung wird als
gut bezeichnet.

72) BÖHME, G./BOTZLER, R.
Minimale zerebrale Dysfunktion und Sprachstörungen
Münch. Med. Wschr., 1975, 117, 1883-1886

Aus 206 als gesund geltenden Münchener Vorschulkindern
im Alter von 4;9 - 7;9 Jahren konnten aufgrund einer
mehrdimensionalen Diagnostik 43 Kinder mit MZD herausgefunden werden. Alle Kinder wurden in einem Doppelblindversuch auf phoniatrische Auffälligkeiten untersucht. Aus der Gruppe der MZD-Kinder waren 23 (52,3 %)
Kinder sprach- bzw. sprechgestört, aus der Vergleichsgruppe 47 (28,8 %). Bei 34,8 % der Kinder mit MZD bestand eine Dyslalie, bei 6,9 % ein Dysgrammatismus.
Weitere 6,9 % der Kinder hatten ein Stotter-Syndrom
und 27,9 % wiesen eine Störung der Zungenkoordination
auf. Zudem zeigte sich, daß Sprech- und Sprachstörungen zwischen dem 5. und 6. Lebensjahr deutlich ansteigen. Neben einer gezielten logopädischen Intervention
sollen zusätzliche physiotherapeutische Maßnahmen und/
oder ein visuelles Perzeptionstraining und/oder ein
ergotherapeutisches Programm und/oder eine Schwimm-
und Reittherapie helfen, dem differenzierten Störungsbild entgegenzuwirken.

73) BROCKE, B.
Zur Diagnose, Ätiologie und Therapie des Hyperkinese-
Syndroms
Prax. Kinderpsychol. Kinderpsychiatr., 1984 a, 33,
222-233

Es werden Ergebnisse und Perspektiven zur Diagnose,
Ätiologie und Therapie des hyperkinetischen Syndroms
dargestellt, die in den letzten 10 Jahren in den USA
veröffentlicht wurden. Im Bereich der Diagnostik wird
kurz auf die ungünstige Situation im deutschen Sprachraum eingegangen, wo sich weder psychometrisch angemessen untersuchte und abgesicherte Tests, noch ausreichend geprüfte Übersetzungen amerikanischer Ver-

fahren finden. Bei der Darstellung der Ätiologie, die bisher eine unsystematische Entwicklung erkennen läßt, wird gezeigt, wie vor allem im Bereich psychologischer und psychogener Aspekte eine theorieorientierte Vorgehensweise Fortschritte ermöglichen könnte. Aufgrund der gegenwärtig noch geringen Beziehung zwischen Ergebnissen, Entwicklungen und Perspektiven zur Therapie und Beratung beim hyperkinetischen Syndrom werden lediglich die derzeit wichtigsten Ansätze problematisiert. Als Alternative zu der sehr umfangreich untersuchten Pharmakatherapie wird die Verhaltenstherapie bzw. Verhaltensmodifikation genannt. Den sensorischen und motorischen Übungsprogrammen wird nur eine sekundäre Bedeutung beigemessen.

74) BROCKE, B.
Das Hyperkinese-Syndrom. Ansätze einer integrierenden Theorie und Forschungsprogrammatik I
Z. Klin. Psychol. Psychopath. Psychotherap., 1984 b, 32, 43-61

Der Stand der Hyperkinese (HKS)-Forschung wird in einer ausgesprochen wissenschaftlichen und nicht immer leicht verständlichen Form dargestellt. Dabei wird hervorgehoben, daß es sich bei Hyperkinese um ein chronisches Problem bzw. "hartes Phänomen" handelt, das im Alter zwischen 2 - 15 Jahren auftritt. Diskutiert, kritisch bewertet und problematisiert werden Aussagen und Erkenntnisse zur Symptomatik, Diagnose und Ätiologie unter Berücksichtigung verschiedener Forschungsstrategien und entwicklungstheoretischer Ansätze. Anschließend werden die wichtigsten Ergebnisse zur HKS-Forschung dargestellt unter Bezugnahme auf verschiedene Theorien der hirnorganischen Verursachung, primäre organische Ätiologie-Theorien, Nahrungsunverträglichkeiten als Ursachenfaktor, Erklärungsansätze auf der Grundlage der Aktivierungstheorie und Aspekte der Vererbung oder Genetik. Mit einem Überblick und Kommentar zu einigen weiteren Erklärungsansätzen wie prä- und perinatalen Risikofaktoren, Reifungsverzögerung, neurochemischen Faktoren, verhaltenstherapeutischen Ansätzen und psychogenen Verursachungen werden die Ausführungen beendet.

75) BROCKE, B.
Das Hyperkinese-Syndrom. Ansätze einer integrierenden Theorie und Forschungsprogrammatik II
Z. Klin. Psychol. Psychopath. Psychotherap., 1984 c, 32, 123-145

Die bisherigen Erkenntnisse und Ergebnisse der wichtigsten Ansätze zum Hyperkinese-Syndrom werden einer stark wissenschaftstheoretisch ausgerichteten Analyse unterzogen. Die Erklärungsansätze orientieren sich an bestimmten Gesetzmäßigkeiten oder Annahmen und haben somit den Charakter von wahrscheinlichen Zusammenhängen, die auf der Grundlage von Hypothesen erklärt werden. Berücksichtigt werden dabei eine Hyperkinese-Theorie auf der Grundlage einer differentiellen hierarchischen Ätiologie, der Aktivierungstheorie sowie Ansätze einer empirischen Hyperkinese-Forschung. Abschließend wird noch die Aktivierungstheorie von EYSENCK in ihrer Systematik dargestellt.

76) CAMMANN, R./GÖLLNITZ, G./GIEROW, W.
Die Bedeutung von Latenz- und Amplitudenwerten des optisch evozierten Potentials bei frühkindlich hirngeschädigten Kindern
Psychiat. Neurol. Med. Psychol., 1984, 36, 65-74

Von 38 frühkindlich hirngeschädigten und 26 hirngesunden Jungen wurden die Latenz- und Amplitudenkennwerte des optisch evozierten Potentials im Abschnitt von 50 bis 200 ms ermittelt. Die Gruppe der hirngeschädigten Kinder zeigte bei Blitz- und Musterreizung verlängerte Latenzen. Bei Blitzreizung waren die Amplitudenkennwerte der Hirngeschädigten-Gruppe erhöht, bei Musterreizung hingegen niedriger als bei der Normalgruppe. Die Ergebnisse werden in Relation zu vergleichbaren Untersuchungen diskutiert und als verzögerte Reifung zentralnervöser Funktionen gewertet.

77) COHEN, N.J.
Das hyperaktive Syndrom: Therapiekonzepte und Behandlungsverläufe
Z. Kinder-Jugendpsychiat., 1980, 8, 407-424

Das aus dem Amerikanischen übersetzte Übersichtsreferat gibt zunächst einen kritischen Überblick über neuere Ergebnisse zur Kurz- und Langzeitwirkung der Stimulantien- und Verhaltenstherapie als isolierter Behandlungsmaßnahme wie auch als kombinierter Intervention. Die Wirkungsmechanismen werden allgemein sowie unter besonderer Berücksichtigung des Vorschulalters beschrieben. Anschließend wird eine eigene Untersuchung an 24 hyperaktiven Kindern geschildert, die nach verschiedenen Therapiekonzepten behandelt und mit einer nach Alter, IQ und Schichtzugehörigkeit parallelisierten Kontrollgruppe verglichen wurden.
6 Kinder erhielten eine kognitive Verhaltensmodifikation, 8 eine Medikation mit Methylphenidat, 6 Kinder eine aus beiden Methoden kombinierte Behandlung und 4 Kinder blieben unbehandelt. Die Kinder aller vier

Untersuchungsgruppen verbesserten sich bzgl. Verhaltensproblematik, Unaufmerksamkeit, Hyperaktivität, Impulsivität sowie Selbstwertgefühl, wobei die medikamentös behandelten Kinder die größten Veränderungen aufzeigten. Für den erfolgreichen Einsatz einer primär kognitiv ausgerichteten Verhaltensmodifikation ist ein fortgeschritteneres kognitives Entwicklungsstadium notwendig, als es bei Vorschulkindern gegeben ist. Demzufolge empfiehlt sich in dieser Altersstufe eher die Anwendung von Verstärkungsstrategien. Abschließend werden wissenschaftsmethodische Problemstellungen anhand der eigenen Untersuchungsergebnisse und bisheriger Erkenntnisse aus der Literatur aufgezeigt.

78) CORBOZ, R.J.
Der Einfluß von Hirnfunktionsstörungen auf die Entwicklung des Kindes
Soz. Präventivmed., 1975, 20, 230-231

Es handelt sich um eine kurze Gegenüberstellung des früh erworbenen psychoorganischen Syndroms und der später erworbenen Formen des infantilen bzw. juvenilen psychoorganischen Syndroms in Form einer Zusammenfassung eines Vortrages im Rahmen des Colloquium Paedopsychiatricum Europaeicum in Saint-Germain-en-Laye bei Paris vom 14. September 1974. Eine ausführliche Wiedergabe des Vortrages ist 1977 erschienen.

79) CORBOZ, R.J.
Psychopathologie und Therapie von Hirnfunktionsstörungen im Kindes- und Jugendalter
Ther. Umschau, 1977, 34, 6-14

Einleitend wird die Bedeutung des Schädigungszeitpunktes für die Entwicklung des psychoorganischen Syndroms herausgestellt. Die Symptomatik in den verschiedenen Entwicklungsabschnitten wie Säuglings- und Kleinkindalter, Kindergarten- und Schulzeit, Pubertät und Adoleszenz wird in ihrer Beziehung zur jeweiligen Umwelt beschrieben und in Verbindung zu einer Vielzahl möglicher Fehlentwicklungen aufgezeigt. In tabellarischer Form wird eine Übersicht über die Wirksamkeit pädagogischer Maßnahmen, Psychotherapie und der Pharmakatherapie auf die POS-Symptomatik gegeben. Im Kindesalter muß fast immer eine kombinierte Therapie mit verschiedenen Angriffspunkten durchgeführt werden. Abschließend wird auf die Spätform des POS-Syndroms eingegangen und die Gemeinsamkeit in der Symptomatik zur Frühform betont. Besonders hervorgehoben wird, daß Funktionen wie z.B. Sprache oder visuomotorische Funktionen nach Erlangung eines bestimmten Entwicklungsstands nur durch eine größere cerebrale Läsion beeinträchtigt werden können.

80) EHRHARDT, K.J.
Leitsymptom: Konzentrationsstörungen bei Schulkindern
Dtsch. Ärztebl., 1975, 46, 3179-3182

In Form eines Übersichtsaufsatzes erfolgt eine Definition der Konzentrationsstörung als ständiger Abweichung der aufgabenbezogenen Aufmerksamkeitsdauer. Aufgrund von Lehrerurteilen und Erfahrungen aus der Kinderpsychiatrie wird für Schulanfänger eine Aufmerksamkeitsspanne von ca. 10 Minuten, für 10-jährige Kinder von ca. 20 Minuten und ab 14 Jahren von ca. 30 Minuten angegeben. Als Ursachen für eine verminderte Konzentrationsfähigkeit werden minimale frühkindliche Hirnschädigungen, vegetativ-orthostatische Regulationsstörungen, Teilleistungsstörungen und psychische Störfaktoren genannt. Zur Behandlung der Konzentrationsstörung wird eine Intervall-Arbeitsmethode empfohlen sowie spezifische Therapiemöglichkeiten, die sich an den verschiedenen Ursachen orientieren.

81) ERHARDT, K.J./BIENEFELD, Ch./POTHMANN, R.
Aufmerksamkeit und Ablenkbarkeit bei hyperkinetischen Kindern. Methoden und Forschungsergebnisse
Z. Kinder-Jugendpsychiat., 1985, 13, 95-109

Vorgestellt wird eine apparative Methode zur Messung der Daueraufmerksamkeit, bei der verschiedene Parameter gleichzeitig und fortlaufend über eine halbe Stunde registriert werden. Das Verfahren wurde an einer Untersuchungsstichprobe von 53 8 bis 9-jährigen gesunden Kindern validiert, wobei sich die Parameter Leistungsgeschwindigkeit und kurzfristige Aufmerksamkeitsschwankungen als wenig zuverlässig erwiesen, die Fehlerzahl und die Anzahl der impulsiven Reaktionen hingegen als bedeutsam. Impulsive Reaktionen waren bei gesunden Kindern gleichermaßen zu beobachten wie bei hyperkinetischen Kindern. In einer weiteren Untersuchung wurde die Daueraufmerksamkeit in Ruhe und unter Ablenkung von 12 8 bis 11-jährigen hyperkinetischen Kindern und einer parallelisierten Kontrollgruppe verglichen. In den Parametern "Fehlerzahl" und "Impulsive Reaktionen" zeigten sich nur unter Ruhebedingungen signifikant höhere Werte für die hyperkinetischen Kinder. Unter Ablenkung verschwanden die Unterschiede und wurden mit zunehmender Dauer geringer. Die Ergebnisse widerlegen die Annahme, daß hyperkinetische Kinder eine erhöhte Ablenkbarkeit und stärkere Aufmerksamkeitsschwankungen haben. Vielmehr scheint bei diesen Kindern eine generelle Aufmerksamkeitsschwäche vorzuliegen.

82) EICHLSEDER, W.
Zur Behandlung konzentrationsgestörter hyperaktiver Kinder mit DL-Amphetamin
Päd. Prax., 1974 a, 14, 109-123

Zu Beginn des Berichtes stehen einige Vorbemerkungen wie z.b. die Charakterisierung hyperaktiver Kinder aus der Sicht der Mütter oder Literaturhinweise bzgl. der Entwicklung des Syndroms. Anschließend berichtet der Verfasser über eigene Erfahrungen bei der Behandlung hyperaktiver Kinder unter Angabe des Krankenguts (97 Kinder von 6 bis 14 Jahren), Durchführung und Effektivität der Behandlung sowie Fragen der Dosierung und Verordnung von Medikamenten. Auf der Grundlage überwiegend amerikanischer Literatur werden Fragen zur Definition, Indikation, Amphetamin-Behandlung, Dosierung, Effektivität und Sucht- und Mißbrauchgefahr diskutiert. Betont wird die Notwendigkeit der Behandlung mit Psychoanaleptika bei denjenigen verhaltensgestörten Kindern, die rascher Hilfe bedürfen und bei denen eine langwierige Ursachenerklärung nicht abgewartet werden kann. Für eine medikamentöse Therapie wird bis auf weiteres DL-Amphetamin mit Ausweichmöglichkeit auf D-Amphetamin oder Methylphenidat (Ritalin) empfohlen.

83) EICHLSEDER,W.
Schlußwort: Behandlung konzentrationsgestörter, hyperaktiver Kinder mit DL-Amphetamin
Päd.Prax., 1974 b, 14, 574-585

Die Stellungnahme zu einer Kritik von BLEEK, DORFMÜLLER, MARTINIUS und WITTROCK geht zunächst auf verschiedene Gesichtspunkte der Definition, Nomenklatur, Ätiologie und Pathogenese des hyperkinetischen Syndroms ein. Zur Diagnose erfolgen Aussagen unter besonderer Berücksichtigung von Symptomlisten, neurologischen Untersuchungen und EEG sowie psychologischen Untersuchungen. Bezüglich psychogener Verursachungsfaktoren und ihrer kausalen Behandlung durch Psychotherapie wird darauf hingewiesen, daß eine Unterscheidung von Primär- und Sekundärsymptomatik so gut wie nie mit Sicherheit getroffen werden kann. Zudem ist die Wirksamkeit einer Therapie entscheidend, nicht ihre kausale Bedingtheit. Eine mögliche Suchtgefahr bei medikamentöser Behandlung wird als unwahrscheinlich dargestellt. Psychopharmakatherapie wird immer dann als begründet angesehen, wenn das Kind unter seiner Symptomatik leidet.

84) EICHLSEDER, W.
Studie zur Häufigkeit des hyperkinetischen Syndroms

an Münchener Schulen
Suppl. Pädiat. Prax., 1977 a, 18, 93-100

Mit Hilfe des Conners-Kurzfragebogens sollte die Auftretenshäufigkeit des hyperkinetischen Syndroms in Deutschland ermittelt werden. Von 7268 ausgegebenen Fragebögen konnten 5099 für Analysezwecke verwendet werden. Sogenannte "Conners-positive" Kinder mit mindestens 15 der 30 möglichen Punkte fanden sich 2 - 3 mal häufiger bei den Jungen. In den Klassen 1 - 4 waren es 13,4 % der Jungen und 5,6 % der Mädchen, in den Klassen 5 - 9 11 % der Jungen und 4,9 % der Mädchen. Die Hauptschulen hatten gegenüber den Gymnasien eine größere Zahl "Conners-positive" Jungen und Mädchen. Auf eine Interpretation der Ergebnisse wurde verzichtet, da die ermittelten Daten nicht ausreichend gesichert waren. Ergänzend werden einige andere Untersuchungen zum Fragenkomplex betrachtet, Gemeinsamkeiten herausgestellt und kurz mit den eigenen Ergebnissen verglichen.

85) EICHLSEDER, W.
Behandlung hyperkinetischer Kinder mit DL-Amphetamin und Methylphenidat
Suppl. Pädiat. Prax., 1977 b, 18, 101-114

Der Erfahrungsbericht gibt Beobachtungen wieder, die an 239 hyperkinetischen Kindern im Alter von 5 - 14 Jahren gemacht wurden. 64 Kinder konnten nicht erfolgreich behandelt werden. Ein Versagen der Therapie lag u.a. dann vor, wenn keine Symptomverbesserung erzielt werden konnte, ein schwankender Symptomverlauf oder ungenügende Kooperation von Eltern und Lehrern gegeben war. 73 % (n=175) der Stichprobe zeigten entweder eine ausreichende Verbesserung der Symptome bei nicht vorhandenen bzw. nur geringen Nebenwirkungen oder die Behandlung konnte abgesetzt werden, weil das Kind symptomfrei war oder die Symptome deutlich verringert waren. 70 % der Kinder kamen mit einer Tagesdosis von 10 mg DL-Amphetamin aus, ebenfalls 70 % der Kinder kamen bei Methylphenidat mit 15 mg und weniger aus. Bei 66 Kindern mußten ein oder mehrere Medikamentenwechsel vorgenommen werden. Hierbei war Appetitlosigkeit einer der Hauptgründe. Die Behandlungsdauer lag zwischen 1 - 2 Monaten und 18 - 23 Monaten. Die Beobachtungsdauer war in der Regel doppelt so lang. Abschließend erfolgt eine Diskussion allgemeiner Probleme der Medikation, der Dosierung, des Medikamentenwechsels, der Behandlungsdauer und der Nebenwirkungen.

86) EICHLSEDER, W.
Das hyperkinetische Syndrom
Der informierte Arzt, 1977 c, 5, 26-42

Hingewiesen wird auf die Vielschichtigkeit der Symptomatik unter Hervorhebung der Kernstörungen wie Hyperaktivität, Aufmerksamkeitsstörung, Koordinationsschwäche, antisoziales Verhalten. Betont wird, daß die Kinder oftmals genau wissen, was sie falsch machen, sich bessern wollen, aber dieses nicht können. Das Vorkommen der Störung wird mit 5 - 10 % bei allen Schulkindern angegeben, wobei Mädchen weniger häufig betroffen sind als Jungen. Als wichtigstes diagnostisches Kriterium wird eine detaillierte Anamnese und die Erfragung des aktuellen Verhaltenszustandes angesehen. Die Effektivität psychologischer Behandlungsmethoden wie Spieltherapie und Verhaltenstherapie wird in Relation zu ihrem Aufwand und im Vergleich zur medikamentösen Behandlung mit Stimulantien als gering eingeschätzt. Hinsichtlich möglicher Nebenwirkungen bei der Stimulantienbehandlung wird darauf hingewiesen, daß diese meist nach ein bis drei Wochen verschwinden und eine Suchtgefährdung bisher ausgeschlossen werden kann.

87) EICHLSEDER, W.
Welche Bedeutung haben Psychotherapie und Verhaltenstherapie bei der Behandlung von Kindern mit hyperkinetischem Syndrom?
Päd. Prax., 1981 a, 25, 219-225

Der Kurzbericht beginnt mit der Darstellung eigener Erfahrungswerte bei der Anwendung der oben genannten Verfahren, die auf den Mitteilungen von Eltern beruhen. Aufgrund von Ergebnissen aus der Literatur wird eine traditionell orientierte Psychotherapie als nicht geeignet angesehen, die Kernsymptome hyperkinetischer Kinder positiv zu beeinflußen. Verhaltenstherapie wird nicht grundsätzlich abgelehnt, sollte aber aufgrund noch unzureichender Erkenntnisse kritisch bewertet und nicht als primäre oder einzige Behandlungsform eingesetzt werden. Sie sollte grundsätzlich in der Alltagsumgebung des Kindes durchgeführt werden. Eine stationäre Behandlung allein zum Zwecke der Verhaltenstherapie oder Psychotherapie ist nicht gerechtfertigt. Eine Stimulantienbehandlung stellt eine sinnvoll Ergänzungsmaßnahme zur Verhaltenstherapie dar.

88) EICHLSEDER, W.
Beratung von Eltern und Kindern beim hyperkinetischen Syndrom
Päd. Prax., 1981 b, 25, 595-602

Zunächst wird beschrieben, wie hyperkinetische Kinder ihre Störungen selbst erleben und wie sie durch Umweltreaktionen beeinträchtigt werden. Anschließend werden Ratschläge für die Gesprächsführung mit Eltern und hyperkinetischen Kindern gegeben. Die Eltern sollten von möglichen Selbstvorwürfen befreit werden, bei den Kindern sollte ein positives Bild ihres Verhaltens aufgebaut werden und auf die therapeutische Zielsetzung hingewiesen werden. Weiterhin wird auf die Funktion des Kinderarztes bei der Betreuung während der Therapie aufmerksam gemacht und werden mögliche Probleme bei der Behandlung älterer Kinder aufgezeigt. Konkrete Ratschläge für Eltern und Literaturhinweise beenden den Beitrag.

EICHLSEDER, W.
Praktische Hinweise zur Behandlung konzentrationsgestörter, hyperaktiver Kinder mit Stimulantien
Kinderarzt, 1981 c, 12, 1844-1851

In Form eines Erfahrungsberichtes wird nach einer kurzen Beschreibung der Symptomatologie (Kernsymptome/ typische Klagen/Verhaltensweisen/Entwicklungen) und Diagnosestellung eine ausführliche Erörterung wichtiger Einzelheiten zur praktischen Anwendung der Stimulantienbehandlung gegeben. Neben dem Vorgehen bei einer medikamentösen Behandlung werden Angaben zur Rezeptur von DL-Amphetamin und Ritalin, sowie genaue Dosierungsangaben gemacht. Darüber hinaus werden weitere detaillierte Therapiehinweise gegeben. Zur Kontrolle der Wirkung bzw. Nebenwirkungen bei Dauermedikation wird der regelmäßige Kontakt zu Eltern und nach Möglichkeit auch zu Lehrern empfohlen.

EICHLSEDER, W./MARTINIUS, J.
Bohnenkaffee und Hyperaktivität
Päd. Prax., 1975, 15, 356-357

Von zwei Autoren wird die Frage beantwortet, inwieweit Bohnenkaffee zur Behandlung von Hyperaktivität eingesetzt werden kann, welche Dosierung angezeigt ist und welche Nebenwirkungen zu erwarten sind. EICHLSEDER zitiert die bisher einzige Veröffentlichung, bei der 11 Kinder im Alter von 7 - 8 Jahren zunächst mit Ritalin behandelt wurden und nach einer dreiwöchigen Pause morgens und mittags eine Tasse Kaffee erhielten. Die Kinder zeigten unter Coffein das gleiche Verhalten wie unter dem Medikament. Nebenwirkungen wurden nicht beobachtet. EICHLSEDER vertritt die Auffassung, daß das in seiner Wirkungsweise noch unzureichend untersuchte Coffein vorerst nicht eingesetzt werden sollte und verweist auf die bekannten Psychoanaleptika. MARTINIUS gibt zu Bedenken, daß streng kontrollierte Untersuchungen noch abgewartet werden sollten, um nicht vorzeitig eine möglicherweise aussichtsreiche Behandlungsform durch falsche Indikationsstellung und unbefriedigende Resultate in Mißkredit zu bringen.

91) EICHLSEDER, W./MARTINIUS, J.
Coffein und Captagon bei hyperkinetischem Syndrom
Päd. Prax., 1979, 21, 569-570

Beide Autoren beantworten die Frage ob Captagon oder Coffein vollwertige Alternativen für die Dauerbehandlung des hyperkinetischen Syndroms darstellen. Unter Hinweis auf die erst wenigen Publikationsergebnisse ist für EICHLSEDER ein Behandlungsversuch mit Coffein sinnlos. Der Einsatz von Captagon sollte erst erwogen werden, wenn mit Stimulantien keine Wirkung erzielt werden konnte oder zu starke Nebenwirkungen auftraten. Captagon als vollwertige Alternative wird für unwahrscheinlich gehalten. MARTINIUS weist darauf hin, daß Coffein, Methylphenidat und Captagon (Fenetyllin) unterschiedlichen Stoffgruppen angehören, somit unterschiedlich wirksam werden und daher auch nicht austauschbar sind. Während die kontrollierten Untersuchungen mit Coffein negativ ausgefallen sind, liegen solche Studien für Captagon nicht vor.

92) EISERT, H.G.
Hyperkinetisches Syndrom: Stimulantientherapie und Suchtgefahr
Z. Kinder- Jugendpsychiat., 1983 a, 11, 264-279

Diskutiert wird das Problem der Suchtgefahr im Rahmen der Stimulantientherapie bei hyperkinetischen Kindern. Am Beispiel der Mannheimer Kinder- und Jugendpsychiatrischen Klinik wird aufgezeigt, welchen Stellenwert eine medikamentöse Behandlung grundsätzlich einnimmt. Es wird festgestellt, daß bei ungefähr der Hälfte aller medikamentösen Therapien Stimulantien gegeben werden. Bisherige klinische Erfahrungen zur Suchtgefährdung lassen bei behandelten Kindern keine häufigere Drogenabhängigkeit erkennen. Allerdings ist die Zahl empirischer Befunde über den Zusammenhang von Hyperaktivität und Stimulantientherapie mit Suchtverhalten wegen methodischer Probleme noch begrenzt. Auch wenn bisher noch kein erhöhter Drogenmißbrauch nachgewiesen werden konnte, wird vor einer undifferenzierten Verschreibungspraxis allein schon wegen der eventuellen somatischen Nebenwirkungen gewarnt.

93) EISERT, H.G.
Das hyperaktive Kind in der Schule
Öff. Gesundh.-wes., 1983 b, 45, 481-487

Bei der Beschreibung des hyperaktiven Kindes wird die soziale Isolation in der Schule und im Elternhaus betont. Die Leitsymptome sind überwiegend Ausdruck der Interaktionsprobleme und der Schwierigkeiten bei der Bewältigung altersspezifischer Anforderungen. Hyperaktivität wird als Daueraufmerksamkeitsstörung vielfältiger Genese beschrieben, die sich mitunter nur schwer gegen Störungen des Sozialverhaltens und emotionale Störungen abgrenzen läßt. Als psychologische Interventionsmaßnahmen werden Modelle der Unterrichtsstrukturierung angesprochen und Ansätze der Verhaltensmodifikation vorgestellt, vor allem kognitiv orientierte Vorgehensweisen zwecks Vermittlung von Problemlösungsfertigkeiten. Eine Stimulantienbehandlung kann zwar eine Verbesserung der Daueraufmerksamkeit bewirken und ist somit Voraussetzung für schulische Leistungen, kann die Schulleistung selbst aber nicht beeinflußen. Kritische Argumente gegen eine medikamentöse Verhaltensänderung beziehen sich auf die verschiedenen Nebenwirkungen wie vermindertes Größenwachstum, Appetitlosigkeit, Schlafprobleme usw. Hingewiesen wird auf die Vielzahl von Therapieabbrüchen, obgleich die Wirksamkeit und die Notwendigkeit der Intervention gegeben ist.

94) EISERT, H.G./EISERT, M./SCHMIDT, M.H:
Stimulantientherapie und kognitive Verhaltensmodifikation bei hyperaktiven Kindern
Z. Kinder- Jugendpsychiat., 1982, 10, 196-215

Berichtet wird über eine multimodale Behandlung bei 19 achtjährigen hyperaktiven Kindern. Sie erhielten nacheinander entweder zuerst eine kognitive Verhaltensmodifikation oder eine Stimulantientherapie (Methylphenidat), dann die jeweils andere Intervention und daran anschließend eine aus beiden Verfahren kombinierte Behandlung. Die Behandlungseffekte wurden über eine Verhaltensbeobachtung im Unterricht, Eltern- und Lehrerratings (Kurzform der Conners-Rating-Scale) und psychologische Testverfahren (Matching-Familiar-Figures, Wiener Determinationsgerät u.a.) erfaßt. Unabhängig von der Reihenfolge der Interventionsmaßnahmen traten über die gesamte Dauer Verbesserungen auf. Eine Abhängigkeit der beobachteten Veränderungen wird durch die Überlegenheit der multimodalen Behandlung gegenüber einer anders behandelten Kontrollgruppe nicht angenommen.

95) ENGELS, H.J.
Über die Störung der Lernfähigkeit bei frühkindlicher Hirnschädigung
Acta Paedopsychiat., 1966, 33, 67-77

Die frühkindliche Hirnschädigung mit ihren somatischen und psychischen Symptomen sowie Genese und Zeitpunkt der Schädigung werden beschrieben. In der Konsequenz dieser Ausführungen wird vorgeschlagen, Encephalopathie als generellen nosologischen Terminus aufzufassen, wenn die organische Grundlage der Auffälligkeiten gesichert ist und chronische, irreversible Entwicklungsschäden vorhanden sind, eine exaktere Definition jedoch unmöglich ist. Des weiteren werden die Parallelen zwischen dem amnestischen Syndrom der erwachsenen Hirnerkrankten und der Lernfähigkeitsstörung bei Kindern und Jugendlichen herausgestellt. Bei 87 % von 1441 Kindern mit Encephalopathie konnte ein deutlicher Ausfall der Lernfähigkeit nachgewiesen werden, dagegen nur bei 294 Patienten (12 %) mit anderer Diagnose. Zuletzt wird der Stellenwert des Syndroms für die Beurteilung von erzieherisch oder schulisch auffälligen Kindern und Jugendlichen und dessen diagnostische Brauchbarkeit betont.

96) ESSER, O./SCHLACK, H.-G.
Beratung bei minimaler zerebraler Dysfunktion (MCD) - 1.Teil
Rehabilitation, 1984, 23, VII-XXIV

Es wird darauf hingewiesen, daß der MCD-Begriff weniger ein Syndrom bezeichnet, sondern eher eine syndromübergreifende Beschreibung für den Zustand des Zentralnervensystems ist. Damit ist keineswegs gleichzeitig auch immer eine Diagnose gegeben. Zur MCD gehören immer zwei Einflußbereiche: neurogene und umweltreaktive Besonderheiten. Die Entstehungsbedingungen einer MCD werden auf der Grundlage eines Konzeptes der Schwäche bzw. Hirnfunktionsschwäche erläutert. Die Symptomatik wird unterteilt in primäre Störungen (Koordinationsstörungen der Wahrnehmung und Bewegung als Folge einer gestörten Informationsaufnahme, -verarbeitung und -abgabe), sekundäre Störungen (Fehlanpassungen und Fehlleistungen als Folge der Wechselbeziehung von Hirnfunktionsstörung und Umweltanforderungen), tertiäre Störungen (unvollständige Denk-, Sprach- und Verhaltensmuster als Folge gestörter informationsverarbeitender Prozesse und ständiger Überforderung) und psychoreaktive Überlagerungen (Persönlichkeitsstörungen und neurotische Fehlentwicklungen infolge unzureichender Lebensbewältigung und Persönlichkeitsdefizite). Der Aufbau und Zusammenhang der Störungen wird in einem Spiralmodell verdeutlicht.

97) ESSER, O./SCHLACK, H.-G.
Beratung bei minimaler zerebraler Dysfunktion (MCD)
- 2.Teil
Rehabilitation, 1985, 24, II-VII

Unter psychosozialen Gesichtspunkten werden die Besonderheiten von MCD-Kindern als Folge des engen Zusammenhangs zwischen Hirnfunktionsschwäche und Umweltreaktion beschrieben. Von Bedeutung ist dabei die innerpsychische Wechselwirkung zwischen Kind und Schwäche, die soziale Wechselwirkung zwischen Kind und sachlicher Umwelt und die pädagogische Wechselwirkung zwischen Schwäche und personeller Umwelt. Bei der Erziehung und Förderung von MCD-Kindern spielen psychosoziale Aspekte bei der Eltern-Kind-Situation sowie in der Vorschul- und Schulsituation eine entscheidende Rolle. Im Hinblick auf medizinische Gesichtspunkte werden die Möglichkeiten und Grenzen einer Diagnose diskutiert, wobei für die berechtigte Annahme einer Störung mindestens drei der nachfolgenden Kriterien gegeben sein sollten: abnormer kinderneurologischer Befund, Teilleistungsschwächen, anamnestische Risikobelastung, Verzögerungen der frühkindlichen Entwicklung, psychopathologische Auffälligkeiten, apparative Zustandsbefunde wie z.B. EEG. Auch wenn die Probleme von MCD-Kindern häufig erst im Schulalter deutlich werden, sollten mögliche Frühsymptome beachtet werden. Als Therapieansätze werden Elternberatung, funktionelle Übungsbehandlung und medikamentöse Behandlung angesprochen. Abschließend wird auf den Entwicklungsverlauf von MCD-Kindern eingegangen, wobei die neurologischen und motorischen Auffälligkeiten häufig eine positive Veränderung aufweisen, nicht hingegen die emotionalen und sozialen Störungen.

98) ESSER, G./SCHMIDT, M.H./ALLEHOFF, W./GEISEL, B.
Zerebrale Funktionsstörungen bei Achtjährigen: Mehrebenenfalldefinition in einer epidemiologischen Untersuchung
Z. Kinder- Jugendpsychiat., 1981, 9, 399-411

Beschrieben wird das Ergebnis einer epidemiologischen Untersuchung an 400 achtjährigen Kindern, die zur Hälfte aus einer unausgelesenen Zufallsstichprobe stammten und zur anderen Hälfte aus Kindern, die mittels eines Screeningverfahrens als verhaltensauffällig beurteilt worden waren. Durch Zuordnung der konstituierenden Variablen zu verschiedenen Meßebenen (neurophysiologische, neuropsychologische und Verhaltensebene), Anwendung eines strengen Itemselektionsprozesses sowie faktorenanalytischer Methoden konnte eine Mehrebenenfalldefinition der zerebralen Funktionsstörung vorgestellt und in einem Schema zusammengefaßt wiedergegeben werden. Die Variablen der Ebene subjektives Erleben blieben wegen ihrer mangelhaften Objektivität und ihrer Nähe zur Psychopathologie unberücksichtigt. Psychopathologische Symptome als Teilbereich der Verhaltensebene wurden ebenso ausgeschlossen. Die verbliebenen diagnostischen Ebenen Neurophysiologie, Neuropsychologie und spezifische Teilleistungen (als weiterer Teilbereich der Verhaltensebene) erwiesen sich als nahezu unabhängig voneinander. Die zur Definition der zerebralen Funktionsstörung verwendeten 30 Variablen sind entsprechend ihrer Zuordnung tabellarisch aufgelistet.

99) ESSER, G./SCHMIDT, M.H./WITKOP, H.-J.
Wirksamkeit von Carbamazepin bei Hyperkinetischen Kindern
Z. Kinder- Jugendpsychiat., 1984, 12, 275-283

Während eines stationären Klinikaufenthaltes wurden 18 neun- bis elfjährige Jungen über 28 Tage in einem Doppelblindversuch mit Carbamazepin oder Placebo behandelt. Hinsichtlich der Zielsymptome Aggressivität, Schulleistungsprobleme, Konzentrationsschwäche, motorische Unruhe, häufige Wutanfälle, Beziehungsstörungen, Stehlen, Bettnässen und Schlafstörungen zeigten sich zwischen beiden Gruppen keine Unterschiede. Im Gesamturteil des Stationsteams hatte die Placebogruppe einen signifikant besseren Therapieverlauf. Der gegenteilige Trend spricht gegen die Wirksamkeit von Carbamazepin bei hyperkinetischen Kindern.

100) FOCKEN, A.
Die Bedeutung der minimalen zerebralen Dysfunktion für die Entwicklung von Lern- und Verhaltensstörungen im Kindesalter
Med. Welt, 1978, 29, 1349-1352

Es wird der Frage nachgegangen, inwieweit sich aus den klinischen und wissenschaftlichen Erkenntnissen über die MZD praktikable Richtlinien zur Diagnose und Therapie ableiten lassen. Zur Beantwortung dieser Fragestellung wird die minimale zerebrale Dysfunktion zunächst als das hypothetische Zwischenglied zwischen der zerebralen Noxe und der psychischen Störung definiert. Die psychische Folgesymptomatik wird summarisch als frühkindlich exogenes Psychosyndrom beschrieben und in eine psychische Primärsymptomatik (hyperkinetisches Syndrom, Teilleistungsschwächen) und eine sekundäre Symptomatik (sekundäre Neurotisierung) unterteilt. Zur Summationsdiagnose MZD führt das Konzept einer multidimensionalen Diagnostik. Es berücksichtigt anamnestische Angaben, psychopathologische Befunde, testpsychologische und elektroenzephalographische Untersuchungen. Einen breiten Raum der Diskussion nimmt die Entwicklung von Lern- und Verhaltensstörungen infolge einer MZD ein. Dies gilt sowohl für das hyperkinetische Syndrom als auch für die Teilleistungsschwächen und die sekundäre Neurotisierung. Hinweise für eine therapeutische Behandlung im Hinblick auf eine mögliche Indikation bilden den Abschluß.

101) FOCKEN, A./ROSSEL, E./WELLSTEIN, A./APPEL, E./ COSTA, D./PALM, D.
Wirkungen von Methylphenidat bei hyperkinetischen Kindern mit minimaler cerebraler Dysfunktion - Beeinflussung psychologischer, physiologischer und biochemischer Parameter im Doppelblindversuch
Z. Kinder- Jugendpsychiat., 1984, 12, 235-249

Berichtet wird über die Untersuchungsergebnisse eines Doppelblindversuchs mit Methylphenidat im Vergleich zu Placebo an 20 hyperkinetischen Kindern im Alter von 8 - 11 Jahren. Beide Gruppen wurden mit zunehmender Behandlungsdauer von ihren Eltern als weniger auffällig beurteilt, wobei die mit Methylphenidat behandelten Kinder nach Einschätzung der Eltern über die Marburger Verhaltensliste deutlichere Veränderungen aufwiesen. Eine Steigerung zeigte sich in der Konzentrationsfähigkeit, während die Gruppen sich hinsichtlich Merkfähigkeit, Lernfähigkeit und Impulsivität nicht unterschieden. Puls und systolischer Blutdruck stiegen unter Medikation an, waren aber von Dosierung und Situationsbedingungen unabhängig. Unter psychischer Belastung konnte für beide Gruppen ein deutlicher Anstieg der Noradrenalin-Konzentration im Plasma nachgewiesen werden. Die Befunde stützen die Hypothese eines Katecholaminmangels bei hyperkinetischen Kindern und die Aufhebung des Mangels durch eine Stimulantienbehandlung.

102) FRIEDRICH, M.H.
Partielle Hirnfunktionsstörungen. Ihr Wesen und ihre Bedeutung für die Entwicklung des Kindes
Münch. Med. Wschr., 1983, 125, 971-973

Zunächst wird an einem Fallbeispiel die Problematik partieller Hirnfunktionsstörungen aufgezeigt, die sich vor allem im Schulalltag stellt. In diesem Zusammenhang wird die Verbindung von Teilleistungsstörungen und Lernstörungen als Ausdruck einer MCD diskutiert. Anschließend werden drei verschiedene Formen näher erläutert: die primäre (anlagebedingte) Lernschwäche infolge Reifungsverzögerungen oder Begabungsmängeln; die sekundäre (zerebralbedingte) Lernschwäche als kompensierbare oder irreparable Hirnfunktionsschwäche; die tertiäre (milieubedingte)Lernschwäche infolge überdauernder psychischer Frustrationen oder neurotischer Fehlentwicklungen. Bei den Behandlungsmaßnahmen wird die Früherkennung und Elternberatung hervorgehoben und Nachhilfe, Psychotherapie, Verhaltenstraining, Familientherapie als pädagogische oder psychologische Therapieformen empfohlen. Teamarbeit ist unerläßlich, wobei der Arzt die Koordination übernehmen sollte.

103) FRIESE, H.-J.
Induktive Phänomenologie der gestörten sozialen Wahrnehmung bei Klein- und Vorschulkindern mit minimaler cerebraler Dysfunktion (MCD)
Z. Kinder- Jugendpsychiat., 1983, 11, 328-339

Von insgesamt 895 Patienten konnten 137 Kinder und Jugendliche den diagnostischen Kriterien MCD, motorische Unruhe, Hyperkinesie oder Teilleistungsstörung zugeordnet werden. 11 Patienten, bei denen die Diagnose im Alter von 4;5 - 6;5 Jahren erfolgte, wurden im Hinblick auf Störungen der sozialen Wahrnehmungsfähigkeit und vorhandene Teilleistungsstörungen testpsychologisch untersucht. Ausgewertet wurden Spontanaussagen der Mütter zu Besonderheiten des Sozialverhaltens, die mit denen von Müttern anderweitig psychiatrisch auffälliger Kinder der gleichen Altersgruppe verglichen wurden. Aufgrund der Häufung bestimmter Aussagen werden hieraus erste Hinweise für eine gezielte Diagnostik und Therapie abgeleitet.

104) FRISCHKNECHT, W.
Der minimale frühkindliche Hirnschaden in der Praxis des Arztes und der Invalidenversicherung
Ther. Umschau, 1976, 33, 136-141

Nach einigen Erläuterungen zum Erscheinungsbild werden versicherungsrechtliche Fragen und Probleme im Rahmen der Behandlung von minimal frühkindlichen Hirnschäden angesprochen. Hervorgehoben wird, daß immer nur die Folgen eines Hirnschadens kassenärztlich bezahlt werden, nicht aber eine MCD, die das Kind möglicherweise nur vorübergehend behindert. Dies zwingt den Arzt oftmals auch bei minimalen Funktionsstörungen einen organischen Schaden nachzuweisen. Bei Kindern mit hirnorganischem und psychosozialem Risiko müssen folgende prophylaktischen, kurativen und rehabilitativen Maßnahmen getroffen werden: Frühdiagnose, Förderungsprogramme für Säuglinge zur Verbesserung der Mutter-Kind-Beziehung und Verhinderung von Deprivationen in Säuglingsheimen und Kinderkrippen, Psychohygiene und ggf. Psychotherapie für Mütter mit Risikokindern, Stärkung des Willens zur Selbsthilfe. Nach einigen weiteren ergänzenden Hinweisen werden im Anhang ein Fitnessprogramm für Säuglinge und die gesundheitspolitische Entwicklung der minimalen Hirndysfunktion am Beispiel des Kantons St. Gallen angeführt und die Kosten für Diagnose und Therapie zusammengefaßt.

105) FRITZ, A.
Lern- und Leistungsverhalten von "MCD-Kindern" mit spezifischen Teilleistungsschwächen
Z. Kinder- Jugendpsychiat., 1985, 13, 82-94

In einer Verlaufsanalyse wurden auf der Grundlage eines informationstheoretischen Ansatzes 24 Kinder mit spezifischen Teilleistungsschwächen und 23 Kinder ohne Auffälligkeiten hinsichtlich ihres Problemlösungsverhaltens verglichen. Die Ergebnisse zeigen, daß Kinder mit spezifischen Teilleistungsschwächen Aufgaben zum schlußfolgernden Denken immer in zwei aufeinanderfolgenden Teilschritten und nicht gleichzeitig verarbeiten. Bei sogenannten Objektfindungsaufgaben wird häufiger nach Versuch und Irrtum vorgegangen, und auch nach Erarbeitung einer strategiegesteuerten Vorgehensweise bei einer Aufgabenwiederholung beibehalten. Bei den Kindern, die die erforderliche Problemlösungsstrategie zwar kennen, aber nicht anwenden können, wird von einem "Nutzungsdefizit" gesprochen. Wenn die lösungsrelevante Verarbeitungsstrategie völlig fehlt, liegt ein "Verfügbarkeitsdefizit" vor.

106) GELLIS, S.S.
Kommentar
Päd. Prax., 1977, 18, 91-92

In einem Kommentar zu den Beiträgen von SCHMITT (1977) und HALLER & AXELROD (1977) distanziert sich der Autor vom Begriff der minimal brain dysfunction und befürwortet die Verwendung der Begriffe "Hyperaktivität" und "Lernstörung". Er weist darauf hin, daß für Kinder, die weder hyperaktiv sind, noch physische Defekte zeigen, die therapeutische Arbeit in erster Linie vom Lehrer zu leisten ist. Hierzu gehören Lernschwierigkeiten, die durch Hör- oder Sehstörungen, Intelligenzdefekte und Verhaltensstörungen bedingt sind. Abschließend wird herausgestellt, daß die Arbeiten der beiden Autoren lediglich eine unterschiedliche Nomenklatur verwenden, ansonsten aber keine entscheidenden Unterschiede in der Aussage bestehen.

107) GÖBEL, S.
Spezielle Aspekte klientenzentrierter Spieltherapie bei verhaltensgestörten Kindern mit minimaler zerebraler Dysfunktion
Prax. Kinderpsychol. Kinderpsychiat., 1976, 25, 42-47

Aufgrund praktischer Erfahrungen werden Überlegungen zur Bedeutung der klientenzentrierten Spieltherapie für die Behandlung von MZD-Kindern erörtert. Hingewiesen wird auf die Gefahr, daß bei der klassischen klientenzentrierten Spieltherapie ebenso wie bei der weniger geeigneten psychoanalytisch orientierten Spieltherapie die geringe Selbstkontrolle der Kinder durch die unstrukturierte Therapiesituation noch zusätzlich negativ beeinflußt werden kann. Sollen emotionale Aspekte bei der Behandlung berücksichtigt werden, muß die klientenzentrierte Spieltherapie in einigen Punkten variiert werden. Der Therapeut benötigt als Orientierung für sein Verhalten eine genaue Diagnose im Sinne einer möglichst präzisen Beschreibung der Verhaltensmuster des Kindes. Ohne die nicht-direktive Grundhaltung ganz aufzugeben, muß der Therapeut dem Kind häufiger helfen, die Wahrnehmung der eigenen Person und seiner Umgebung zu strukturieren und sein Handeln zu steuern. Neben emotionalen Inhalten müssen aktionale und kognitive Momente stärker beachtet und verbalisiert werden. Abänderungen der Methodik sind bei der Reizkontrolle und im Therapeutenverhalten vorzunehmen, insbesondere bei der reflektierenden Verbalisierung, bei Rückmeldungen, Lenkungen, Hilfen und der Setzung von Grenzen. Die Vorgehensweise wird an verschiedenen Situationen beispielhaft verdeutlicht.

108) GROH, Ch.
Das unruhige Kind
Heilpäd., 1985, 28, 79-87

Auf der Grundlage klinischer Verhaltensbeobachtungen werden folgende gegeneinander abgrenzbare Formen pathologischer Unruhe unterschieden und in ihrem Erscheinungsbild vorgestellt: cerebrale Unruhe (hyperkinetisches Syndrom, choreiforme Unruhe, Unruhe bei Dysmaturität); psychovegetative Unruhe und neurotische Unruhe. Für alle Formen werden die möglichen

Folgen einer sekundären Neurotisierung hervorgehoben. Neben der klinischen Abgrenzung durch Anamnese und Verhaltensbeobachtung sollte eine genaue Abklärung ätiologischer und pathogenetischer Faktoren, insbesondere exogener Bedingungen erfolgen. Aus dem multifaktoriellen Störungsbild kann dann eine multidimensionale therapeutische Vorgehensweise abgeleitet werden. Die Bedeutung der unterschiedlichen Verfahren für die verschiedenen Formen pathologischer Unruhe wird abschließend erörtert.

109) GROSS-SELBECK, G.
Das Bild der leichten frühkindlichen Hirnschäden in der täglichen Praxis
Dtsch. Ärztebl., 1976, 73, 15-20, 57-61

Die Bedeutung einer genauen Anamnese wird an einem Fallbeispiel aufgezeigt. Mögliche Störungen in der Grob- und Feinmotorik werden in ihrer Beziehung zur diagnostischen Aussagekraft beschrieben. Sprach- und Sprechstörungen, Lese- und Rechtschreibschwächen und Perzeptionsstörungen sowie deren Auswirkungen auf die Leistung und das Verhalten der betroffenen Kinder werden erläutert. Weiterhin werden die diagnostische Aussagekraft des Elektroenzephalogramms diskutiert und verschiedene therapeutische Maßnahmen geschildert. Besonders betont wird die gezielte Eltern- und Lehrerberatung zwecks Förderung angemessener Reaktionen auf das Verhalten der Kinder. In Verbindung mit Elternberatung wird Gruppenturnen, Schwimmen, Konzentrationstraining und evtl. eine gezielte Sprach- und Sprechbehandlung, Perzeptions- oder Verhaltenstraining empfohlen. Eine medikamentöse Therapie wird wegen der nicht eindeutig positiven Effekte und der oft unerwünschten Nebenwirkungen negativ bewertet.

110) GROSS-SELBECK, G.
Die leichte zerebrale Funktionsstörung im Kindesalter
Med. Welt, 1980, 31, 285-288

Im Rahmen eines Übersichtsreferates erfolgen zunächst allgemeine Hinweise zur Anamnese und zum Untersuchungsvorgang, bevor auf die Diagnose näher eingegangen wird. Hervorgehoben wird bei der neurologischen Untersuchung die Qualität der Bewegungen, d.h. Tempo, Harmonie und Angepaßtheit. Weitere diagnostische Hinweise ergeben sich aus der Sprache bzw. Sprechweise, Lese- und/oder Rechtschreibschwächen, Konzentrationsstörungen bzw. einer verkürzten Aufmerksamkeitsspanne sowie Perzeptionsstörungen. Insgesamt wird verdeutlicht, daß Kinder mit leichter zerebraler Funktionsstörung nachweislich immer mehrere der angeführten Symptome aufweisen und dadurch von Kindern mit Verhaltens- und Leistungsstörungen anderer Genese zu unterscheiden sind. Im Mittelpunkt der therapeutischen Zielsetzung steht die Verhinderung sekundärer, also reaktiver Störungen. Schwerpunkt bildet hier die Aufklärung von Eltern und Lehrern. Bei aller Notwendigkeit zur Durchführung gezielter Maßnahmen durch den jeweiligen Spezialisten sollte zur Vermeidung einer erneuten Überforderung die Gesamtbehandlung zentral gesteuert werden.

111) GRÜNEBERG, B./REMSCHMIDT, H.
Störungen der sozialen Wahrnehmung bei Kindern mit minimaler cerebraler Dysfunktion (MCD)
Z. Kinder- Jugendpsychiat., 1984, 12, 33-52

20 MCD-Kinder im Alter von 7 - 10 Jahren wurden mit einer nach Intelligenz und sozialer Schicht parallelisierten Kontrollgruppe gleichen Alters in bezug auf Störungen der sozialen Wahrnehmung verglichen. Zur Anwendung kamen zehn zum Teil neu entwickelte, psychologische Tests zur Überprüfung des kognitiven Leistungsstandes, des reversiblen Denkens und der Fähigkeit zum Erkennen sozialer Situationen. Keine der vier zuvor formulierten Hypothesen konnte durch signifikante Ergebnisunterschiede bestätigt werden. In der kognitiven Flexibilität fanden sich bei der Experimentalgruppe nur geringfügig schlechtere Werte. Die Fähigkeit, sich in eine andere Person zu versetzen und die Gefühle einer anderen Person richtig einzuschätzen, war bei beiden Gruppen gleich. Auch die Annahme, daß MCD-Kinder nicht im gleichen Maße wie die Kinder der Kontrollgruppe erkennen konnten, daß eine Person unterschiedliche Rollen gegenüber verschiedenen Personen einnehmen kann, wurde nicht bestätigt. Abschließend werden Möglichkeiten zu weiterer Forschung auf diesem Gebiet und im Hinblick auf therapeutische Konsequenzen aufgezeigt.

112) GUTEZEIT, G./MAI, P.
Tachistoskopische Untersuchungen zur Mengenerfassung und -schätzung an leicht hirngeschädigten Kindern
Prax. Kinderpsychol. Kinderpsychiat., 1974, 23, 130-139

In einem Gruppenvergleich von 40 leicht hirngeschädigten Kindern im Alter von 7;4 - 9;8 Jahren und 38 Kontrollkindern wurden verschiedene Thesen zur Rechenstörung überprüft. Zusätzlich wurden die Feinmotorik über den Göttinger-Formreproduktions-Test

(GFT) und die Gesamtkörperkoordination über den Hamm-Marburger Körperkoordinationstest für Kinder (HMKTK) getestet. In Abhängigkeit vom Alter der Kinder und der Art der Testaufgabe mußte eine unterschiedliche Bewertung der Hypothesen vorgenommen werden. Jüngere hirngeschädigte Kinder zeigten im Vergleich zur Kontrollgruppe deutlich geringere Leistungen in der Mengenerfassung und -schätzung, wobei die Unterschiede in den Testaufgaben "sukzessive Mengenerfassung" und "simultane Mengenschätzung" statistisch nicht relevant waren. Für die älteren Kinder zeigten sich signifikante Differenzen nur in der Simultanmengenerfassung und in der Gesamtleistung für Mengenerfassung und -schätzung mit schraffiertem Hintergrund. Für leicht hirngeschädigte Kinder konnte eine zunehmende Wirkung von Störreizen mit steigender Aufgabenkomplexität bestätigt werden. Unterschiede bzgl. der Perseverationstendenz bestanden nicht. Kinder mit leichter Hirnschädigung hatten eindeutige Schwächen in der Feinmotorik. In der Gesamtkörperkoordination waren Unterschiede nur für die jüngeren Kinder nachweisbar. Im Hinblick auf spezielle Förderungsmaßnahmen und weitere Untersuchungen erfolgt eine zusammenfassende Diskussion der Ergebnisse.

113) GUTEZEIT, G./OSTERWALD, B.
Untersuchungen zum ästhetischen Urteil leicht hirngeschädigter Kinder
Prax. Kinderpsychol. Kinderpsychiat., 1975, 24, 33-41

Auf der Grundlage einer kritischen Auseinandersetzung mit verschiedenen Theorien zur Ästhetik wurden 40 leicht hirngeschädigte und 38 hirngesunde Kinder im Alter von 7;4 - 9;7 Jahren untersucht. Es wurde ein Paarvergleich einfacher geometrischer Figuren bei gleicher und unterschiedlicher Farbqualität, -intensität und -helligkeit durchgeführt. Festgestellt wurde u.a., daß bei leicht hirngeschädigten Kindern eher die Intensität und Helligkeit der Farbqualität für das ästhetische Urteil bestimmend war, während dies bei hirngesunden Kindern mehr von der guten Form abhängig war. Keine bedeutsamen Unterschiede traten in der Farbbeurteilung auf. Ein Altersvergleich läßt vermuten, daß die Entwicklung des ästhetischen Urteils im Vergleich zu anderen Funktionen später einsetzt.

114) GWERDER, F.
Leichte frühkindliche Hirnschädigungen - sozialer und erzieherischer Aspekt
VHN, 1975, 44, 129-136

Zunächst erfolgt eine begriffliche Abgrenzung der leichten frühkindlichen Hirnschädigung zu anderen zerebralen Schädigungsformen. Voraussetzungen und Probleme der Erziehung und sozialen Integration werden aus zwei Perspektiven geschildert: einmal aufgrund eines Erlebnis- und Situationsberichtes einer Mutter, zum anderen aus psychologisch-psychiatrischer Betrachtungsweise. Anschließend wird die Bedeutung der erzieherischen und sozialen Umwelt für Kinder mit leichter frühkindlicher Hirnschädigung herausgestellt. Dabei wird auf die beidseitige Überforderungssituation hingewiesen. Einerseits bedeutet die sogenannte "normale Erziehung" eine Überforderung des Kindes, andererseits ist der Erzieher durch die Anpassungs- und Verhaltensprobleme des Kindes überfordert. Nachfolgende Hinweise zur Gestaltung der Umwelt versuchen die Forderung nach einer gezielten Dosierung und Strukturierung der Umweltreize im Hinblick auf die Reizüberempfindlichkeit der Kinder zu berücksichtigen.

115) HALLER, J.S./AXELROD, P.
"Minimal-Brain-Dysfunction-Syndrom". Eine andere Ansicht
Suppl. Pädiat. Prax., 1977, 18, 83-90

Die Autoren weisen darauf hin, daß der Begriff der "Minimal-Brain-Dysfunction" nicht grundsätzlich abzulehnen ist und betonen die Funktion des Kinderarztes für die Früherkennung und Elternberatung. Neben Aussagen zur Häufigkeit und Ursachen wird eine neuropädiatrische Untersuchungsmethode dargestellt und die Symptome Hyperaktivität, Ablenkbarkeit, kurze Aufmerksamkeitsspanne, Rede- und Sprachprobleme erörtert. Innerhalb der Beurteilung psychologischer und erzieherischer Aspekte wird einerseits der Wert psychologischer Testverfahren für die Diagnostik diskutiert, andererseits wird für den Schulerfolg des Kindes eine besondere Verantwortung beim Lehrer gesehen.

116) HARBAUER, H.
Diagnose und Behandlung der leichten frühkindlichen Hirnschädigung
Dtsch. Ärztebl., 1974, 71, 157-160

Ausgehend von einigen wenigen Bemerkungen zu Definition, Häufigkeit und Risikofaktoren wird eine Einführung zur Diagnose und Behandlung gegeben. Symptome, die auf eine Aktivitäts- bzw. Antriebsstörung hinweisen, werden ebenso beschrieben wie die Veränderung in der intellektuellen Entwicklung. Für den Bereich der Diagnose wird die Notwendigkeit einer zeitaufwendigen Anamneseerhebung herausgestellt, aber auch die Bedeutung der Überprüfung von Motorik und Koordination.

Weiterhin wird auf die vielfach überschätzte Aussagekraft des EEG's hingewiesen und auf die Beziehung zwischen Grundstörung und sekundärer Neurotisierung. Betont wird, daß es eine einheitliche Behandlung nicht gibt, vielmehr muß sich diese immer am einzelnen Störungsbild orientieren. Die Prognose wird günstig beurteilt, falls keine schwerwiegenden oder zusätzlichen neurotischen Komplikationen vorliegen. Im allgemeinen erfolgt eine Verringerung der Symptomatik und zunehmende soziale Anpassung bereits während der Schulzeit.

117) HARBAUER, H.
Das hypermotorische Syndrom im Kindesalter
Dtsch. Med. Wschr., 1980, 105, 355-357

Es wird ein allgemeiner Überblick über das Syndrom gegeben. Hypermotorik als psychomotorische Aktivität wird als Grundbedürfnis kindlicher Entwicklung aufgefaßt. Unter hypermotorischem Verhalten als krankhaftem Syndrom wird nicht so sehr eine vermehrte, sondern eine qualitativ andere und situationsunangemessene motorische Aktivität verstanden. Einer kurzen Darstellung der milieuabhängigen Hypermotorik und der konstitutionellen Übererregbarkeit folgen Ausführungen zur MCD. Hier werden Informationen zur Ätiologie, Symptomatik, Diagnostik und Häufigkeit gegeben. Für den Bereich der Therapie wird die Notwendigkeit unterschiedlicher Therapieansätze betont. Bei Hypermotorik mit milieuabhängiger oder neurotischer Ursache ist eine dem Kind oder seiner Familie angepaßte Psycho- bzw. Familientherapie angezeigt. Heilpädagogische oder motorische Übungsbehandlungen, die von verhaltenstherapeutischen Prinzipien getragen werden, haben sich ebenfalls als nützlich erwiesen. Zusätzliche Teilleistungsstörungen sollten eine entsprechende Behandlung erfahren. Eine medikamentöse Therapie wird nur bei differenzierter Diagnosestellung und Einhaltung bestimmter Kriterien (z.B. organischer Hintergrund gesichert, kein pathologischer EEG-Befund, Mitarbeit der Eltern) befürwortet.

118) HARTH, H.
Die Bedeutung der Legasthenie im Zusammenhang mit minimalen Hirndysfunktionen
Mschr. Kinderheilk., 1976, 124, 454-456

Zunächst erfolgt eine definitorische Unterscheidung der verschiedenen Lese- und Rechtschreibschwächen. Anschließend wird die minimale cerebrale Dysfunktion beschrieben, die unter Berücksichtigung von Erbfaktoren, sozialgenetischen Aspekten und Erziehungsfehlverhalten als Ursache der Legasthenie aufgefaßt wird. In einer Untersuchung wurden 82 Legastheniker der 2. oder 3. Klasse im Alter von 7;11 - 9;9 Jahren und einem IQ von 98 oder darüber mit einer Kontrollgruppe verglichen. Die Unterschiede zwischen beiden Gruppen waren zugunsten der Legasthenikergruppe hinsichtlich der Anzahl der frühkindlichen Hirnschädigungen und ihrer Folgen hoch signifikant. Damit wird deutlich, daß unter Legasthenikern wesentlich häufiger Kinder mit minimaler cerebraler Dysfunktion zu finden sind. Demzufolge werden MCD-Kinder als Risikokinder für Legasthenie bezeichnet.

119) HOCHLEITNER, M.
Erziehungs- und Schulschwierigkeiten bei Kindern mit Minimal Cerebral Palsy
Wien. Med. Wschr., 1970, 21, 375-377

Es wird ein Überblick über das Erscheinungsbild minimal cerebralparetischer Kinder gegeben. Neben der Schilderung der neurologischen Symptomatik werden insbesondere Koordinationsstörungen, Konzentrationsstörungen, Haltungsschwächen, Gleichgewichtsstörungen, assoziierte Reaktionen und Perzeptionsstörungen beschrieben und ihre Auswirkungen auf das Verhalten und die Schulleistung aufgezeigt.

120) HOCHLEITNER, M.
Untersuchungstechnik zur Erkennung minimaler cerebraler Bewegungsstörungen
Fortschr. Med., 1971, 89, 100-103

Vorgestellt wird eine funktionale neurologische Prüfung zwecks Bestätigung oder Ausschluß einer minimalen cerebralen Bewegungsstörung. Diese kann primäre Ursache verschiedener motorischer Schwierigkeiten sein, die im Zusammenhang mit sekundären psychopathologischen Reaktionen zu sehen sind wie Verhaltensstörungen, Erziehungsschwierigkeiten und/oder Schulproblemen. Für jeden Teil der Untersuchungstechnik werden die normalen und pathologischen Merkmale beschrieben. 12 Abbildungen verdeutlichen die Aussagen zum Untersuchungsgang.

121) HÖGER, H.-Ch.
Definitorische und diagnostische Probleme des Begriffs Minimale Zerebrale Dysfunktion
Prax. Kinderpsychol. Kinderpsychiat., 1983, 32, 199-206

Anhand einer Literaturübersicht wird auf die historische Entwicklung und die dadurch bedingten unter-

schiedlichen Definitionsansätze einer MZD eingegangen.
Die grundsätzliche Problematik der neurologischen
Untersuchung wird in ihrer Bedeutung als Nachweis
einer leichten Hirnfunktionsstörung diskutiert. Der
diagnostische Wert eines globalen MZD-Begriffes wird
bezweifelt. Dies begründet sich u.a. in der geringen
Aussagekraft neurologischer Minimalzeichen, den bisher nicht nachgewiesenen Zusammenhängen organischer
und psychosozialer Einflußgrößen und der Unabhängigkeit verschiedener Untersuchungsebenen. Darüber
hinaus wird angezweifelt, daß eine leichte zerebrale
Schädigung für das Auftreten psychischer Störungen
von Bedeutung ist. Es wird empfohlen, auffällige
Befunde in den unterschiedlichen Untersuchungsebenen
einzeln zu kennzeichnen.

122) IRMISCHER, T.
Die Bewegungsbeobachtung in der Diagnostik des
Kindes mit minimaler cerebraler Dysfunktion
Motorik, 1980, 3, 69-77

Diskutiert wird der Stellenwert der Bewegungsbeobachtung in der Differentialdiagnostik des MCD-Kindes.
Bewegungsbeobachtung wird als spezifische Form der
Verhaltensbeobachtung gesehen und entsprechend dem
Untersuchungsgegenstand Motorik der Motodiagnostik
zugeordnet. Es werden klinische und pädagogisch-
psychologische Verfahren der Bewegungsbeobachtung
beschrieben. Bei letzteren Verfahren stehen der Tram-
polin-Körperkoordinations-Test (TKT) und die Checklist motorischer Verhaltensweisen (CMV) im Vordergrund. Beide Verfahren zielen nicht auf die Feststellung einer Ursache ab, sondern auf die Beurteilung
möglicher Fehlentwicklungen. Dementsprechend werden
die Befunde als Teilergebnisse einer als Förderdiagnostik verstandenen Gesamtdiagnostik gewertet.

123) JUNGMANN, J.
Prä-, peri- und postnatale Risikofaktoren und
neurofunktionale Entwicklungsstörungen
Z. Kinder-Jugendpsychiat., 1983, 11, 13-27

In einer korrelationsstatistischen Untersuchung wurde
der Zusammenhang zwischen frühkindlichen Risikofaktoren, neurologisch-motorischen und EEG-Befunden sowie
statomotorischen und sprachlichen Entwicklungsverzögerungen überprüft. 238 Kinder (190 Jungen/48 Mädchen)
im Alter zwischen 6;0 und 15;11 Jahren nahmen an der
Untersuchung teil. Die Daten basieren zu 80 % auf
Krankheitsgeschichten, Anamnesen und Protokollen, zu
20 % auf selbst durchgeführten Erhebungen. Zwischen
prä-, peri- und postnatalen Risikofaktoren, neurolo-

gisch-motorischen und EEG-Befunden ergab sich nur ein geringer Zusammenhang. Zwischen perinataler Anamnese und Entwicklungsauffälligkeiten bestand keine Beziehung. Die Ergebnisse werden unter verschiedenen Gesichtspunkten diskutiert und problematisiert.

124) KALBE, U.
Welche Rolle spielen genetische Faktoren bei der Entstehung minimaler cerebraler Bewegungsstörungen?
Öff. Gesundh.-Wes., 1984, 46, 122-124

Zur Untersuchung der Fragestellung wurden die Daten von 40 Kindern mit minimalen cerebralen Bewegungsstörungen ausgewertet, wobei mindestens ein Familienmitglied der Kinder ebenfalls Auffälligkeiten im Bewegungsverhalten aufweisen mußte. Bei 18 der 40 Kinder konnten pränatale Belastungen gefunden werden, 26 zeigten perinatale und 6 postnatale Risikobedingungen. Bei 5 Kindern wurden keinerlei belastende Faktoren entdeckt. Insgesamt hatten 32 Angehörige, wobei nur Geschwister oder Halbgeschwister berücksichtigt wurden, ein klinisch vergleichbares Bewegungssyndrom. Bei 10 der Geschwister konnten keine Risikofaktoren gefunden werden. Die Vorgeschichte von 21 Geschwistern wies Risikofaktoren auf, wie sie für die minimale cerebrale Bewegungsstörung als typisch bekannt sind. Aufgrund der Ergebnisse werden genetische Ursachen lediglich als Teilfaktoren eines multifaktoriellen Geschehens gesehen. Exogene Schädigungsfaktoren, die sich in mehreren Schwangerschaften und Geburten auswirken können, erscheinen demgegenüber gewichtiger.

125) KIND, C.R.
Methylphenidat (Ritalin) als Psychopharmakon bei Kindern mit leichter Hirndysfunktion und mit Epilepsie
Schweiz.Med. Wschr., 1975, 105, 213-219

Auf der Grundlage eigener 2-jähriger Erfahrungen mit Methylphenidat (Ritalin) werden die Probleme einer Stimulantientherapie im Kindesalter besprochen. Neben Aussagen zur Diagnose und Indikation wird kurz auf die Beratung der Eltern eingegangen. Die Durchführung der medikamentösen Behandlung steht im Vordergrund der weiteren Aussagen. Es schließt sich die Diskussion der eigenen Ergebnisse und der Problematik einer Stimulantientherapie an. Eine Gewöhnung an Stimulantien und eine Suchtgefahr besteht im Kindesalter nicht, ebenso sind keine toxischen Nebenwirkungen gegeben. Zu Beeinträchtigungen des Längenwachstums kommt es in der Regel nur bei einer zu hohen Dosierung der Medikamente. Betont wird in diesem Zusammenhang, daß eine Stimulantienbehandlung nur dann angezeigt ist, wenn andere therapeutische Maßnahmen erfolglos sind und eine zuverlässige Verabreichung des Medikaments durch die Eltern gewährleistet ist.

126) KLICPERA, Ch.
Wirkungen und Nebenwirkungen der Stimulantienbehandlung bei Kindern
Fortschr. Neurol. Psychiat., 1978 a, 46, 392-414

In Form eines Übersichtsartikels werden Ergebnisse zahlreicher kontrollierter psychopharmakologischer Untersuchungen zur Kurzzeit- und Langzeitwirkung von Medikamenten bei Kindern mit Verhaltens- und Lernstörungen zusammenfassend dargestellt. Kurzzeitwirkungen werden unterteilt in Einflüsse auf das Verhalten, psychologische Testleistungen und psycho-physiologische Parameter. Neben Aussagen zur Dosierung, Wirkungsdauer und einer Übersicht über die verschiedenen Nebenwirkungen werden Untersuchungen über den Vergleich der Stimulantienbehandlung mit anderen medikamentösen Therapien und mit psychotherapeutischen Behandlungskonzepten referiert. Nach einer zusammenfassenden Diskussion wird auf die Einhaltung bestimmter Richtlinien bei der Behandlung hingewiesen. Hierzu gehören: sorgfältige Diagnose; keine Verschreibung bei Suchtgefährdung; zunächst probeweise Verschreibung auf drei Wochen; wöchentliche Rücksprache mit den Eltern; fortlaufender Kontakt zu Eltern und Lehrern; Kontrolle von Größe, Gewicht, Pulsfrequenz und Blutdruck; Aussetzung der Medikamente an Wochenenden und in den Schulferien.

127) KLICPERA, Ch.
Die Stimulantienbehandlung bei Kindern
Z. Kinder-Jugendpsychiat., 1978 b, 6, 177-196

Das Übersichtsreferat gibt anhand vorwiegend angloamerikanischer Literatur eine Darstellung der Schwierigkeiten in bezug auf Diagnose und Indikation bei hyperkinetischem Syndrom und minimaler cerebraler Dysfunktion. In etwa 60 % der experimentellen Studien wurde die Diagnose des hyperkinetischen Syndroms als primäre Indikation genannt, bei 20 % war es eine MCD-Diagnose. Die Angaben zur Verbesserung unter Stimulantien weisen große Unterschiede auf. Sie reichen von 53 % bis 96 % für die Einschätzung "gebessert", und von 26 % bis 79 % für das Urteil "sehr gebessert". Placebo-Effekte ergaben sich bei ca. 40 %. Die widersprüchlichen Untersuchungsergebnisse werden mit der Wertigkeit verschiedener Prädikatoren wie z.B. neurologischer Befund, EEG, Risikofaktoren etc. in Zusammenhang gebracht. Die abschließende Diskussion reflektiert die unterschiedlichen Bedingungsfaktoren für die Symptomatik und versucht, eine Einordnung der medikamentösen Behandlung in ein individuelles Therapiekonzept vorzunehmen.

128) KLICPERA, Ch./HEYSE, I.
Der Einfluß einer leichten zerebralen Dysfunktion auf die Ausprägung und die langfristige Entwicklung von Verhaltensstörungen bei Kindern
Acta Paedopsychiat., 1981, 47, 9-18

Verglichen wurden Verhaltensstörungen und deren langfristige Entwicklung bei 41 Kindern mit Hinweis auf eine MZD und 83 Kindern ohne MZD-Verdacht. Die Untersuchungsgruppen befanden sich über einen bestimmten Zeitraum in stationärer psychiatrischer Behandlung. Während des Klinikaufenthaltes waren bei MZD-Kindern wesentlich stärker ausgeprägte Verhaltensstörungen zu beobachten, vor allem "unreifes Verhalten" und spezielle Verhaltenssymptome, wie sie für ein chronisches frühkindliches Psychosyndrom charakteristisch sind. Die Unterschiede zwischen den Gruppen blieben bis zur Nachuntersuchung bestehen, Kontaktschwierigkeiten und Passivität hatten sich bei der MZD-Gruppe noch verstärkt. Die Verhaltensprobleme können bei diesen Kindern verschiedene Formen annehmen und die Entwicklung kann entsprechend unterschiedlich verlaufen.

129) KLOSINSKI, G./LEMPP, R./MÜLLER-KÜPPERS, M.
Die Bedeutung frühkindlicher Hirnschädigungen bei schulschwierigen Kindern
Prax. Kinderpsychol. Kinderpsychiat., 1972, 21, 82-86

Anhand einer vergleichenden Untersuchung werden Ausmaß und Bedeutung der leichten Hirnschädigung für die Entstehung von Schulschwierigkeiten näher analysiert. Untersucht und statistisch ausgewertet wurden die anamnestischen Angaben und Befunde von insgesamt 2451 schulpflichtigen Kindern aus den Abteilungen für Kinder- und Jugendpsychiatrie der Universitäten Tübingen und Heidelberg. In Tübingen wurde für 42,7 % der Jungen und 36,2 % der Mädchen mit Schulschwierigkeiten eine frühkindliche Hirnschädigung festgestellt, in Heidelberg waren es 43,7 % der Jungen und 37,4 % der Mädchen. Bei einem weiteren Vergleich von 1497 schulschwierigen Kindern mit 273 zufällig ausgewählten normalen 7-jährigen Kindern zeigte sich, daß sich Kinder mit Schulschwierigkeiten insbesondere in einer mangelhaften motorischen Integration sowie in einer verzögerten motorischen und sprachlichen Entwicklung von normalen Schulkindern unterscheiden. Ein weiterer Vergleich ergab, daß Jungen und Mädchen mit Schulschwierigkeiten signifikant häufiger motorische Unruhe und Konzentrationsstörungen aufwiesen als psychiatrisch auffällige Kinder ohne Schulprobleme.

130) KNÖLKER, U.
Psychische Auswirkungen der minimalen zerebralen Dysfunktion beim Kind und Jugendlichen
Z. Krankengymnastik, 1981, 33, 554-558

Anhand eines typischen Fallbeispiels werden klinische Symptomatologie und diagnostische Kriterien für eine MZD aufgezeigt. Es folgt eine Aufstellung der häufigsten Verhaltensauffälligkeiten, geordnet nach Aussagen der Umwelt, Merkmal/Klassifizierung und Auswirkung. Anschließend finden sich Hinweise zum therapeutischen Vorgehen unter Berücksichtigung von Elternarbeit, psychomotorischer Heilbehandlung, speziellen Förderungs- und Trainingsprogrammen, heilpädagogischen und psychotherapeutischen Behandlungsmethoden und Psychopharmakatherapie. Als nicht geeignet werden die sogenannten "klassischen" Methoden der Krankengymnastik (BOBATH/VOJTA) eingestuft. Abschließend wird eine interdisziplinäre Zusammenarbeit von Ärzten, Psychologen, Pädagogen und anderen therapeutischen Berufen gefordert.

131) KNÖLKER, U.
Die minimale Hirnfunktionsstörung (MCD) - kein "minimales" Problem
Behindertenzeitschrift, 1984, 21, 68-71

Es werden zunächst Kriterien benannt, die zur MCD-Diagnose herangezogen werden. Anhand eines Fallbeispieles wird die besondere Problematik des MCD-Kindes verdeutlicht, die darin liegt, daß seine Behinderung nicht erkannt bzw. anerkannt wird. Zudem wird darauf hingewiesen, wie sich aus einer scheinbar "minimalen" Behinderung nicht selten ein "maximales" Problem entwickeln kann. In einer Übersicht der häufigsten Verhaltensauffälligkeiten bei MCD werden die typischen Aussagen von Erziehern und Lehrern durch übergeordnete Merkmale klassifiziert und deren mögliche Auswirkungen aufgezeigt. Es wird darauf hingewiesen, daß am Anfang jedes therapeutischen Vorgehens die Elternberatung stehen muß. Wenn leichte motorische Beeinträchtigungen vorliegen, sollte eine längerfristige psychomotorische Behandlung als Therapieform gewählt werden.

132) KRENMAYER, M./STRASSER, G.
Bewegungsstörungen und andere Auffälligkeiten bei
Kindern mit minimaler cerebraler Dysfunktion
Unsere Kinder, 1984, 39, 82-85

An eine kurze theoretische Einführung schließt sich
eine Auflistung der verschiedenen Symptome und Störungen an, die sich in Auffälligkeiten der Bewegung,
Wahrnehmung, Kognition, des Sozial- und Arbeitsverhaltens untergliedert. Für die einzelnen Symptombereiche werden einige Übungsschwerpunkte mit praktischen Beispielen aufgezeigt.

133) KRISCH, K.
Die Intertestvariabilität im HAWIK als Indikator
minimaler cerebraler Dysfunktionen
Prax. Kinderpsychol. Kinderpsychiat., 1978, 27,
290-295

Die differentialdiagnostische Bedeutung des HAWIK
zur Erfassung von MCD-Kindern und der praktische Wert
eines solchen Vorgehens wird diskutiert. An 100 Kindern mit MCD, 40 neurotischen und 30 verwahrlosten
6 bis 15-jährigen Kindern wurden zwei Maße der HAWIK-Intertestvariabilität berechnet und analysiert, die
Differenz zwischen Verbal- und Handlungsteil und die
maximale Punktdifferenz zwischen zwei beliebigen Subtests. Während der Differenz zwischen Verbal- und
Handlungs-IQ keine diagnostische Bedeutung zukommt,
stellt die Wertpunktdifferenz einen verhältnismäßig
zuverlässigen, validen und objektiven MCD-Indikator
dar. Die maximale Wertpunktdifferenz zwischen zwei
beliebigen Subtests war für 52 % der MCD-Kinder
gleich oder größer als 9 Punkte. Die Aussagekraft
der Intertestvariabilität im HAWIK, bezogen auf die
Wertpunktdifferenz, wird mit der Qualität anderer Erfassungsmethoden verglichen. Die abschließenden Vorschläge für eine Effizienzerhöhung dieses Verfahrens
beziehen sich auf eine verbesserte quantitative und
qualitative statistische Bearbeitung.

134) KRISCH, K./JAHN, J.
Die Bedeutung des HAWIK in der MCD-Diagnostik: Neue
Ergebnisse
Prax. Kinderpsychol. Kinderpsychiat., 1979, 28, 6-10

Die an 100 Kindern mit MCD, 40 neurotischen und 30 verwahrlosten Kindern, erhobenen Wertpunkte von 10 HAWIK-Untertests und dem jeweiligen Verbal- und Handlungs-IQ wurden in insgesamt 9 Meßwerten der Intertestvariabilität verrechnet. Zusätzlich erfolgte eine diskriminanzanalytische Auswertung. Nach den Ergebnissen der HAWIK-Intertestvariabilität konnten zwischen 55,8 % und 64,1 % der Kinder richtig als MCD-Kinder oder hirngesunde Kinder klassifiziert werden. Die diskriminanzanalytische Auswertung auf der Basis von 7 Untertests ergab eine 66 % richtige Zuordnung der MCD-Kinder. Werden nur Kinder mit einem Gesamt-IQ über 100 berücksichtigt, so lassen sich 71,6 % der Fälle richtig zuordnen. Die Ergebnisse werden zusammenfassend gewertet und der Beitrag des HAWIK zur MCD-Diagnose als bedeutsam interpretiert.

135) KRISCH, K./WURST, E./STÜCKLER, J./SCHÜLLER, R./ WASSHUBER, Ch.
Zur Auslese von MCD-Kindern mit Hilfe des HAWIK
Z. Klin. Psychol., 1983, 12, 47-58

Untersucht wird die differentialdiagnostische Bedeutung des HAWIK für den Nachweis einer MCD unter besonderer Berücksichtigung des Untertests "Zahlennachsprechen-Rückwärts" und der Anzahl nicht bewältigter Testaufgaben. Vpn waren 88 verhaltensgestörte Kinder im Alter von ca. 10 Jahren und einem IQ über 70. Bei 44 Kindern war eine MCD festgestellt worden, die übrigen 44 Kinder dienten als Kontrollgruppe. Die Ergebnisse zeigen, daß "Zahlennachsprechen-Rückwärts" relativ gut zwischen beiden Gruppen differenziert. Die Anzahl der gelösten Aufgaben hatte für eine Differentialdiagnose keine Bedeutung. Mittels einer statistischen (diskriminanzanalytischen) Überprüfung mehrerer HAWIK-Variablen konnten 82,56 % der Kinder der jeweiligen Gruppe zugeordnet werden. Insgesamt weisen die Ergebnisse auf die Möglichkeit einer gewissen Ausdifferenzierung zwischen MCD- und Nicht-MCD-Kindern hin.

136) LEMPP, R.
Psychotherapie oder Heilpädagogik bei Kindern mit leichten frühkindlichen Hirnschädigungen
Acta Paedopsychiat., 1973, 40, 176-182

Die spezifischen Symptome einer frühkindlichen Hirnschädigung werden aufgezeigt und die daraus resultierenden therapeutischen Konsequenzen erörtert. Teilleistungsschwächen als Folge optischer und akustischer Erfassungs- und Differenzierungsstörungen werden in ihrer Beziehung zur veränderten Intelligenzstruktur und Persönlichkeit frühkindlich hirngeschädigter Kinder beschrieben. Diese Schwächen können durch ständige Überforderung, häufige Mißerfolge und unangepaßte Umweltreaktionen zu einer sekundären Neurotisierung führen. Die Psychotherapie der Beziehungsstörung zwischen Kind und Umwelt wird als symptomatische Therapie gesehen, eine heilpädagogische Behandlung der hirnorganisch bedingten Leistungsstörungen dagegen als kausale Maßnahme, weil eine sekundäre Neurotisierung hierdurch von vorneherein verhindert werden kann. Eine einseitige psychotherapeutische Behandlung wird problematisch gesehen, weil hierdurch Schuldgefühle der Eltern aufgebaut werden können, die die Beziehung zwischen Kind und Umwelt zusätzlich belasten. Empfohlen wird eine heilpädagogische Vorgehensweise, wenn bei der Entstehung neurotischen Fehlverhaltens hirnorganisch bedingte Teilleistungsschwächen mitgewirkt haben. Wo eine ausgeprägte sekundäre Neurotisierung gegeben ist, bedarf es einer zusätzlichen psychotherapeutischen Behandlung.

137) LEMPP, R.
Die Bedeutung der minimal brain dysfunction für das Schulversagen
Päd. Prax., 1973/74, 13, 535-538

Zunächst wird ein Überblick gegeben zur Pathogenese, Symptomatik, Therapie und Prognose leichter zerebraler Funktionsstörungen. Der Anteil leichtgradig frühkindlich hirngeschädigter Kinder unter der Gesamtbevölkerung wird mit 10 - 15 % angegeben. Die typischen Folgen dieser Beeinträchtigung können konstitutioneller, neurologischer und psychopathologischer Art sein. Neben Gesichts- und Schädelasymmetrien findet sich eine allgemein verzögerte und unharmonische Motorik. Psychopathologische Veränderungen werden als frühkindlich exogenes Psychosyndrom mit umschriebenen Teilleistungs- und Erfassungsstörungen zusammengefaßt, insbesondere im sprachlich-akustischen und optisch-visuellen Bereich. Betont wird, daß die Symptome oftmals erst bei schulischen Anforderungen deutlich werden. Als schwerwiegende Folgeerscheinung wird die sekundäre Neurotisierung hervorgehoben. Bei entsprechender Früherkennung der Teilleistungsschwächen sowie der motorischen und sprachlichen Minderleistungen kann durch gezielte heilpädagogische Maßnahmen, Krankengymnastik und logopädische Behandlung eine günstige Prognose gestellt werden.

138) LEMPP, R.
Die Beziehungen zwischen hirnorganischen und reaktiven Störungen im Kindes- und Jugendalter
Z. Klin. Psychol. Psychother., 1975 a, 23, 232-246

Es wird gezeigt, daß sich so unterschiedliche Lehrmeinungen wie die der Psychoanalyse, Verhaltenspsychologie und klassischen Psychiatrie bei der Erörterung der hirnorganischen und neuropsychologischen Grundlagen von Fehlverhalten und Fehlentwicklungen im Kindes- und Jugendalter ergänzen können. Aufgezeigt wird die Vielzahl der Zusammenhänge zwischen hirnorganischen Störungen, ihren neuropsychologischen Folgeerscheinungen und reaktiven Verhaltensstörungen. Unterschiede und Gemeinsamkeiten von frühkindlicher Hirnschädigung, Neurose und Psychopathie werden verdeutlicht. Dabei wird ein differenzierter Einblick in mögliche Entstehungs- und Entwicklungsbedingungen der verschiedenen Erscheinungsformen dieser Störung gegeben.

139) LEMPP, R.
Stellungnahme zur Arbeit von P. MACHEMER: Zum Problem der Diagnose leichter frühkindlicher Hirnschädigung bei Kindern
Prax. Kinderpsychol. Kinderpsychiat., 1975 b, 24, 270-271

Es wird der Auffassung widersprochen, daß bei der Diagnose der leichten frühkindlichen Hirnschädigung auf mögliche Verursachungsfaktoren verzichtet werden könnte, da die Therapie nur an der funktionalen Störung ansetzt. Die Rechtfertigung einer kausalbegründeten Diagnose wird in ihrer Eignung zur Vermeidung einer emotionalen Beziehungsstörung zwischen Kindern und Erziehern als dem eigentlich pathologischen Faktor gesehen.

140) LEMPP, R.
Psychopathologie der leichten Hirnfunktionsstörung
Mschr. Kinderheilk., 1977, 125, 397-400

Die leichte Hirnfunktionsstörung oder MCD wird in ihrem Erscheinungsbild kurz beschrieben und mit anderen Krankheitsbildern wie dem Achsensyndrom oder frühkindlich exogenen Psychosyndrom verglichen. Wesentliche Unterschiede sind nicht feststellbar, wohl aber die Tatsache, daß der Begriff MCD begründeter Weise eine ätiologische Zuordnung zu hirntraumatischen Ereignissen vermeidet. Wesentlich für das Syndrom sind Störungen in der Reizaufnahme und -differenzierung, die durch testpsychologische Untersuchungen, Verhaltensbeobachtungen und neuropsychologische Ableitungen nachgewiesen werden konnten. Als problematisch erweist sich die unterschiedliche Ausprägung und Kombination der verschiedenen Symptome, die sich in der ärztlichen Praxis, Schule oder Familie anders darstellen können. Die Entwicklung ist nicht nur vom

Schweregrad der Hirnfunktionsstörung abhängig, sondern wesentlich von der Früherkennung und gezielten Frühbehandlung. Liegt ein Versäumen vor, kommt es fast immer zu Verhaltensauffälligkeiten und Anpassungsstörungen im Sinne einer Reaktionsbildung des Kindes auf die Umwelt. Eine Prognose ist schwer zu stellen, da sie von vielen verschiedenen Faktoren bestimmt wird. Bei einer Heimunterbringung ist in der Regel eine Verschlechterung zu erwarten. Die soziale Entwicklung und Eingliederung ist bei den betroffenen Kindern oder Jugendlichen erschwert, so daß es zu langfristigen zwischenmenschlichen Anpassungsstörungen kommen kann.

141) LEMPP, R.
Gibt es eine minimal brain dysfunction ?
Kinderarzt, 1978 b, 9, 1644-1652

Das Bild der MCD wird aus unterschiedlicher Blickrichtung betrachtet und anhand verschiedener Fragestellungen erörtert. Hierzu gehört auch die kurze Darstellung des hirnorganischen Achsensyndroms und des frühkindlich exogenen Psychosyndroms. In Anlehnung an WENDER werden die charakteristischen Funktionsstörungen bei minimal brain dysfunction aufgelistet. Auf der Grundlage einer weitgehenden Übereinstimmung zwischen minimal brain dysfunction und frühkindlich exogenem Psychosyndrom werden die psychopathologischen Folgen und sozialen Auswirkungen beschrieben. Teilleistungsstörungen werden als wesentliche neuropsychologische Ursache des Syndroms dargestellt. Abschließend wird auf die Abgrenzungsproblematik zwischen MCD-Kindern und erziehungsschwierigen, neurotischen und lernbehinderten Kindern eingegangen.

142) LEMPP, R.
"Verdrahtungsstörungen" - nicht nur im kindlichen Gehirn
Kinderarzt, 1979, 10, 711

Es wird darauf hingewiesen, daß die Existenz einer "minimal brain dysfunction" nur auf der Grundlage organischer Faktoren begründet werden kann. Für die Ausprägung der Folgen einer organischen Beeinträchtigung wird die Abhängigkeit zu psychodynamischen Bedingungen gesehen. Die positiven Aspekte einer organisch bedingten Diagnose für die Beeinflussung möglicher Beziehungsstörungen zwischen Eltern und Kind werden aufgezeigt. Für eine wirksame Therapie ist die Berücksichtigung der organischen und psychosomatischen Gesichtspunkte gleichermaßen notwendig.

143) LESIGANG, Ch.
Indikation für Ritalin
Päd. Prax., 1972, 11, 236

In Form eines Kurzbeitrages wird die Frage gestellt und beantwortet, ob die Diagnose MCD die Indikation des Medikamentes Ritalin rechtfertigt. Aufgrund der Symptomvielfalt ist zu bezweifeln, daß ein einziges Medikament jedes der Symptome bzw. deren Kombinationen beeinflussen kann. Betont wird, daß die in medizinischen Veröffentlichungen angegebene Indikation für Ritalin sich in erster Linie auf die Hyperkinesie bezieht, einen Symptomkomplex, der unter anderem durch chronische Hyperaktivität, erhöhte Ablenkbarkeit und kurze Aufmerksamkeit gekennzeichnet ist.

144) LESIGANG, Ch.
Minimale zerebrale Bewegungsstörungen. 1. Motoskopische Untersuchung
Päd. Prax., 1973, 12, 461-475

Nach der Definition minimaler zerebraler Bewegungsstörungen auf der Grundlage diagnostischer Kriterien wird auf die Schwierigkeiten in bezug auf die frühzeitige Erkennung und den eindeutigen Nachweis eines solchen Störungsbildes hingewiesen. Diskutiert wird die Bedeutung und Notwendigkeit einer Ergänzung und Erweiterung der bisher üblichen neurologischen Untersuchungstechniken durch Verfahren der Motoskopie, da diese besonders geeignet sind, leichte Bewegungsstörungen bei lern- und verhaltensgestörten Kindern aufzudecken. Ein neu entwickeltes motoskopisches Untersuchungsverfahren wird vorgestellt, das die Beschreibung und qualitative Bewertung von Bewegungsabläufen ermöglicht. Der Untersuchungsgang erfordert 15 - 20 Minuten. Die im Rahmen spezieller Bewegungsaufgaben geforderten Bewegungsausführungen werden anhand folgender Kriterien beurteilt: a) auffallend, aber vieldeutig; b) typische Teilsymptome einer minimalen zerebralen Bewegungsstörung, die aber häufig anders verursacht sind; c) typische Zeichen einer zerebralen Bewegungsstörung; d) Merkmale mit besonderer Aussagekraft; e) Merkmale zum Nachweis von Seitendifferenzen. Als spezielle Formen einer minimalen zerebralen Bewegungsstörung werden Spastizität und unwillkürliche Bewegungen in ihrem Erscheinungsbild näher besprochen.

145) LESIGANG, Ch.
Minimale zerebrale Bewegungsstörungen. 2. Typische Teilsymptome

Päd. Prax., 1973/74, 13, 261-268

In der Fortsetzung der Abhandlung über minimale zerebrale Bewegungsstörungen wird diese als eine spezielle Form der MCD definiert. Anschließend wird auf verschiedene Teilsymptome der motorischen Störung eingegangen, die zwar häufig vorkommen, aber nicht in jedem Fall gegeben sein müssen. Genannt werden unter anderem Schädel- und Gesichtsasymmetrien, Augenfehler, Störungen der Sprache und der Ausdrucksmotorik, fein- und visuomotorische Koordinationsstörungen und Apraxie. Einerseits können diese Teilsymptome die eigentliche minimale zerebrale Bewegungsstörung verdecken, andererseits können sie auf das Vorhandensein einer solchen Störung hinweisen.

146) LESIGANG, Ch.
Minimale zerebrale Bewegungsstörungen
Pädiat. Fortbildk. Prax., 1974, 40, 145-151

Es wird eine Einführung in den Bereich der minimalen Zerebralparese (MZP) gegeben, die eine Vielzahl anderer Symptome bedingen kann wie z.B. Störungen der Sprache, Optomotorik, visuomotorischen Koordination. Bei der Begriffsbestimmung wird auf eine Einteilung von 36 anglo-amerikanischen Begriffen eingegangen, die sich in drei Gruppen unterteilen lassen. Begriffe, die Aussagen zur Ursache beinhalten (z.B. minimal brain damage), übergeordnete Begriffe (z.B. minimale zerebrale Dysfunktion) oder Begriffe, die einzelne Symptome bezeichnen. MZP wird der letzten Gruppe zugeordnet. Bei der Diskussion um geeignete Verfahren zur Aufdeckung einer MZP werden insbesondere neurologische Untersuchungstechniken und Verfahren der Motodiagnostik auf ihre Anwendbarkeit hin analysiert. Eine genaue Abklärung hinsichtlich einer neurologischen Symptomatik ist für die Wahl der therapeutischen Maßnahmen von größter Wichtigkeit.

147) LESIGANG, Ch.
Therapeutische Gesichtspunkte bei minimaler zerebraler Dysfunktion
Päd. Prax., 1982/83, 27, 601-606

Mit Hilfe eines konstruierten Fallbeispiels in dem eine Vielzahl von Symptomen angenommen wird, um die Komplexität des Störungsbildes aufzuzeigen, wird die Verlaufssituation bei ambulanter Behandlung problematisiert. Bei den diagnostischen und therapeutischen Aspekten wird eine gemeinsame Betreuung durch verschiedene Fachleute angenommen und darauf hingewiesen, daß eine Lösung der Probleme selten unter den in der vorliegenden theoretischen Abhandlung formulierten Idealbedingungen erfolgen kann. Die Prognose kann sehr uneinheitlich sein und wird wesentlich bestimmt vom Ausmaß der Veränderung und Verminderung der Symptomatik sowie dem Verlauf der Persönlichkeitsentwicklung.

148) LEYENDECKER, Ch. H.
Zum Problem des Begriffs der "Cerebralen Dysfunktion" in der Pädagogik und Psychologie Behinderter
Sonderpädagogik, 1982, 12, 49-58

Ausgehend von grundsätzlichen Überlegungen zum Bedingungszusammenhang zwischen hirnorganischer Funktion und Verhalten wird nach der Genese funktioneller cerebraler Störungen gefragt. Der Begriff der cerebralen Dysfunktion kann lediglich als vage neurophysiologische Beschreibung für einen Zustand des zentralen Nervensystems angesehen werden und ist für eine psychologische Klärung und pädagogisch-praktische Ableitung von Förderungsmaßnahmen unbrauchbar. Erst auf der Grundlage einer psychologisch verstehenden Systematik und Theorie der verschiedenen Erscheinungsbilder lassen sich differentielle pädagogische Förderungsprogramme und Therapiemaßnahmen erarbeiten und durchführen. Abschließend werden einige Ansätze psychologisch klärender Konstrukte dargelegt und problematisiert und die Gefahr einer sonderpädagogischen Etikettierung aufgezeigt.

149) LÖWNAU, H. W.
Das unruhige Kind
Mschr. Kinderheilk., 1976, 124, 626-631

Ausgehend von dem Standpunkt, daß Aktivität ein menschliches Grundbedürfnis ist, wird darauf hingewiesen, daß motorische Unruhe als "Funktionslust" zu ganz bestimmten Zeiten während der normalen kindlichen Entwicklung auftritt. Eine Steigerung der Unruhe ist insbesondere in sog. "emotionalen Phasen" beobachtbar, wie im Trotzalter, in der Pubertät und Adoleszenz. Abgesehen von den neuromotorischen Störungen bei neurologischen Erkrankungen werden drei ätiologische und psychodynamische Formen der psychomotorischen Unruhe unterschieden: die zerebrale Unruhe, die psycho-vegetative Unruhe und die neurotische Unruhe. Abgehandelt werden die verschiedenen Ursachen, Erscheinungsbilder und psychodynamischen Prozesse. Die motorische Unruhe wird als frustrationsbedingte Erregung aufgefaßt, welche eine realitätsangemessene Anpassung verhindert. Erfahrungsdefizite führen zu sekundären Leistungsschwächen oder Leistungsversagen, worauf das Kind mit erneuter Unruhe reagiert. Ziel einer Therapie ist es, diesen Kreislauf zu unterbrechen, wobei sich drei Vorgehensweisen anbieten: medikamentöse Therapie, Heilpädagogik, Psychotherapie.

150) LÜPKE, H.v.
"Verdrahtungsstörungen" - nicht nur im kindlichen Gehirn
Kinderarzt, 1979, 10, 708-710

Mit dem Beitrag soll deutlich gemacht werden, daß eine Konzeption, die einen frühkindlichen Hirnschaden mit nachfolgender neurotischer Überlagerung als einzige Ursache für die Vielschichtigkeit einer MCD ansieht, der Vielfalt der möglichen Zusammenhänge nicht gerecht wird. Die unterschiedlichen Einflüsse, die für die Störungen verantwortlich sein können, werden aufgezeigt und die gegenseitigen Einwirkungsmöglichkeiten verdeutlicht. Hierzu gehören unter anderem neurologische und psychologische Symptome, Risikofaktoren und nachgewiesene Schädigungen, emotionale Faktoren, Störungen in der Eltern-Kind-Beziehung, motorische Entwicklungsabweichungen und/oder Perzeptionsstörungen.

151) MACHEMER, P.
Zum Problem der Diagnose leichter frühkindlicher Hirnschädigungen bei Kindern
Prax. Kinderpsychol. Kinderpsychiat., 1974, 23, 125-129

Der Beitrag weist darauf hin, daß unter dem Terminus "leichte frühkindliche Hirnschädigung" Störungen verstanden werden, die in sich keinen eindeutigen Symptomkomplex darstellen. Zur Kennzeichnung des Erscheinungsbildes werden körperliche und psychische Symptome aufgezählt und auf mögliche Grundstörungen zurückgeführt. Die diagnostischen Möglichkeiten werden vor allem anhand der Zuverlässigkeit und Gültigkeit der eingesetzten Verfahren relativiert und hinsichtlich ihrer Bedeutung für eine gesicherte Diagnose als gering eingeschätzt. Zum Problem der therapiebezogenen Diagnose wird ein medizinisches Modell erörtert, bei dem sich Schwierigkeiten in der Übertragung auf psychische Fehlfunktionen ergeben. Eine angemessene Beeinflussung erscheint kaum möglich, da die Bedeutung der Umwelteinflüsse auf das Verhalten weitgehend unberücksichtigt bleibt. Dagegen wird ein funktionaldiagnostischer Ansatz der Verhaltenstherapie als wertvoll erachtet, da er durch die besondere Betonung der Umwelt konkrete Ansatzpunkte für therapeutisches Handeln bietet.

152) MANGOLD, B.
Psychische Probleme beim Minimal-Brain-Dysfunktion-Syndrom. Klinisch-Psychologische Diagnostik
Pädiat. Pädol., 1974, 9, 95-103

Die Bedeutung psychosozialer Prozesse für die Komplexität des Erscheinungsbildes der MCD wird herausgestellt. Es folgt eine tabellarische Auflistung charakteristischer Dysfunktionen und eine Skizzierung der wichtigsten diagnostischen Kriterien. Hierzu gehören neurologische Merkmale, EEG-Abweichungen und psychologische Befunde unter besonderer Berücksichtigung von Intelligenz und Wahrnehmungsfunktion. Da der Intelligenzquotient nur wenig aussagefähig ist, sollte die Möglichkeit der Bewertung einzelner Intelligenzfunktionen genutzt werden, die durch verschiedene Untertests repräsentiert werden. Zur Prüfung der Wahrnehmungsfunktionen empfiehlt sich der Frostig-Test (FEW), der kurz beschrieben wird.

153) MANGOLD, B.
Psychotherapie der sekundären psychogenen Problematik beim Minimal-Brain-Dysfunction-Syndrom
Prax. Kinderpsychol. Kinderpsychiat., 1975 a, 24, 232

Die Behandlung von MCD-Kindern muß immer durch verschiedene Therapiekonzepte getragen werden. Medikamentöse Behandlung, Psychotherapie, Elternberatung und spezielle Förderungsmaßnahmen sollten sich ergänzen. Hierdurch können die sich gegenseitig stark beeinflussenden sozialen, biologischen und psychologischen Mechanismen durchbrochen und die daraus resultierenden psychogenen Verhaltensweisen abgebaut werden. Die Symptomatik wird in zwei Gruppen unterteilt: solche, die direkte Folge des organischen Defizits sind, und solche, die durch eine gestörte Eltern-Kind-Beziehung bedingt sind. Es werden charakteristische psychopathologische Phänomene von MCD-Kindern beschrieben unter besonderer Berücksichtigung der verminderten Impulskontrolle, gestörter interpersonaler Beziehungen wie Komplexen, Angst und Aggression sowie einem fehlenden oder verminderten Selbstwertgefühl. Psychotherapeutische Verhaltensweisen, die in diesem Zusammenhang von Eltern, Lehrern oder Therapeuten eingebracht werden müssen, werden näher erläutert.

154) MANGOLD, B.
Medikamentöse Behandlung des Minimal-Brain-Dysfunction-Syndroms (Eine klinische Studie mit Captagon)
Prax. Kinderpsychol. Kinderpsychiat., 1975 b, 24, 185-190
Im Anschluß an einen Literaturüberblick zur Behandlung der MCD mit Stimulantien wird über eigene Erfahrungen bei einer Captagon-Behandlung von 26 Kindern im Alter von 3 - 10 Jahren berichtet. 22 Kinder sprachen deutlich bis sehr gut auf die Therapie an, 4 Kinder, bei denen rückwirkend eine deutliche Entwicklungsretardierung oder eine primär psychogene Symptomatik festzustellen war, reagierten mit einer Symptomverstärkung. Die Kriterien einer Psychopharmakatherapie, deren Nebenwirkungen und die Dauer der Behandlung werden diskutiert. Besonders hervorgehoben werden die psychologischen Gesichtspunkte bei der Verabreichung von Medikamenten im Kindesalter und die Notwendigkeit einer überlegten Indikation auf der Grundlage einer genauen klinisch-psychologischen Diagnostik.

155) MARTINEZ, S./DETZNER, M./SCHMIDT, M. H.
Gibt es eine Untergruppe hyperkinetischer Kinder mit emotionalen Störungen? Ergebnisse einer Pilotstudie
Z. Kinder- Jugendpsychiat., 1985, 13, 16-23
In einer Untersuchung an 464 hyperkinetischen Kindern (36 Jungen/ 7 Mädchen) wurde überprüft, wie häufig emotionale Störungen und hyperkinetisches Syndrom gleichzeitig auftreten. Des weiteren wurde der Frage nachgegangen, ob die so charakterisierte Gruppe bestimmte Merkmale aufwies, die eine Aufnahme in bestehende kinderpsychiatrische Klassifikationssysteme rechtfertigte. 9,3 % der Kinder zeigten eine kombinierte Symptomatik. Die Gruppe der Kinder mit emotionalen Störungen unterschied sich von den Kindern ohne anteilmäßige Störungen unter anderem durch höheres Lebensalter, häufigere Medikation, häufigere Psychotherapie und günstigere Prognose. Die Ergebnisse sind Ausgangspunkt für eine Diskussion anhand vier verschiedener Erklärungsmodelle, die als Hypothesenbildung im Rahmen von Langzeitstudien zu überprüfen wären.

156) MARTINIUS, J.
Das unruhige Kind
Med. Klin., 1980, 75, 149-152

Am Anfang des Übersichtsreferats stehen Aussagen zur definitorischen Zuordnung der motorischen Unruhe zum hyperkinetischen Syndrom und Erläuterungen der Hauptsymptome Hyperaktivität und Impulsivität. Als Ursachen werden einerseits eine frühkindliche Hirnschädigung, andererseits psychische Fehlreaktionen bzw. eine neurotische Entwicklung angeführt. Nach Aussagen zum Problem einer genauen differentialdiagnostischen Abgrenzung wird unter Bezugnahme auf eigene Erfahrungen zur medikamentösen Behandlung Stellung genommen. Es folgen einige Aussagen über den Einsatz phosphatarmer Diät. Der Entwicklungsverlauf hyperaktiver Kinder wird so charakterisiert, daß zwar einige Schwierigkeiten bestehen bleiben, insgesamt aber eine gute Anpassung möglich ist.

157) MARTINIUS, J.
Pharmakologische Wirksamkeit von Encephabol
Päd. Prax., 1981 a, 25, 232

In Form eines Kurzreferates wird die Frage nach gesicherten Behandlungsergebnissen über das Präparat Encephabol bei MCD-Kindern beantwortet. Die Wirkung besteht in einer Aktivierung des Glukosestoffwechsels und der Hirndurchblutung und führt zur kortikalen Erregung. Bei MCD-Kindern wurde eine Antriebssteigerung bei gleichzeitiger Abnahme der Steuerungs- und Konzentrationsfähigkeit beobachtet. Die sprachliche Kommunikation wurde teilweise günstig beeinflußt. Dementsprechend sollte das Medikament höchstens bei Kindern mit Antriebsschwäche eingesetzt werden. Grundsätzlich wird die Frage nach einer Indikationsstellung für dieses Präparat bei MCD-Kindern verneint. MCD sollte nicht als Indikation für eine therapeutische Maßnahme angesehen werden, sondern vielmehr als Aufforderung für eine bessere Diagnosestellung.

158) MARTINIUS, J.
Editorial: Ein Syndrom und kein Ende
Päd. Prax., 1981 b, 25, 197-198

Es wird dafür plädiert, daß die unterschiedlichen konzeptionellen Auffassungen, die in der Verwendung des "Syndrom-Begriffes" und der "ätiopathogenetischen Diagnose" erkennbar werden, nicht zu einem Streit zwischen Kinderheilkunde und Kinderpsychiatrie führen sollten. Vielmehr sei es von Nutzen, unter Berücksichtigung individueller Gegebenheiten nach dem einen oder anderen Konzept zu verfahren oder aus einer kombinierten Anwendung heraus therapeutische Interventionen abzuleiten. Dieser Standpunkt wird am Beispiel des hyperkinetischen Syndroms und der Pharmakotherapie verdeutlicht.

159) MARTINIUS, J.
Ritalin bei hyperkinetischem Syndrom
Päd. Prax., 1983, 28, 49

Beantwortet wird die Frage nach Nebenwirkungen von Ritalin im Sinne einer pulmonalen Hypertonie. Bisherige Untersuchungen haben bereits auf kurzfristige Herzfrequenzbeschleunigung und Blutdruckerhöhungen hingewiesen. Die Frage nach einem derart gravierenden Nebeneffekt wie der pulmonalen Hypertonie wird verneint, da es unwahrscheinlich ist, daß dieser bei den umfangreichen Erfahrungen mit Stimulantien übersehen worden wäre.

160) MINDE, K.
Hyperaktive Kinder als junge Erwachsene
Suppl. Pädiat. Prax., 1977 b, 18, 115-120

Der Beitrag beschäftigt sich im wesentlichen mit den Verhaltensänderungen hyperaktiver Kinder bei kurz- und langfristiger medikamentöser Behandlung. Die Ergebnisse verschiedener amerikanischer Untersuchungen werden dahingehend zusammengefaßt, daß Hyperaktivität ein komplexes Syndrom ist und von anderen cerebralen Dysfunktionen oder Lernschwierigkeiten unterschieden werden muß. Medikamente können zu Behandlungsbeginn auf spezifische Symptome positiv wirken, langfristig sind Veränderungen der kognitiven und verhaltensmäßigen Schwierigkeiten nicht mehr feststellbar. Die Untersuchungsergebnisse lassen erkennen, daß hyperaktive Kinder im Erwachsenenalter so gut wie nie psychiatrisch auffällig werden. Es wird darauf hingewiesen, daß Hyperaktivität nicht nur eine Verhaltensabweichung ist, deren Ursache beim Kind liegt, sondern auch als Reaktion auf die Umwelt zu werten ist, wo ein Maß an Selbstkontrolle gefordert wird, das manche Kinder nicht aufbringen können.

161) MÜLLER, P.
Zur Wirkung von Methylphenidat bei Kindern mit erethischem Syndrom
Prax. Kinderpsychol. Kinderpsychother., 1971, 20, 71-74

Dargestellt werden die Ergebnisse und Erkenntnisse

aus eigener Erfahrung bei der Behandlung erethischer Kinder im Alter von 5;0 bis 14;3 Jahren. 20 Kinder wurden mit Methylphenidat (Ritalin) behandelt, 4 Kinder mit Orphenadrin (Mephenamin). Bei 22 Kindern lag dem hyperkinetischen Verhalten ein hirnorganischer Residualzustand zugrunde, bei zwei Kindern bestand ein entsprechender Verdacht. Die medikamentöse Behandlung erwies sich bei Kindern mit Störungen der Impulskontrolle oder der Reizfilterung als erfolgreich. Weniger gut war die Wirkung bei Kindern mit überwiegend psychoreaktiver Unruhe.

162) NEFFE, F.-J.
Behandlung eines hyperaktiven Schülers durch Autosuggestion
Z. Heilpäd., 1983, 34, 473-476

Aus pädagogischer Sicht werden anhand einer Einzelfallstudie die Möglichkeiten der Autosuggestion zur Behandlung von Hyperaktivität erörtert. Den Angaben zur Person und Lernsituation folgt eine Beschreibung der Vorgehensweise bei der Anwendung autosuggestiver Techniken im Unterricht. Wirkzusammenhänge und Anwendungsprinzipien werden verdeutlicht. Abschließend erfolgt eine kritische Auseinandersetzung mit anderen therapeutischen Vorgehensweisen.

163) NERAAL, A.
Führen bessere familiendynamische Kenntnisse zur Entmythologisierung des MCD-Syndroms?
Acta Paedopsychiat., 1979, 45, 185-192

Nach einigen Ausführungen zum Erscheinungsbild der MCD erfolgt eine kritische Auseinandersetzung mit der MCD-Diagnose, die im Einzelfall fast nie mit Sicherheit gestellt werden kann und somit eine Vermutungsdiagnose darstellt. Anhand eines Fallbeispiels wird aufgezeigt, wie durch neurotische familiendynamische Vorgänge und die Information der Eltern über das Vorliegen einer MCD die Entwicklung eines solchen Syndroms in erheblichem Maße mitbestimmt und fixiert wird. Die Ergebnisse der Falldarstellung lassen erkennen, wie vorsichtig mit der Stellung einer MCD-Diagnose umgegangen werden muß.

164) NEUHÄUSER, G.
Störungen der motorischen Entwicklung bei frühkindlichen Hirnschädigungen und ihre Behandlung
Med. Welt, 1974, 25, 1870-1877

Die Entwicklung der Motorik als eine wesentliche Voraussetzung für die Entfaltung intellektueller und kognitiver Fähigkeiten wird herausgestellt und der enge Zusammenhang zwischen motorischer Entwicklung und Sprachentwicklung hervorgehoben. Aufgrund der Bedeutung motorischer Prozesse für die Diagnostik wird auf Störungen der motorischen Entwicklung eingegangen unter besonderer Berücksichtigung der statomotorischen Entwicklungsverzögerung, zerebraler Bewegungsstörungen und minimaler zerebraler Bewegungsstörungen. Darüber hinaus werden Störungen des Sprechens und der Sprache aufgezeigt. Als Behandlungsmöglichkeiten werden Physiotherapie und Beschäftigungstherapie genannt sowie Logopädie. Die Bedeutung der Frühdiagnostik und das Zusammenwirken verschiedener Fachdisziplinen wird als Grundvoraussetzung für eine erfolgreiche Therapie betont.

165) NEUHÄUSER, G.
Das leicht hirngeschädigte Kind
Motorik, 1980 a, 3, 39-50

Als Begriff wird die Bezeichnung MCD nach eingehender Diskussion bevorzugt, da sie an Funktionsstörungen orientiert ist. Eine mehrdimensionale Diagnose der MCD sollte sich auf Anamnese, Verhaltenssyndrom, neurologischem Befund, neuropsychologischen Tests und der Kenntnis psychodynamischer und psychosozialer Faktoren begründen. Die genannten Dimensionen werden hinsichtlich ihrer Möglichkeiten und Grenzen erörtert und in ihrer unterschiedlichen Wertigkeit für die Diagnose problematisiert. Eine Kausaldiagnose kann nur selten gestellt werden, so daß MCD als Förderdiagnose aufgefaßt werden sollte. Durch eine Orientierung an Funktionsstörungen wird die Umsetzung therapeutischer Zielsetzungen erleichtert. Unter Berücksichtigung der Entwicklung der Gesamtpersönlichkeit bieten Mototherapie und Motopädagogik erfolgversprechende Möglichkeiten. Medikamente sollten nur eine untergeordnete Rolle spielen.

166) NEUHÄUSER, G.
Motometrische Untersuchung bei zerebraler Dysfunktion im Kindesalter
Med. Welt, 1980 b, 31, 267-270

Diskutiert wird die Bedeutung motometrischer Tests als Ergänzung für die neuropädiatrische Untersuchung und Entwicklungsdiagnostik. Insbesondere werden der Körperkoordinationstest für Kinder (KTK) und der Leistungsdominanztest (LDT) als Methoden vorgestellt, die geeignet sind, bestimmte Bewegungsaufgaben der Gesamtkörperkoordination und der manuellen Geschicklichkeit vergleichbar zu beurteilen. Von 100 zufällig ausgewählten Kindern im Alter von 4;9 bis 5;9 Jahren, die an einer motoskopischen und motometrischen Untersuchung teilgenommen hatten, zeigten 5 % einen auffälligen Befund. Wesentlich häufiger waren Störungen bei solchen Kindern nachweisbar, die eine Erkrankung des Zentralnervensystems (z.B. Meningitis) durchgemacht hatten oder wegen verschiedener Risikofaktoren als entwicklungsgefährdet galten. Es konnte gezeigt werden, daß motometrische Tests einerseits wertvolle Hinweise auf das Vorliegen einer zerebralen Dysfunktion geben können, andererseits einen solchen Verdacht auch entkräften können.

167) NEUHÄUSER, G.
Minimale zerebrale Dysfunktion - eine Diagnose?
Diagnostik, 1980 c, 13, 122-125

Eine MCD kennzeichnet sich in erster Linie durch Verhaltensauffälligkeiten, Beziehungsschwierigkeiten und Leistungsstörungen, die in der Regel auf eine Hirnfunktionsstörung zurückgeführt werden können. Da eine eindeutige Kausaldiagnose nicht möglich ist, bedarf es einer mehrdimensionalen Diagnose oder Summationsdiagnose, bei der verschiedene Kriterien berücksichtigt werden. Genannt werden anamnestische Angaben unter Hinweis auf das Optimalitätskonzept von PRECHTL, neuropädiatrischer Befund unter Hinweis auf das Erfassungsschema von TOUWEN, kinderpsychiatrische Untersuchungen unter Hinweis auf ein Beurteilungsschema von CORBOZ und neuropsychologische Untersuchungen. Das Problem der Summationsdiagnose wird diskutiert und erläutert, daß die verschiedenen Testergebnisse unter Beachtung der psychosozialen Situation des Kindes gegeneinander gewichtet und in therapeutische Konsequenzen umgesetzt werden müssen.

168) NEUHÄUSER, G.
Minimale zerebrale Dysfunktion
Mod. Med., 1980 d, 8, 961-965

In dem Übersichtsreferat wird darauf hingewiesen, daß das Syndrom der MCD eine Vielzahl verschiedener Auffälligkeiten umfaßt, die keine sichere ätiologische Zuordnung und pathogenetische Erklärung erlauben. Demzufolge erfordert eine MCD-Diagnose eine mehrdimensionale Untersuchung mit zahlreichen diagnostischen Informationen und Beobachtungen. Kriterien für eine solche Summationsdiagnose sind Angaben aus der Anamnese, dem neurologischen, psychopathologischen und psychologischen Befund. Grundlage einer individuellen Therapieplanung bildet eine genaue Analyse der verschiedenen Teilleistungsschwächen und Verhaltensauffälligkeiten. Welche Therapiemaßnahmen eingesetzt werden, bestimmt sich an der Gesamtsituation des Kindes. Kurz eingegangen wird auf die Psychopharmakatherapie und die funktionell-übenden Verfahren. Hervorgehoben wird die Bedeutung einer ausreichenden Motivation des Kindes für die Wirksamkeit von Therapiemaßnahmen.

169) NEUHÄUSER, G.
Minimale cerebrale Dysfunktion
Nervenarzt, 1981, 52, 125-134

Auf der Grundlage der geschichtlichen Entwicklung des Terminus MCD wird die Annahme diskutiert, daß dieses Verhaltenssyndrom auf eine Hirnfunktionsstörung zurückzuführen ist. Ebenso kritisch werden die diagnostischen Möglichkeiten gewertet, die das Vorhandensein einer cerebralen Funktionsstörung absichern sollen, zumal eindeutige Kausalbeziehungen fehlen. Dies gilt gleichermaßen für Anamnese, neurologische Untersuchungen, Motodiagnostik, Elektroenzephalographie und neuropsychologische Tests. Die Ergebnisse einer Summationsdiagnose sollten nicht als Versuch einer ätiologischen Erklärung verstanden werden, sondern im Sinne einer Bestandsaufnahme interpretiert und für eine differenzierte Therapieplanung herangezogen werden. Die Vielfältigkeit und Heterogenität der MCD erfordert ein vielseitiges therapeutisches Vorgehen unter Berücksichtigung der individuellen Schwächen des Kindes und der spezifischen Umweltsituation. Die Behandlung sollte nicht nur auf die Symptombeseitigung ausgerichtet sein, sondern auch auf eine ungestörte Persönlichkeitsentwicklung. Wesentlich für den Behandlungsplan sind verhaltenstherapeutische, (heil-) pädagogische und psychotherapeutische Prinzipien. Medikamente können nur unterstützende Funktion haben. Unerläßlich ist eine regelmäßige Familienberatung.

170) NEUHÄUSER, G.
Minimale cerebrale Dysfunktion - diagnostische Probleme und therapeutische Möglichkeiten
Sozialpädiatrie, 1982 b, 4, 195-199

Zunächst wird auf diagnostische Probleme und die Bedeutung einer Summationsdiagnose unter Berücksichtigung folgender Kriterien eingegangen: Anamnese, neuropädiatrische Untersuchungen, neurophysiologische Methoden, kinderpsychiatrische Untersuchungen und neuropsychologische Untersuchungen. Im weiteren werden therapeutische Möglichkeiten bei MCD-Kindern aufgezeigt, die sich an den vorliegenden Funktionsstörungen orientieren sollten und gleichzeitig die Entfaltung der Persönlichkeit des Kindes ermöglichen. Trainingsprogramme für bestimmte Funktionsstörungen werden aufgeführt. Mototherapeutische Maßnahmen werden wegen der engen Verbindung von Bewegungsentwicklung und Persönlichkeitsentwicklung als wirksame Hilfe angesehen. Die Behandlung mit Medikamenten sollte einer strengen Indikation unterliegen und sich an den Zielsymptomen orientieren. Abschließend erfolgen Hinweise auf sozialpädiatrische Möglichkeiten, um die Umwelt in geeigneter Weise in die therapeutischen Bemühungen miteinzubeziehen.

171) NEUHÄUSER, G.
Behandlung leichter frühkindlicher Hirnfunktionsstörungen
Münch. Med. Wschr., 1983 c, 125, 967-970

Betont wird die Notwendigkeit einer sorgfältigen Diagnose, die sowohl die Schwächen in verschiedenen Funktionsbereichen als auch die Stärken des Kindes berücksichtigt. Eine solche Förderungsdiagnostik, die auch die psychosoziale Situation einschließt, bietet aussichtsreiche Möglichkeiten für die Erstellung eines individuellen Behandlungsplanes. Als therapeutische Möglichkeiten werden genannt: übende Verfahren zur Förderung schwacher Funktionen und zur Anbahnung neuer Fähigkeiten im Bereich von Teilleistungsschwächen und spezifischen Lernstörungen; bewegungsorientierte Maßnahmen im Hinblick auf eine umfassende Persönlichkeitsentwicklung mit überwiegender Anwendung im Klein- und Schulkindalter; psychotherapeutische Maßnahmen bei ausgeprägten Sekundärsymptomen; Psychopharmakatherapie als ergänzende Maßnahme, da der Behandlung mit Medikamenten wegen der somatischen und psychodynamischen Nebenwirkungen nur eine unterstützende Funktion zukommt.

172) NEUHÄUSER, G./HAUENSTEIN, Ch./GMELIN, W.B.
Psychomotorisches Verhalten bei leichter Hirnfunktionsstörung
Mschr. Kinderheilk., 1977, 125, 390-391

Verschiedene motodiagnostische Verfahren werden bzgl. ihrer Gültigkeit bei der Erfassung psychomotorischer Reaktionen miteinander verglichen. Entsprechende Untersuchungen an 93 6 bis 13-jährigen Schulkindern lassen erkennen, daß sich diese Verfahren ergänzen und zur Stützung der Diagnose einer leichten Hirnfunktionsstörung beitragen können. Zur Differentialdiagnostik eignet sich gleichermaßen das nachfolgend beschriebene motographische Verfahren. 16 Schüler und

17 Geistigbehinderte wurden mit einer potentiometrischen Methode untersucht und hinsichtlich verschiedener Bewegungsparameter verglichen. Eine varianzanalytische Auswertung ergab für fast alle Parameter signifikante Gruppenunterschiede. Eine Diskriminanzanalyse ergab 6 Variablen, die eine gute Trennung der Gruppen ermöglichte.

173) NISSEN, G.
Die Rolle der leichten frühkindlichen Hirnschädigung für die Intelligenzentwicklung
Therapiewoche, 1971 a, 21, 2061-2064

Nach Aussagen zur Häufigkeit frühkindlicher Hirnschädigungen und deren Folgezuständen wird eine differenzierte Beschreibung der Symptomatik gegeben. Besonders hervorgehoben wird die Problematik in Schule und Elternhaus, die sich als Folge von Konzentrationsschwäche, psychomotorischer Unruhe, mangelnder Bindungsfähigkeit und Distanzlosigkeit ergeben können. Anschließend werden die diagnostischen Kategorien Anamnese, EEG, psychologische und neurologische Untersuchung näher beschrieben und Ansatzpunkte einer interdisziplinären Zusammenarbeit aufgezeigt. Anhand einer eigenen Untersuchung an 129 Kindern wird nachgewiesen, wie eng der Zusammenhang ist zwischen Fehlhaltungen der Eltern, sozialem Niveau und intellektueller und emotionaler Entwicklung oder Fehlentwicklung der Kinder. Nur 20 % der Eltern hatten eine dem Alters- und Intelligenzniveau ihres Kindes entsprechende Einstellung und hatten die Eigenart ihres Kindes akzeptiert.

174) NISSEN, G.
Leichte frühkindliche Hirnschädigungen bei Kindern
Diagnostik, 1971 b, 4, 167-168

In Form eines Kurzreferates wird verdeutlicht, daß eine leichte frühkindliche Hirnschädigung bei vielen Kindern häufig zu spät oder nicht erkannt wird, demzufolge die tatsächliche Zahl der betroffenen Kinder wesentlich höher liegt als bisher angenommen. Zudem wird häufig auch eine falsche Diagnose gestellt. Eine sorgfältige Anamnese, die Erfassung der statomotorischen und psychophysischen Entwicklung, eine komplexe kinderpsychiatrisch-neurologische Untersuchung, einschließlich EEG, und testpsychologische Untersuchungen bieten die Möglichkeit einer einwandfreien Diagnosestellung. Betont wird die Bedeutung der Frühdiagnostik im Hinblick auf eine Vermeidung sekundärer neurotischer Störungen und einen günstigen Entwicklungsverlauf.

175) NISSEN, G.
Organisches Psychosyndrom und sekundäre Neurose bei Kindern mit einer leichten frühinfantilen Hirnschädigung
Pädiat. Pädol., 1972, 7, 353-364

Einleitend werden verschiedene Angaben über die Auftretenshäufigkeit frühkindlicher Hirnschädigung diskutiert, wobei statistische Vergleichsuntersuchungen in jüngster Zeit eine weitgehende Übereinstimmung von 20 % aufweisen. Anschließend werden die verschiedenen Aspekte des primären Psychosyndroms und der sekundären Neurose herausgearbeitet, wobei die engen Zusammenhänge zwischen ungünstigem Erziehungsverhalten und neurotischer Fehlentwicklung im Vordergrund stehen. Beschrieben werden die verschiedenen prä-, peri- und postnatalen Risikofaktoren als Ursache einer frühkindlichen Hirnschädigung, wobei 25 % der Schäden während der Schwangerschaft entstehen, 60 % bei der Geburt und 15 % sich erst später entwickeln. Die Diagnose wird als fachübergreifende Aufgabe von Kinderärzten, Kinderpsychiatern, Geburtshelfern und Psychologen aufgefaßt. Grundsätzlich sollten sechs diagnostische Kriterien berücksichtigt werden. Hierzu gehören Anamnese, kinderpsychiatrischer Befund, psychomotorische Entwicklung, EEG, psychologischer und neurologischer Befund.

176) NISSEN, G.
Das hyperkinetische Syndrom im Kindesalter
Mschr. Kinderheilk., 1974, 122, 790-793

Das Referat behandelt eingangs die Entstehungsbedingungen des hyperkinetischen Syndroms. Neben prä-, peri- und postnatalen Hirnschädigungen werden vor allem erbbiologische, psychogene und endogene Ursachenfaktoren diskutiert. Es folgen Angaben zur Entstehung und Aufrechterhaltung der sekundären Neurose, zur Häufigkeit frühkindlicher Hirnschädigungen sowie eine Auflistung von sechs Kriterien, die für eine Diagnose von maßgeblicher Bedeutung sind. Entsprechend der unterschiedlichen Ätiologie sollte eine Behandlung immer mehrdimensional sein. Heilpädagogische Maßnahmen, psychomotorische Heilbehandlungen, Psychotherapie, Spieltherapie und medikamentöse Therapie werden in ihrer Zielsetzung und Durchführbarkeit näher erläutert. Psychopharmaka sollten bei hyperkinetischen Kindern erst eingesetzt werden, wenn andere Behandlungsmethoden erfolglos waren.

177) NISSEN, G.
Hirnschädigung, Heilpädagogik und Psychotherapie
ZFA, 1975, 51, 9-13

Die Grundlage für die theoretische Auseinandersetzung über die Bedeutung heilpädagogischer und psychotherapeutischer Behandlungsverfahren bei Kindern und Erwachsenen bildet die Erkenntnis, daß entgegen früherer Auffassungen anlagebedingte oder erworbene leichte hirnorganische Störungen nicht generell als therapieresistent betrachtet werden können. Psychotherapeutische und heilpädagogische Maßnahmen stellen im Gegensatz zur Physiotherapie noch keine anerkannten Behandlungsmethoden dar. Dies wird mit dem vergleichsweise schwierigen Nachweis des Zusammenhangs von therapeutischem Erfolg und angewandter Methode begründet. Wird eine Primärstörung nicht frühzeitig erkannt und behandelt, kommt es häufig zur Entwicklung einer sekundären Neurose. Unter diesen Umständen kann eine günstige therapeutische Prognose bei einer kombinierten heilpädagogischen, psychomotorischen und psychotherapeutischen Vorgehensweise erwartet werden. Bei Erwachsenen sind psychagogisch-psychotherapeutische Behandlungstechniken in modifizierter Form erforderlich. Eine besonders wichtige Aufgabe wird in konfliktzentrierten Gesprächen und Beratungen der Erziehungspersonen bzw. des Ehepartners gesehen.

178) NISSEN, G.
Kinderpsychiatrisches Gutachten über die Verschreibung von Methylphenidat bei hyperaktiven Kindern
(mit Kommentaren von EISENBERG, L./FÖRSTER, Ch./ HUESSY, H. R./PADAN, J.)
Päd. Prax., 1981, 25, 209-218

Die wesentlichen Gesichtspunkte zur Symptomatik, Ätiologie und Diagnostik werden angeführt. Innerhalb einer Therapie sollten vor allem heilpädagogische Gesichtspunkte im Vordergrund stehen. Hierzu zählen Elternberatung, Heilpädagogik, Psychotherapie, Bewegungstherapie, Sport- und Musiktherapie. Stimulantien sollten nur bei schweren Störungen verabreicht werden, wenn andere Maßnahmen versagt haben. Auf Nebenwirkungen wie Appetitmangel, verzögertes Längenwachstum, Einschlafstörungen und auf ärztliche Vorbeuge- und Kontrollmaßnahmen wird hingewiesen. Dem Gutachten von NISSEN schließen sich Kommentare amerikanischer und deutscher Fachleute an. EISENBERG hebt hervor, daß ein kompetenter Kinderarzt immer alle therapeutischen Möglichkeiten einsetzen wird. FÖRSTER vertritt die Meinung, man solle die Kinderärzte beim Vorliegen ausgeprägter Störungen eher dazu ermutigen, die Wirk-

samkeit von Ritalin zu erproben. Auch HUESSY betont
die einfache Anwendung und hohe Wirksamkeit der Stimulantien und fordert den unmittelbaren Einsatz.
PADAN sieht eine Medikation ebenfalls als primäre Behandlungsmethode der hyperkinetischen Symptomatik und
empfiehlt bei sekundärer Neurotisierung und Teilleistungsstörungen eine ambulante heilpädagogische Versorgung. Im Schlußwort greift NISSEN nochmals einige
Argumente heraus und leitet daraus als vordringliche
Aufgabe ab, daß zunächst eine größere diagnostische
Übereinstimmung über die verschiedenen Formen und den
Schweregrad hyperkinetischer Syndrome erzielt werden
muß, um zu entscheiden, ob eine medikamentöse oder
nicht-medikamentöse Behandlung angezeigt ist.

179) PADAN, P.
Beeinflussung der schulischen Leistung bei hyperkinetischen Kindern durch Methylphenidat und Amphetamin
Kinderarzt, 1981, 12, 1314-1316

Der Erfahrungsbericht faßt die Auswirkungen einer medikamentösen Behandlung von 32 hyperkinetischen Kindern zusammen. Ein Vergleich der Schulzensuren zeigt,
daß innerhalb von 6 - 18 Monaten eine Besserung um
mindestens eine Schulnote eintrat, wobei der Notenanstieg während der Behandlung stabil blieb. Obwohl
die Leistungssteigerung in der Schule nur eine sekundäre Folge der Symptomreduzierung oder -beseitigung
ist, wird die Effektivität jeder Therapie am Schulerfolg gemessen. Das Versagen einer medikamentösen Behandlung wird unter Berücksichtigung verschiedener
Störfaktoren wie z.B. falsche Diagnose, zu geringe
Dosierung, mangelnde Mitarbeit der Eltern unter 15 %
vermutet. Neben der Beschreibung der Ergebnisse werden Aussagen zur Symptomatik, Anamnese sowie zur
Durchführung der medikamentösen Therapie gemacht.

180) PADILLA DE OLIVARES, A./NEIRA, E./RIQUELME DE K., R./
SANHUEZA, F.
Die Bewertung von Symptomen bei der klinischen Diagnose von 'minimal brain dysfunction' in einer Gruppe
unausgelesener Kinder
Z. Kinder- Jugendpsychiat., 1977, 5, 360-364

Die Auftretenshäufigkeit der minimalen cerebralen Dysfunktion wurde auf der Grundlage neurologischer und
psychologischer Befunde bei einer unausgelesenen Stichprobe von 53 7 bis 8-jährigen Kindern untersucht. Bei
zwei Kindern konnte eine eindeutige Diagnose gestellt
werden. Zehn Kinder zeigten neurologische Defizite im
Sinne einer deutlichen Hirnfunktionsstörung bei gleich-

zeitigen Verhaltensauffälligkeiten in Form eines hyperkinetischen Syndroms. Bei neun Kindern mit neurologischen Auffälligkeiten lagen weder Verhaltensprobleme noch Lernstörungen vor.

181) PADILLA DE OLIVARES, A./NEIRA, E./RAFAEL, S./RIQUELME DE K., R./SANHUEZA, F.
Verhaltensunreife und neurologische Unreife
Z. Kinder- Jugendpsychiat., 1977, 5, 365-376

Die Beziehung zwischen Verhalten und neurologischen Untersuchungsbefunden wurde im Rahmen einer Längsschnittuntersuchung mit der Zielsetzung überprüft, die Tauglichkeit von Untersuchungsmethoden für eine MCD-Diagnose besser beurteilen zu können. An der Untersuchung nahmen 48 Kinder im Alter von 7 - 8 Jahren teil, die fünf Jahre später nochmals getestet wurden. Unter Berücksichtigung der neurologischen Befunde und der Beurteilung der Verhaltensstörungen konnten vier Gruppen unterschieden werden: normale Kinder; Kinder mit Verhaltensunreife und neurologischer Unreife; Kinder mit neurologischen Auffälligkeiten ohne Verhaltensstörungen; MCD-Kinder. Nahezu alle Kinder konnten nach fünf Jahren mit der Testbatterie wieder den ursprünglichen Diagnosegruppen zugeordnet werden. Einen unveränderten Befund zeigten 84 % der normalen Kinder, 87 % der verhaltensunreifen und neurologisch unreifen Kinder. Die Zahl der Kinder mit pathologischem neurologischem Befund ohne Verhaltensauffälligkeiten blieb gleich. Die Zahl der MCD-Kinder erhöhte sich um einen Fall.

182) PERTHES, D./TRAUTNER, H. M.
Zur Differenzierung visumotorischer Leistungsschwächen bei Kindern mit minimaler cerebraler Dysfunktion (MCD)
Z. Klin. Psychol., 1981, 10, 281-300

Auf der Grundlage bisheriger fachspezifischer, themenrelevanter Erkenntnisse wird im Rahmen einer empirischen Untersuchung an 48 Kindern im Alter von 6 - 8 Jahren überprüft, ob die minimale cerebrale Dysfunktion wesentlich in einer sensorischen Erfassungs- und Differenzierungsstörung begründet ist. Die Bereiche visuelle Koordination, motorische Koordination und visumotorische Koordination wurden anhand mehrerer Tests überprüft: Motor-free Visual Perception Test (MVPT), Lincoln-Oseretzky-Skala (LOS KF 18), Göttinger Formreproduktionstest (GFT), Hamburg-Wechsler-Intelligenztest für Kinder (HAWIK) und Hand-Dominanz-Test (HDT). Die Ergebnisse zeigen, daß die visuelle Wahrnehmung bei MCD-Kindern im Vergleich zur Normalpopulation keine bedeutsamen Abweichungen aufweist. Die Annahme einer visuellen Erfassungs- und Differenzierungsschwäche als Grundstörung bei MCD kann somit nicht aufrechterhalten werden. Allerdings sind die komplexeren Leistungen (Visumotorik, Motorik) stärker gestört als die einfacheren Leistungen (Sensorik). Zwischen Leistungsschwächen und Intelligenz besteht nur ein geringer Zusammenhang. Die Händigkeit war für die Leistungen bedeutungslos. Kinder, die in den Tests MVPT, LOS KF 18 und GFT als klinisch auffällig bzw. stark gestört eingestuft wurden, hatten häufig Sprachstörungen, insbesondere Dyslalie.

183) PETERSEN, O.
Hör-, Sprach- und Sprechstörungen als Symptom zerebraler Dysfunktion
Med. Welt, 1980, 31, 289-291

Hingewiesen wird auf die zentrale Bedeutung einer ungestörten verbalen Kommunikation für die Persönlichkeitsentwicklung und Sozialisation. Bei MCD-Kindern kann es eine Vielzahl verschiedener Hör-, Sprach- und Sprechstörungen geben. Typische Ausfälle oder Auffälligkeiten gibt es nicht. Schädigungen können im Bereich des Innenohrs liegen, durch Störungen in der zentral/auditiven Verarbeitung bedingt sein (mit Auswirkungen auf Sprachverständnis, Geräusch-, Laut- und Sprachdiskrimination, Aufnahmevermögen, Erkennen/Identifizieren, Sequenz, Richtungshören) oder durch Störungen bei der Enkodierung verursacht werden (mit Auswirkungen auf Lautbildung, Grammatik, Wortfindung, Formulierungsfähigkeit). Neben Sprachstörungen können auch Sprechstörungen vorkommen, die den Funktionsablauf des Stimm- und Sprechapparates betreffen und durch ein mangelndes Zusammenspiel von Atmung, Stimmgebung und Artikulation bedingt sind. Zum Komplex der Dysarthrie gehören Veränderungen des Sprechtempos, der Lautstärke und Sprachmelodie. Wenn Störungen der Hör- und Sprachverarbeitung als Folge einer MCD frühzeitig erkannt und therapiert werden, sind gute Erfolge zu erreichen und Fehlentwicklungen weitestgehend zu verhindern.

184) PFROMM-TITTMANN, S.
Flimmerverschmelzungsfrequenz und Diagnose der minimalen cerebralen Dysfunktion
Prax. Kinderpsychol. Kinderpsychiat., 1977, 26, 128-141

Vorgestellt und diskutiert wird ein diagnostisches Instrument zur Aufdeckung pathologischer Auffälligkeiten und entsprechenden ärztlichen Behandlung. Hervorgehoben wird die leichte Anwendbarkeit, der geringe Zeitaufwand, die Eignung für Reihenuntersuchungen und die Einsatzmöglichkeit bei Kindern und Erwachsenen. Auf der Grundlage mehrjähriger Untersuchungserfahrungen erlaubt das Verfahren durch die Registrierung von Meßwerten der Flimmerverschmelzungsfrequenz (FVF) und deren Verschiebungen verschiedene psychopathologische Störungen zu erfassen, so auch eine MCD als psychophysischen Ausdruck differenzierter Leistungs- und Verhaltensstörungen. Die Durchführungszeit beträgt 6 Sekunden. Bei einer Verlängerung der Durchführungszeit wird die Verzögerung der Reaktionszeit als besonderes Phänomen berücksichtigt. Ausgewertet und interpretiert werden die Verteilung der VF-Werte nach ihrer Höhe, der Amplitude (Differenz zwischen Initial- und Belastungswert) und dem Auftreten besonderer Phänomene wie Rechts-Links-Orientierungsstörung, Oben-Unten-Orientierungsstörung oder bestimmten Ausfällen der Reizempfindlichkeit. Höhe und Verschiebungen der Flimmerverschmelzungsfrequenz folgen einem physiologischen Regulationsprinzip, erlauben Schlußfolgerungen auf Ausgangslage und Aktions- bzw. Reaktionstendenzen einer Person und in diesem Zusammenhang auch Rückschlüsse auf eine mögliche MCD. Ergänzend konnten bestimmte Wechselbeziehungen zwischen FVF-Befunden und hirnphysiologischen Korrelaten wie Liquordruck, Liquorunterdruck oder Liquorstop nachgewiesen werden.

185) RAUTENSTRAUCH, T./WITTROCK, J.
Unerkannte minimale cerebrale Dysfunktion bei erziehungsschwierigen Kindern
Mschr.Kinderheilk., 1974, 122, 629-630

Aus 84 erziehungsschwierigen Kindern wurden diejenigen ermittelt, die eine minimale Hirnfunktionsstörung aufwiesen. Überprüft wurde, inwieweit bei diesen Kindern gleichzeitig auch eine Lernbehinderung gegeben war. Alle Personen wurden neurologisch mit dem Verfahren von TOUWEN & PRECHTL untersucht. Verhaltensstörungen wurden über einen Fragebogen für Lehrer und Erzieher erfaßt. Der Intelligenzquotient wurde über den Hamburg-Wechsler-Intelligenztest für Kinder (HAWIK) ermittelt. Die neurologische Untersuchung ergab bei 16 Kindern (19 %) Symptome einer MCD. 20 % der Gesamtstichprobe wiesen einen abnormen EEG-Befund auf. Darunter war kein MCD-Kind. Die Ergebnisse weisen aus, daß neurologische Auffälligkeiten in mehreren Teilbereichen verbunden mit einer unterdurchschnittlichen Intelligenz als eine allgemeine Retardierung anzusehen sind. Zeigen sich hingegen mehr isolierte

Ausfälle (z.B. Feinmotorik, Dyskinesien) bei normaler Intelligenz ist eine MCD zu diagnostizieren. Die Unterscheidung bereitet insbesondere bei Heimkindern große Probleme, da selbst bei gesunden Kindern noch geringgradige neurologische Symptome bestehen.

186) REIN, H./MEIER-KOLL, A.
Der Einfluss von Floropipamid (Dipiperon) auf Schlafprofil und quantitative EEG-Analyse von zwei Kindern mit hyperkinetischem Syndrom
Z. Kinder- Jugendpsychiat., 1978, 6, 237-254

An zwei Fallbeispielen wurde die Annahme überprüft, ob einer neuroleptischen Substanz wie dem Floropipamid bei der Behandlung von hyperkinetischen Kindern eine Bedeutung zukommt. Mittels einer quantitativen EEG-Analyse wurden die Abweichungen von der physiologischen Norm erfaßt. Auffallende Schlafstörungen waren der Anlaß für eine Schlafprofiluntersuchung. In einem Fall zeigten sich unter Medikation deutliche Auswirkungen im Schlafprofil und in der quantitativen EEG-Analyse. Es kam zu einer erheblichen Reduzierung des REM-Schlafes. Das zweite Kind wies bereits vor der Behandlung ein reduziertes REM-Schlafmuster auf, welches durch das Medikament noch weiter verringert wurde. Das unveränderte EEG-Frequenzhistogramm deutet auf eine fehlende Wirkung des Pharmakons hin.

187) RIEGELS, V.
Verminderte Fähigkeit zur Rollenübernahme bei Kindern mit leichter Hirnfunktionsstörung
Z. Entwicklungspsychol. Päd. Psychol., 1980, 12, 317-322

In einer empirischen Untersuchung wurden 25 7 bis 13-jährige MCD-Kinder hinsichtlich ihrer Rollenübernahme im Vergleich zu paarweise parallelisierten Kindern einer Kontrollgruppe ohne MCD überprüft. Die Rollenübernahmefähigkeit wurde über fünf verschiedene Aufgaben ermittelt, die im wesentlichen die Fähigkeit zur Vorhersage des Verhaltens einer anderen Person und zur Informationsübermittlung unter Berücksichtigung der Informationsbedürfnisse des Zuhörers erfaßten. Die Ergebnisse zeigen, daß die MCD-Kinder weniger verschiedene Worte gebrauchen und ihre Informationen nicht den Bedürfnissen des Zuhörers anpassen können. Geschlechtsspezifische Unterschiede konnten nicht festgestellt werden. Abschließend wird die geringe Rollenübernahmefähigkeit in ihrer Bedeutung für die Beratung von Eltern und Lehrern diskutiert.

188) RIEGELS, V.
Zur Interferenzneigung bei Kindern mit minimaler zerebraler Dysfunktion (MZD)
Prax. Kinderpsychol. Kinderpsychiat., 1981, 30, 210-214

Untersucht wurde die Interferenzneigung von 20 7 bis 13-jährigen MZD-Kindern im Vergleich zu einer nach Alter, Geschlecht und Intelligenz parallelisierten Kontrollgruppe. Zur Messung der individuellen Interferenzneigung wurden folgende Verfahren eingesetzt: Stroop-Test, Ziffernversuch und akustischer Interferenzversuch. Die Ergebnisse zeigen, daß MZD-Kinder eine größere Interferenzneigung haben als vergleichbare Kinder ohne MZD. Die Differenzen in der Interferenzneigung im Bereich der Akustik waren am ausgeprägtesten. Die erhöhte Interferenzneigung wird als Ausdruck von Schwierigkeiten im Auf- und Umbau von Reaktionshierarchien interpretiert und als Grundstörung der MZD betrachtet, die mit folgenden Symptomen im Zusammenhang stehen kann: erhöhte Ablenkbarkeit, mangelnde Umstellungsfähigkeit und soziale Auffälligkeit.

189) RÖSLER, H. S./KLEINPETER, U./CARLSEN, I./SCHELLHASE, R.
Erfahrungen mit Sonderklassen für hirnorganisch leistungsgeminderte verhaltensgestörte Kinder
Psychiat. Neurol. Med. Psychol., 1976, 28, 403-413

Berichtet wird von dem Versuch, Sonderklassen bzw. Sonderschulen für verhaltensauffällige Kinder mit hirnorganischem Psychosyndrom einzurichten, die gleichzeitig die Möglichkeit für eine spätere Rückführung in die Normalschule bieten. Auswahlkriterien für die Aufnahme waren: Bewegungsunruhe, leichte Ermüdbarkeit, Konzentrationsschwäche, herabgesetzte Widerstandsfähigkeit, erhöhte Empfindlichkeit, Leistungsschwäche, motorische Ungeschicklichkeit. Anhand einer Längsschnittuntersuchung wurde ermittelt, daß die zeitweilige Sonderbeschulung bei den betroffenen Kindern eine Verbesserung der motorischen Entwicklung und einen Anstieg in den mittleren Schulleistungen bewirkte. Die intellektuelle Entwicklung war hingegen leicht verzögert und die Konzentrationsschwäche nahezu gleich geblieben. Empfohlen wird eine allmähliche Einführung von Sonderschulen oder Sonderklassen für hirnorganisch leistungsgeminderte Kinder.

190) RUF-BÄCHTIGER, L.
Beratung der Eltern und Lehrer von Kindern mit einem frühkindlichen psychoorganischen Syndrom

Praxis, 1982, 71, 1462-1470

Auf der Grundlage eigener Beobachtungen und intensiver Literaturstudien wird ein in der Praxis bewährtes Behandlungskonzept des infantilen psychoorganischen Syndroms (POS) vorgestellt. Es wird aufgezeigt, wie der Arzt die Eltern über die Zusammenhänge von Hirnfunktionsstörungen und Verhaltensauffälligkeiten informieren kann. Eingegangen wird auf die Beeinträchtigungen der Wahrnehmung, der Motorik und der psychischen Reifung, die als Folge von verzögerter bzw. abnormer Hirnreifung eintreten können. Es werden therapeutische Möglichkeiten aufgezählt und Ratschläge für erzieherische Maßnahmen in Elternhaus und Schule gegeben. Die Frage nach der weiteren Entwicklung des POS-Kindes wird insgesamt positiv beurteilt, wenngleich in einigen Fällen Verhaltensauffälligkeiten auch noch im Erwachsenenalter zu beobachten sind.

191) RUTZ, M.
Welche Möglichkeiten und Aufgaben hat der jugendärztliche Dienst gegenüber dem leicht hirngeschädigten Kind?
Öff. Gesundh.-wes., 1978, 40, 463-465

Vor dem Hintergrund gesetzlicher Regelungen wird die fachliche und sachliche Zuständigkeit der Gesundheitsämter als unabhängige Beratungs- und Schaltstellen betont, da es an anderen Institutionen fehlt, die diese Aufgabe übernehmen könnten und entsprechende Empfehlungen zur Früherkennung und Frühbehandlung geben könnten. Die Hierarchie der möglichen Leistungsträger bei Versicherten von der primär zuständigen gesetzlichen Krankenversicherung über Erziehungsberatungsstellen und kommunale psychologische Dienste bis zur Sozial- und Jugendhilfe wird aufgezeigt. Ergibt die Rechtslage keine eindeutige Kostenverpflichtung eines Kostenträgers, so sollte mit allen Beteiligten über die Möglichkeiten der Mischfinanzierung gesprochen werden. Hierin wird eine weitere Koordinierungsfunktion des Gesundheitsamtes gesehen.

192) SCHENCK, K.
Anamnese und neurologischer Befund in der Diagnostik des leicht hirngeschädigten Kindes
Motorik, 1980, 3, 51-60

Diskutiert wird die Stellung der MCD im Grenzbereich zwischen milieureaktiven und organischen zentralnervösen Störungen. Die daraus resultierenden diagnostischen Schwierigkeiten werden beschrieben. Verschiedene Schädigungsmöglichkeiten im prä-, peri- und postnatalen Zeitraum werden im Rahmen der Anamneseerhebung dargestellt. Bei der Beschreibung der neurologischen Untersuchungstechniken wird die Bedeutung der sog. "soft-signs" diskutiert und der umstrittene diagnostische Wert des kindlichen EEG's aufgezeigt. Eine diagnostische Gesamtwertung, in der versucht wird, die Anamnesedaten mit den neurologischen Ergebnissen zu verbinden, bildet den Abschluß.

193) SCHIER, E.
Psychopharmakotherapie zur Dämpfung von Antrieb, Aktivität und Unruhe im Kindesalter
Päd. Grenzgeb., 1979, 18, 31-41

Auf der Grundlage eines nosographischen Klassifikationsschemas von gesteigertem Antrieb, erhöhter Aktivität und psychomotorischer Unruhe wird ein Überblick über die in der medikamentösen Therapie einsetzbaren Psychopharmaka gegeben. Neuroleptika, Tranquilizer und Psychostimulantien werden in ihrer Beziehung zu den phänomenologisch-nosologischen Zielsymptomen dargestellt und hinsichtlich Wirkungsweise, Dosierung und möglicher Nebenwirkungen erläutert. Als Bedingung für eine symptomorientierte Psychopharmakotherapie wird die Bedeutung einer differenzierten Indikationsstellung unter Berücksichtigung der verschiedenen pathogenetischen Faktoren hervorgehoben.

194) SCHILLING, F.
Die Bedeutung der Motorik für die Diffentialdiagnostik leichter frühkindlicher Hirnschäden im Kindesalter
Mschr. Kinderheilk., 1973, 121, 308-309

Ausgegangen wird von dem Zusammenhang zwischen motorischen Auffälligkeiten und frühkindlicher Hirnschädigung sowie dem Fehlen von Angaben zur motorischen Entwicklung über den Zeitpunkt der Ausreifung des Nervensystems hinaus. In Anlehnung an sensomotorische Regelkreismodelle wird eine funktionelle Diagnostik unter Einbeziehung sowohl sensomotorischer, emotionaler, sozialer und kognitiver Entwicklungsprozesse erstellt. Die diagnostische Bedeutung der Motorik wird problematisiert und durch eigene Untersuchungsergebnisse der Stellenwert des motodiagnostischen Ansatzes herausgestellt. Abschließend werden kurz die Untersuchungsergebnisse angeführt, die mit dem Hamm-Marburger-Körperkoordinationstest (HMKTK) und Verfahren zur Prüfung der manuellen Geschicklichkeit erzielt wurden.

195) SCHILLING, F.
Diagnose und Therapie motorischer Störungen bei Kindern mit minimaler zerebraler Dysfunktion
Psychomotorik, 1977, 2, 47-56

Hingewiesen wird auf den besonderen Stellenwert der Bewegungsstörung innerhalb der Symptomatik der MZD und deren enge Verbindung zur gesamten Persönlichkeitsentwicklung. Im Rahmen theoretischer Ausführungen wird die Entwicklung des Bewegungsverhaltens nach minimaler zerebraler Dysfunktion aufgezeigt unter besonderer Berücksichtigung von Adaptationsprozessen, d.h. der Anpassung von Handlungsabläufen an die jeweiligen Umweltbedingungen. Da Bewegungsstörungen häufig erst in speziellen Testsituationen sichtbar werden, erfolgt eine Darstellung verschiedener Testverfahren unter Hinweis auf ihre mögliche diagnostische Bedeutung. Untersuchungsbeispiele verdeutlichen, daß die Ergebnisse motorischer Tests einmal als Grundlage für eine umfassende Bewegungstherapie dienen können, zum anderen als Grundlage für eine neuropsychologische Diagnostik. Zur Behandlung von Bewegungs- und Wahrnehmungsstörungen wird die Mototherapie empfohlen, wo neben einer Verbesserung der Motorik auch Selbstvertrauen und Kontaktfähigkeit aufgebaut werden können.

196) SCHILLING, F.
Das Bewegungsverhalten von Kindern mit minimaler zerebraler Dysfunktion
Motorik, 1980, 3, 61-68

Der Stellenwert von Bewegungsstörungen für die MZD-Symptomatik wird beschrieben. Weiterhin werden die Bedeutung der Motodiagnostik bei leicht hirngeschädigten Kindern und die grundlegenden Zusammenhänge der motorischen Entwicklung aufgezeigt. Es folgen Ausführungen zum Bewegungsverhalten von MZD-Kindern und eine Darstellung von Untersuchungsergebnissen, die mit motodiagnostischen Verfahren erzielt werden konnten. Über eine Falldarstellung wird verdeutlicht, wie motorische Defizite im Zusammenhang mit der Gesamtpersönlichkeit des Kindes zu interpretieren sind und welchen Beitrag die Motodiagnostik für die Differentialdiagnostik und die Therapie leisten kann.

197) SCHIPPAN, D.
Das leicht hirngeschädigte Kind als Aufgabe des jugendärztlichen Dienstes. MCP-diagnostische und medizinisch-technische Maßnahmen. Erfahrungsberichte aus der Arbeit in einer CP-Beratungsstelle
Öff. Gesundh.-wes., 1978, 40, 512-515

Der Erfahrungsbericht weist auf die zunehmende Zahl
von Kindern mit minimaler Cerebralparese hin und
nennt die zu erwartenden Störungskomplexe im Bereich
von Motorik, Sprache, Konzentration, Wahrnehmung und
reaktiven Verhaltensstörungen. Danach wird ein pädiatrisch-neurologisch-funktionell-motoskopischer Untersuchungsgang geschildert. Im Vordergrund steht
eine eingehende Anamnese. Neben der neurologisch-motoskopischen Untersuchung mit Registrierung von Verhaltensauffälligkeiten werden als ergänzende Untersuchungen Hirnstromableitungen (EEG), Echo-Encephalogramm,
Elektromyogramm (EMG), kraniales Computertomogramm
und Untersuchungen der Sprache und des Gehörs genannt.
Als wichtigster therapeutischer Ansatzpunkt wird die
Eltern- und Lehrerinformation bezeichnet. Darüber
hinaus werden psychomotorische Übungsbehandlung, sensomotorische Übungsprogramme, therapeutisches Schwimmen und Reiten sowie Trampolinspringen angeführt.
Medikamentöse Therapie und Krankengymnastik sollen
nur in Ausnahmefällen eingesetzt werden. Die Diagnosestellung und Therapieplanung muß immer mehrdimensional im Team mit Fachärzten, Psychologen, Pädagogen
und Therapeuten erfolgen.

198) SCHIRM, H./HELLBRÜGGE, Th.
Zur Diagnostik minimaler cerebraler Bewegungsstörungen
Kinderarzt, 1971, 2, 72-75

In dem Beitrag wird einleitend auf die Symptomatik
eingegangen, die sich daraus ergebenden Probleme im
Schulalltag beschrieben und auf die Möglichkeit einer
sekundären Neurotisierung hingewiesen. Anschließend
wird ein Diagnose-Schema zur Erkennung minimaler cerebraler Bewegungsstörungen vorgestellt, mit dem anhand
von zehn Übungen pathologische Merkmalsausprägungen
über eine Punktebewertung aufgedeckt werden können.

199) SCHIRM, H./MACKE, A.
Zur entwicklungsneurologischen motoskopischen Diagnostik bei leicht hirngeschädigten Kindern im
"Vorschulalter"
Fortschr. Med., 1979, 97, 1751-1755

Die Schwierigkeit einer eindeutigen MCD-Diagnose wird
angesprochen und durch eine Untersuchung an Vorschulkindern verdeutlicht. 302 gesunde Kinder im Alter von
4 - 6 Jahren und 89 Kinder mit Erziehungsschwierigkeiten wurden einer neurologischen und motoskopischen
Untersuchung unterzogen. Aufgezeigt wird die Abhängigkeit der neurologischen Untersuchungsergebnisse von

Alter, Geschlechtsspezifität und Verhaltensbesonderheiten. Beim Vergleich beider Untersuchungsverfahren wird deutlich, daß die Übereinstimmung bei gesunden Kindern mit 94 % sehr hoch ist. Demgegenüber zeigt sich bei neurologisch auffälligen Kindern nur eine Übereinstimmung von 50 %, d.h. nur jedes zweite Kind, das bei der neurologischen Untersuchung auffällige Reaktionen zeigte, war auch in der motoskopischen Untersuchung auffällig. Ein Zusammenhang zwischen Besonderheiten in der motoskopischen Untersuchung und zusätzlich erhobenen Risikofaktoren konnte nur für die Faktoren "operative Entbindung", "Untergewicht bei der Geburt" und "nicht-termingerechte Geburt" gefunden werden. Die Problematik neurologischer und motoskopischer Untersuchungsverfahren für eine gesicherte MCD-Diagnose wird diskutiert und auf die Notwendigkeit von Längsschnittuntersuchungen hingewiesen.

200) SCHIRM, H./BAHL, R./RANDOLPH, R.
Die minimale zerebrale Bewegungsstörung
Fortschr. Med., 1972, 90, 985-988

Mit dem Ziel der Aufdeckung motorischer Störungen wurde eine faktorenanalytische Untersuchung an 391 Kindern im Alter von 3;3 - 7;5 Jahren durchgeführt. Neben einer motoskopischen Untersuchung mit 16 verschiedenen Testübungen wurde anhand eines Elternfragebogens eine ausführliche Anamnese über Schwangerschaftsverlauf, Geburtsumstände, Perinatalperiode, psychomotorische Entwicklung und Erkrankungen im Kindesalter erhoben. Es wurden sechs verschiedene Faktoren ermittelt und mehrere statistische Zusammenhänge zwischen den einzelnen motorischen Testübungen nachgewiesen, die neurophysiologisch erklärt werden. Beim Vergleich des Faktorenmusters von sog. "gesunden" Kindern mit dem im Rahmen einer weiteren Untersuchung ermittelten Faktorenmuster von sog. "Risikokindern" ergaben sich in bezug auf Schwangerschafts- und Geburtsverlauf Abweichungen von der allgemeinen Faktorenstruktur.

201) SCHIRM, H./RANDOLPH, R./BAHL, R.
Zusammenhänge von Risiko-Faktoren während der Schwangerschaft und Geburt und Zeichen minimaler cerebraler Bewegungsstörung bei Vorschulkindern
Mschr. Kinderheilk., 1973, 121, 269-271

Die mittels Faktorenanalyse berechneten Ergebnisse einer Untersuchung an 391 als gesund geltenden Kindergarten-Kindern und zwei ersten Volksschulklassen

lassen Zusammenhänge zwischen Risikofaktoren und dem Auftreten minimaler cerebraler Bewegungsstörungen erkennen. Als Risikofaktoren werden genannt: Erkrankungen während der Schwangerschaft, Unfälle, Operationen unter Narkose, zu früher oder zu später Geburtstermin, besondere Geburtsumstände und eine pathologische Nachgeburtsperiode. Bestätigt wurde auch, daß untergewichtige Kinder eher motorische Auffälligkeiten entwickeln als normalgewichtige.

202) SCHLANGE, H./STEIN, B./TANELI, S./ULRICH, I.
Frühkindliche Hirnschädigung und soziale Klasse
Mschr. Kinderheilk., 1975, 123, 72-76

An 1355 Patienten mit psychomatischen und psychischen Störungen wurde überprüft, welche Abhängigkeit zwischen früherworbenen Hirnschäden und Lebensstandard besteht. Die 6 bis 15-jährigen Kinder und Jugendlichen wurden über eine medizinische Diagnostik in drei Gruppen unterteilt: ohne Hirnschaden, Hirnschadenverdacht und Hirnschaden. Die Ergebnisse zeigen eindeutige Zusammenhänge zwischen dem Lebensstandard, gemessen an der Größe des Wohnortes und dem Beruf des Vaters, und der Hirnschadendiagnose. Hirnschädigungen waren umso häufiger nachweisbar, je schlechter der Beruf des Vaters und je kleiner der Wohnort war, wobei dem väterlichen Beruf mehr Bedeutung zukam. Schlußfolgernd wird zur Prophylaxe von früherworbenen Hirnschäden eine Intensivierung der Aufklärung und eine bessere medizinische Versorgung empfohlen.

203) SCHMIDT, M.H.
Das hyperkinetische Syndrom im Kindesalter
Z. Kinder-Jugendpsychiat., 1973, 3, 250-269

Der Themenkreis des hyperkinetischen Syndroms wird anhand umfangreicher, vorwiegend angloamerikanischer Literatur unter Berücksichtigung von Symptomatologie, Diagnose, Ätiologie, Pathogenese, Sekundärsymptomatik, Umweltreaktionen, Prognose und Therapiemaßnahmen diskutiert. Der Verfasser kommt zu folgenden Schlußfolgerungen: Im Gegensatz zur Uneinheitlichkeit des Begriffsfeldes findet sich bei der Symptomatologie eine relativ einheitliche Beschreibung. Die auf verschiedenen Kriterien basierende Diagnose sollte eine differentialdiagnostische Abgrenzung zu anderen Formen von Verhaltensstörungen ermöglichen. Bisherige Aussagen zur Ätiologie und Pathogenese lassen eine Heterogenität des hyperkinetischen Syndroms vermuten. Die Sekundärsymptomatik entwickelt sich als Konsequenz von Lernschwierigkeiten in Abhängigkeit zu Umweltreaktionen. Entwicklungsverlauf und Prognose des

Syndroms müssen in Beziehung zur Primärsymptomatik
und zur Ausprägung der Sekundärsymptomatik gesehen
werden. Etwa 2/3 der Kinder überwinden die Hyperaktivität bis zum Erwachsenenalter, neurologische Symptome bleiben bestehen. Bei den therapeutischen Maßnahmen wird die Psychopharmakatherapie hervorgehoben.
Daneben werden psychomotorische Übungsbehandlung,
pädagogische und psychotherapeutische Ansätze genannt
und gewertet.

204) SCHMIDT, M.H.
Behandlung des hyperkinetischen Syndroms bei Kindern
unter Berücksichtigung von Ätiologie und Pathogenese
Päd. Prax., 1974, 14, 205-214

Die Bedeutung der Ätiologie des hyperkinetischen
Syndroms für die jeweilige Therapiewahl wird erörtert
unter besonderer Berücksichtigung der frühkindlichen
Hirnschädigung, der Fehlerziehung und der konstitutionell gesteigerten Erregbarkeit bzw. Aktivität.
Es wird darauf verwiesen, daß eine erfolgreiche Stimulantienbehandlung nur bei hirnorganischer Genese
durchgeführt werden kann. Anhand von vier Einzelfallbeispielen werden die verschiedenen diagnostischen
Befunde und der Effekt einer kombinierten Therapiemaßnahme aufgezeigt.

205) SCHMIDT, M.H.
Verhaltensanomalien bei minimaler zerebraler Dysfunktion
Diagnostik, 1975, 8, 657-660

Verhaltensstörungen können unmittelbar oder mittelbar
durch eine MZD bedingt sein und lassen sich in Abhängigkeit von der jeweiligen Akzentuierung dem "frühkindlich exogenen Psychosyndrom", dem "hyperkinetischen Syndrom" oder den "Teilleistungsschwächen" zuschreiben. Sekundäre Störungen sind als mittelbare
Folgen oftmals nur schwer von psychogenen Störungen
im Sinne reaktiver Verhaltensstörungen, neurotischer
und psychosomatischer Krankheitsbilder oder sozialer
Anpassungsstörungen zu trennen. Darum ist für eine
gesicherte Diagnose eine Summationsdiagnose unerläßlich, wobei aus den nachfolgenden Bereichen mindestens drei Befunde vorliegen müssen: psychopathologischer Befund, klinisch-psychologischer Befund,
Anamnese der psychomotorischen Entwicklung, Hirnstrombild, neurologischer Befund, Schwangerschafts-
und Geburtsanamnese. Bei den Behandlungsmaßnahmen
werden symptomorientierte von kausalwirkenden Maßnahmen unterschieden. Angesprochen werden Psychopharmaka-

therapie, heilpädagogische Ansätze und spezifische Trainingsverfahren.

206) SCHMIDT, M.H.
Psychopharmakatherapie der leichten Hirnfunktionsstörung
Mschr. Kinderheilk., 1977, 125, 404-406

Geschildert werden drei unterschiedliche Vorgehensweisen in der Psychopharmakatherapie, die sich an den Leitsymptomen der leichten Hirnfunktionsstörung orientieren. Störungen des Sozialverhaltens können durch eine generelle Dämpfung beeinflußt werden, was allerdings mit unerwünschten Nebenwirkungen verbunden ist. Bei unzureichenden Leistungsvoraussetzungen wie Hyperaktivität und Aufmerksamkeitsstörungen erfolgt eine Behandlung über eine zentrale Aktivierung subkortikaler Funktionen. Kortikale Leistungen im Sinne von Wahrnehmung und nicht-verbalem Lernen können über eine Verbesserung des Hirnstoffwechsels angegangen werden. Abschließend werden verschiedene Forschungsmethoden zur Effektivitätskontrolle pharmakologischer Behandlungen diskutiert.

207) SCHMIDT, M.H.
Identifikation hirnfunktionsgestörter Kinder anhand von Tierzeichnungen
Z. Kinder-Jugendpsychiat., 1981 b, 8, 28-35

Berichtet wird über Auffälligkeiten an Tierzeichnungen von hirnfunktionsgestörten Grundschulkindern, die bei Kindern mit anderen Auffälligkeiten oder gesunden Kindern nicht gefunden wurden. Die beobachteten Besonderheiten beziehen sich unter anderem auf Merkmale der Zeichenmotorik, die Anordnung oder das Fehlen einzelner Körperteile und die Anordnung der Zeichnungen auf dem Blatt. Eine Erläuterung weiterer Untersuchungsschritte sowie vier Zeichenbeispiele von hirnfunktionsgestörten Kindern und drei Tierzeichnungen anderer Kinder schließen den Bericht ab.

208) SCHMIDT, M.H./HARBAUER, H.
Der Prädiktorwert des perinatalen kindlichen Blut-pH-Wertes für Hirnfunktionsstörungen im Einschulungsalter
Z. Kinder-Jugendpsychiat., 1982, 10, 5-13

An insgesamt 150 6-jährigen Kindern wurde eine neurologische und psychiatrische Untersuchung durchgeführt. Die Befunde wurden zum pH-Wert im Nabelschnurblut der Kinder nach der Geburt in Beziehung gesetzt. Ungünstige pH-Werte korrelierten mit 9 von 15 belastenden Angaben aus der Entwicklungsanamnese der Kinder und mit 15 von 51 neurologischen und psychiatrischen Merkmalen. Diese Korrelationen waren breiter gefächert als die eines gewichteten geburtshilflichen Belastungsindex. Die Verwendung des Blut-pH-Wertes als Prädiktor für hirnorganische Beeinträchtigungen wird diskutiert, wobei herausgestellt wird, daß der pH-Wert im kindlichen Nabelschnurblut nicht nur ein quantifizierbares Maß für den perinatalen Zustand eines Kindes ist, sondern auch Vorhersagen für mittelfristige Entwicklungschancen zuläßt.

209) SCHMIDT, M.H./ESSER, G./ALLEHOFF, B./GEISEL, B./ LAUCHT, M./VOLL, R.
Bedeutung zerebraler Dysfunktion bei Achtjährigen
Z.Kinder-Jugendpsychiat., 1982, 10, 365-377

Eine empirische Überprüfung der klinischen Grundannahmen zum Konzept "Zerebrale Dysfunktion" im Rahmen einer epidemiologischen Felduntersuchung erbrachte zum Teil deutliche Abweichungen von den bisherigen Auffassungen und Erkenntnissen. Es ergab sich eine weitgehende Unabhängigkeit der diagnostischen Ebenen für zerebrale Dysfunktion, was der Annahme eines einheitlichen Syndroms widerspricht. Ebenso konnte eine einheitliche Psychopathologie nicht nachgewiesen werden. Zwischen zerebraler Dysfunktion und Schwangerschafts- bzw. Geburtenanamnese ergab sich kein signifikanter Zusammenhang. Eine MZD kann jedoch als vermehrtes Risiko für eine kinderpsychiatrische Störung oder Erkrankung angesehen werden.

210) SCHMIDT, M.H./ESSER, G./ALLEHOFF, W.H./ GEISEL, B./ LAUCHT, M./REICHERT, W.J./WOERNER, W./VOLL, R.
Syndromcharakter und Bedeutung cerebraler Dysfunktion in Abhängigkeit von Falldefinition und Bezugspopulation - Ergebnisse einer epidemiologischen Studie -
Saarl. Ärztebl., 1984, 37, 225-241

Die Bezeichnung MCD als Syndrom wird auf der Grundlage einer Mehrebenenanalyse an 8-jährigen Kindern abgelehnt, da sich die diagnostischen Ebenen der Neurophysiologie, Neuropsychologie und spezieller Teilleistungsstörungen als vollkommen unabhängig voneinander erwiesen. Ebenso konnte eine einheitliche Psychopathologie der MCD nicht ermittelt werden. Dies gilt vor allem für die perinatalen Risikofaktoren in der Anamnese. Demgegenüber waren Teilleistungsstörungen sehr häufig anzutreffen. Aus den Untersuchungsergebnissen wird die Schlußfolgerung gezogen, daß eine MCD-Diagnose immer noch zu häufig auf der unzuverlässigen Auswertung von Einzelfällen beruht.

211) SCHMITT, B.D.
Der Mythos "Minimal Brain Dysfunction"
Suppl. Pädiat. Prax., 1977, 18, 73-83

Der aus dem Amerikanischen übersetzte Beitrag will dem praktizierenden Kinderarzt die Standortbestimmung innerhalb des Streites um das MCD-Konzept erleichtern. Anhand verschiedener diagnostischer Variablen wird versucht, den Mißbrauch und die Fehlinterpretation medizinischer Daten und psychologischer Testergebnisse aufzuzeigen, um die Fraglichkeit dieser Kriterien herauszustellen. Gegen den Krankheitsbegriff spricht zunächst das häufige Vorkommen, das eher auf psychosoziale Verursachungsfaktoren hinweist. Als weiteres Gegenargument wird angeführt, daß das Syndrom in anderen Ländern nur selten auftritt, bei Jungen häufiger ist und eindeutige neuropathologische Anzeichen fehlen. Abschließend werden Richtlinien für die Praxis gegeben; hierzu gehören: Vermeidung des Begriffes, Prüfung der Diagnose, genaue medizinische Bewertung, Vermeidung unberechtigter diagnostischer Maßnahmen und eine sparsame Verordnung von Medikamenten. Andere Hinweise beziehen sich auf den Erziehungsbereich und bekräftigen die Verantwortlichkeit der Erzieher sowie die Notwendigkeit der Durchführung spezieller Erziehungsprogramme durch die Schule.

212) SCHNEIDER, R.
Gibt es eine "Problemkinderkurve" im HAWIK?
Prax. Kinderpsychol. Kinderpsychiat., 1982, 31, 286-290

Ausgehend von einer 1977 vorgenommenen erneuten Normierung des HAWIK an schweizer Kindern wird die historische Bedingtheit von Intelligenztestergebnissen belegt. Der Vergleich mit den Werten der deutschen Standardisierungsgruppe Anfang der fünfziger Jahre zeigt, daß Aufmerksamkeit und Merkfähigkeit heute im Durchschnitt geringer sind, wohingegen sich die Fähigkeiten zum Kombinieren, Vorstellen und abstrakt-logischen Denken verbessert haben. Ein Vergleich mit den HAWIK-Werten von Kindern mit frühkindlicher Hirnschädigung und Legasthenikern macht deutlich, daß diese Gruppen die historischen Veränderungen mitgemacht haben. Für beide Gruppen liegen die Werte im Mosaik-Test deutlich über den Werten der normalen Kinder der fünfziger Jahre. Dennoch blieben die schon vorher beobachteten spezifischen Minderleistungen im Vergleich zu den Ergebnissen der neuen Normierung bestehen. Auf die Konsequenzen für klinisch-psychologische Entscheidungen, die Legastheniker und frühkindlich hirngeschädigte Kinder betreffen, wird hingewiesen.

213) SCHNEIDER, R./REMSCHMIDT, H.
Der Einfluß des Schädigungszeitpunktes auf Wahrnehmung, kognitive und soziale Entwicklung hirngeschädigter Kinder
Z. Kinder- Jugendpsychiat., 1977, 5, 317-345

20 Kinder mit perinataler Hirnschädigung (gesicherte Asphyxie) wurden mit 20 im Alter von 3 bis 5 Jahren hirngeschädigten Kindern (Encephalitis) und einer hirngesunden Kontrollgruppe anhand einer entwicklungspsychologischen Testbatterie verglichen. Die Gruppen waren hinsichtlich Intelligenz und sozioökonomischen Daten parallelisiert, die Altersspanne lag zwischen 8 bis 11 Jahren. Die Ergebnisse zeigen, daß in Abhängigkeit vom Schädigungszeitpunkt kein struktureller Unterschied nachweisbar ist. Allerdings sind die Folgen umso schwerwiegender, je früher die Schädigung eintrat. Keine Gruppenunterschiede bestehen in der Gestalterfassung, wohl aber in der Gestaltdifferenzierung. Visuomotorische Koordinationsstörungen waren nur bei frühkindlich Hirngeschädigten nachweisbar. Im kognitiven Bereich bestehen bei einfachen Aufgaben keine Unterschiede, wohl aber bei zunehmender Aufgabenkomplexität. Beim Erfassen sozialer Situationen haben Kinder mit Hirnfunktionsstörungen größere Schwierigkeiten als hirngesunde Kinder. Die Auffälligkeiten werden auf der Grundlage einer mangelnden Informationsverarbeitung und Invarianzbildung erklärt.

214) SCHNEIDER, R./TANNER, R.
Perinataler Nabelarterien-pH und Hirnfunktionsstörungen bei Zwillingen im Einschulungsalter
Z. Kinder- Jugendpsychiat., 1985, 13, 24-30

Im Alter von 5-7 Jahren wurden 30 Zwillinge im häuslichen Milieu umfassend kinderpsychiatrisch untersucht. Zusätzlich wurden in Elterngesprächen familiäre Verhältnisse und Schichtzugehörigkeit erhoben. Anschließend erfolgte eine Zuordnung des perinatalen Nabelarterien-pH-Wertes. Es konnte kein Zusammenhang zwischen den 8 kinderpsychiatrisch relevanten Befunden und der Höhe des pH-Wertes festgestellt werden. Gleiches gilt für den geburtshelferischen Belastungsindex und die Schichtzugehörigkeit. Festgestellt wurde allerdings ein Zusammenhang zwischen gestörten Familienverhältnissen und den Leistungen im BENDER-Gestalt-Test und dem Matrizen-Test von RAVEN, die als weitgehend umweltabhängige Tests gelten.

215) SCHNÜRINGER, V.
Elektroencephalographische Befunde bei organischen Psychosyndromen im Kindes- und Jugendalter

Acta Paedopsychiat., 1966, 33, 118-144

Nach einem kurzen Überblick über die Entwicklung der EEG-Forschung wird die Beziehung zwischen organischem Psychosyndrom im Kindes- und Jugendalter und Elektroenzephalographie anhand von 100 Einzelfällen diskutiert. Die kinderpsychiatrischen Labor- und EEG-Befunde der Versuchspersonen werden unter Hinweis auf entsprechende Literatur ausführlich dargelegt. Bei der Auswertung der EEG-Werte werden folgende Daten berücksichtigt: normale EEG-Grenzbefunde; leichte, mittelschwere und schwere Allgemeinstörungen; hypersynchrone Formen; paroxysmale langsame Wellen und steile Potentiale. Nur bei 17 Kindern konnten pathologische EEG-Befunde ermittelt werden, 36 Kinder zeigten eine normale Kurve oder Grenzbefunde. Die übrigen 47 Kinder hatten leichte Allgemeinveränderungen und/oder Verdacht auf Übererregtheit. Eine Korrelation zwischen EEG-Befunden und verschiedenen Formen des organischen Psychosyndroms (POS) konnte nicht festgestellt werden. Dazu gehörten infantiles POS, hirnlokales POS, epileptische Wesensänderungen und Entwicklungsrückstand. Bei allen Kindern mit pathologischem EEG-Befund ergab sich bei testpsychologischen Untersuchungen ein Hinweis auf hirnorganische Veränderungen.

216) SCHÖNBERGER, F.
Kindliches Handeln als Bedingung und Ziel einer Förderung leichtgradig hirngeschädigter Kinder
Mschr. Kinderheilk., 1977, 125, 411-413

Aus pädagogischer Sicht wird die Notwendigkeit einer handlungsorientierten Förderung begründet. Ausgehend von dem Ziel, den Menschen zu verantwortlichem Handeln zu befähigen, werden die Leitsymptome der leichten frühkindlichen Hirnschädigung als Beschränkung der allgemeinen Handlungsfähigkeit aufgefaßt. Mit Hilfe neuer Erkenntnisse aus wahrnehmungspsychologischen Untersuchungen wird der gestaltpsychologische Ansatz der Aufmerksamkeitsentwicklung relativiert und ein neues Konzept von Aufmerksamkeit beschrieben. Die Wahrnehmung wird dabei dem äußeren und verinnerlichten Handeln untergeordnet. Die Neuorientierung des Förderungskonzeptes setzt dem bisherigen defektologischen Konzept ein konstruktivistisches entgegen. Es ist gekennzeichnet von dem Bemühen, die Kinder zwecks Erreichung ihrer eigenen Ziele dazu zu befähigen, ihre Handlungspläne selbst zu entwerfen, zu prüfen, zu ändern und zu verwirklichen. Ein Fallbeispiel skizziert die Vorgehensweise dieses Konzepts.

217) SCHÜTZE, G.
Folgen früher Hirnschädigungen und ihre Beeinflußbarkeit
Krankenpflege, 1972, 26, 517-519

Auftretenshäufigkeit, Schädigungszeitpunkt und Ursachen einer frühkindlichen Hirnschädigung werden erläutert. Hervorgehoben werden Störungen in der Informationsaufnahme und -verarbeitung sowie motorische Ausfallserscheinungen. Aufgrund der häufig zu beobachtenden Sekundärsymptome kann von einem frühkindlich exogenen Psychosyndrom gesprochen werden. Als Therapiemaßnahmen werden Trainingsprogramme der Informationsverarbeitung, motorische Übungen und Verhaltensmodifikation empfohlen.

218) SCHWEIZER, C.
Minimale zerebrale Dysfunktion
ZFA, 1974, 50, 645-637

Hingewiesen wird auf die Begriffsproblematik und die Tatsache, daß MZD kein einheitliches Syndrom darstellt, sondern vielmehr ein Oberbegriff ist und daß aus dem Erscheinungsbild nicht auf Art, Ort und Ausmaß der zerebralen Läsion geschlossen werden darf. MZD ist ein beschreibender Begriff und gleichzusetzen mit der leichten frühkindlichen Hirnschädigung oder dem frühkindlich exogenen Psychosyndrom. Das Erscheinungsbild wird kurz dargestellt. Als ätiologische Verursachungsbedingungen werden diskutiert: echte zerebrale Schädigungen, erbgenetische Faktoren und Milieuschäden. Die Bedeutung einer mehrdimensionalen Diagnostik wird betont unter Berücksichtigung von Anamnese, Entwicklungsverlauf, kinderpsychiatrischem Befund, neurologischer Untersuchung und Motoskopie, Hilfsuntersuchungen wie EEG, Röntgen etc. sowie testpsychologischen Befunden und Erblichkeit. Die Behandlung ist in erster Linie symptomorientiert. Die Pharmakatherapie wird in den Vordergrund gestellt.

219) SEIDMANN, P.
Das erwachsene POS-Kind. Das überwachsene POS als Problem späterer psychologischer Betreuung
Sonderpädagogik, 1977, 7, 169-174

Der Beitrag beschäftigt sich anhand von zwei Fallbeispielen mit der Problematik und Behandlungsmöglichkeit erwachsener Patienten mit unerkanntem psychoorganischen Syndrom (POS) oder sekundärer Neurose. Das zur Behandlung eingesetzte Zwei-Methoden-Verfahren, das aus einem heilpädagogisch-lebensberaterischen

Anteil und einem neurosetherapeutisch orientierten tiefenpsychologischen Anteil bestand, wird vorgestellt. Der Einfluß einer späten Aufdeckung des früherworbenen Psychosyndroms auf die Gesamtentwicklung wird aufgezeigt und die Frage der bereits verarbeiteten oder unveränderten chronischen Restbestände des kindlichen POS im Erwachsenenalter diskutiert.

220) SEITZ, H.
Schulschwierigkeiten bei hyperkinetischem Syndrom
Päd. Prax., 1982, 26, 425-427

Anhand eines Fallbeispiels wird eine kombinierte medikamentöse und heilpädagogische Therapie bei einem 11-jährigen Jungen aufgezeigt. Neben der Behandlung mit Ritalin wurde ein verhaltenstherapeutisch und heilpädagogisch ausgerichtetes Milieu geschaffen und eine spezielle Beschulung vorgenommen. Berücksichtigt wurden Kleingruppen-Arbeit, Beschäftigungstherapie, therapeutisches Reiten, Krankengymnastik, Spieltherapie und Elterngespräche. Aufgrund einer nach 1 1/2 Jahren erhobenen Katamnese konnte die Behandlung als langfristig erfolgreich gewertet werden.

221) STEINHAUSEN, H.-Ch.
Das Hyperkinetische Syndrom
Klin. Pädiat., 1976, 188, 396-407

Bisherige Erkenntnisse und Ergebnisse zur Symptomatik, Häufigkeit, Ätiopathogenese, Prognose und Therapie des hyperkinetischen Syndroms werden in Form einer umfangreichen Literaturübersicht dargestellt. Besonders eingegangen wird auf die Behandlung mit Stimulantien, Antidepressiva, Neuroleptika und anderen psychopharmakologischen Substanzen. Ergänzend werden pädagogische und psychotherapeutische Maßnahmen diskutiert. Einige theoretische Ansätze zur Erklärung des hyperkinetischen Syndroms werden aufgezeigt, wobei insbesondere das Konzept der Hyperaktivität als Folge von Stimulationsmangel hervorgehoben wird.

222) STEINHAUSEN, H.-Ch.
Hyperkinetisches Syndrom und Diät - eine therapeutische Verbindung?
Klin. Pädiat., 1980 a, 192, 179-185

Methodik und Ergebnisse von 13 internationalen Studien zur diätischen Beeinflussung des hyperkinetischen Syndroms werden zusammenfassend dargestellt und kritisch analysiert. Alle Studien bauen auf den Hypothesen des amerikanischen Allergologen FEINGOLD auf und beziehen sich auf den Nachweis möglicher Wirkungen einer Diät oder von Nahrungsmittelfarbstoffen im Provokationstest. Die wesentlichen Untersuchungsdaten der Studien wie Verfasser, Untersuchungsstichprobe, Diagnose, klinischer Ablauf, Ergebnis und Beurteilung sind tabellarisch aufgelistet. Die wissenschaftliche Wertigkeit der Studien wird durch drei Evaluationsmerkmale dokumentiert. In nahezu allen Studien finden sich methodische Schwächen, oder die verwendete Daten- und Evaluationsbasis war zu gering. Demzufolge wird keine Rechtfertigung für die Anwendung dieser Diätmaßnahmen gesehen.

223) STEINHAUSEN, H.-Ch.
Das hyperkinetische Syndrom -Mehrdimensionale Diagnostik, Therapiebewertung und Verlauf in der klinischen Praxis
Z. Kinder- Jugendpsychiat., 1980 b, 8, 269-287

Berichtet wird über ein mehrdimensionales diagnostisches und therapeutisches Konzept im Rahmen einer zur Betreuung hyperkinetischer Kinder eingerichteten Ambulanz. Die Vorgehensweise kennzeichnet sich durch das Prinzip einer kontinuierlichen mehrjährigen Betreuung durch eine konstante Bezugsperson, eine mehrdimensionale Diagnostik als Grundlage einer differenzierten und individuellen Therapie sowie durch das Bemühen, die eintretenden Veränderungen in der Symptomatik fortlaufend und systematisch zu bewerten. Die referierten Angaben stützen sich auf die Erfahrungen einer mehr als zweijährigen Verlaufsstudie an 20 Kindern. Sie belegen die Effektivität und die Realisierbarkeit des Konzeptes in klinischen Institutionen wie auch in ambulanten Praxen im Bereich der Kinderpsychiatrie.

224) STEINHAUSEN, H.-Ch.
Leichte frühkindlich entstandene Hirnfunktionsstörungen
Münch. Med. Wschr., 1983, 125, 958-962

Die Aussagen zur Auftretenshäufigkeit reflektieren in ihrer Spannweite (1,9 - 17,9 %) die Probleme einer eindeutigen Ätiologie. Eigene Untersuchungen an 2813 Versuchspersonen ergaben bei 13,3 % eine frühkindliche Hirnfunktionsstörung. Im Vergleich zu anderen diagnostischen Gruppen konnte eine Reihe von Risikofaktoren gefunden werden, die bei MZD-Kindern häufiger vorkommen. Hierzu gehören Blutungen, Gestose, Früh- und Mangelgeburt, Asphyxie. 43,4 % der MZD-Kinder hatten multiple Entwicklungsrückstände. Sprachliche und motorische Defizite waren häufiger als bei anderen Gruppen. Eine spezifische Beziehung zur Rechenschwäche und zur Lese-Rechtschreibschwäche konnte nicht festgestellt werden. Es besteht auch kein eindeutiger Zusammenhang zwischen zerebralen Dysfunktionen und psychopathologischen Syndromen.

225) STIEGER, A.
Psychodiagnostische Probleme bei leichten frühkindlichen Hirnschädigungen
Prax. Kinderpsychol. Kinderpsychiat., 1972, 21, 221-238

Beschrieben werden die differentialdiagnostischen Schwierigkeiten bei der testpsychologischen Erfassung hirngeschädigter Kinder. Unter Bezugnahme auf organische Ursachen wird auf gestaltpsychologische Veränderungen eingegangen, bei denen ein Prägnanz- und Integrationsmangel sowie zentrale Störungen der Figur-Grund-Erfassung im Vordergrund stehen. Insbesondere werden die durch die gestörten Gestaltprozesse wesentlich beeinträchtigten Faktoren der intellektuellen Leistungsfähigkeit wie Merkfähigkeit, Konzentrationsfähigkeit, Arbeitstempo, Ausdauer und Belastungsfähigkeit dargelegt. An Beispielen aus verschiedenen Hirnorganikertests werden einige typische Merkmale aufgezeigt. Abschließend werden anhand einer Untersuchung an 50 normal-intelligenten Kindern im Alter von 6;8 bis 12;7 Jahren mit der Hauptdiagnose eines infantilen hirnorganischen Psychosyndroms bestimmte Merkmalsausprägungen im Hamburg-Wechsler-Intelligenz-Test für Kinder (HAWIK) erläutert. Die Ergebnisse zeigen bei hirngeschädigten Kindern in den Untertests "Zahlen-Symboltest", "Zahlen-Nachsprechen" und "rechnerisches Denken" keine altersgemäßen oder ihrem Intelligenzniveau entsprechenden Leistungen. Zwischen dem Verbal-Teil und dem Handlungs-Teil besteht eine hohe Intertestvariabilität.

226) STOLLEY, H./KERSTING, M./DROESE, W./REINKEN, L.
Bemerkungen zu einer sogenannten phosphatarmen Diät für Kinder mit Hyperkinetischem Syndrom
Mschr. Kinderheilk., 1979, 127, 450-453

Die Untersuchung vergleicht den Anteil von Phosphor in der üblichen Mischkost für Kinder mit dem entsprechenden Anteil in der sogenannten "phosphatarmen Diät" für hyperkinetische Kinder. Zusätzlich wurde eine ernährungsphysiologische Prüfung der Diät vorgenommen. Es zeigt sich, daß die Diät im Vergleich zur Normalkost nicht phosphatarm ist. Außerdem konnte ermittelt werden, daß Kinder durchschnittlich nur 3 % ihrer Phosphoraufnahme durch die gesetzlich erlaubten Phophatzusätze in Lebensmitteln erhalten. Die für hyperkinetische Kinder empfohlene Diät ist cholesterinreich, da sie einen hohen Anteil an tierischen Proteinen und Fetten enthält, im Vergleich zur Normalkost dagegen ärmer an Kohlehydraten, Rohfasern und Vitamin C. Hingewiesen wird auf das Problem, daß die Diät bestimmte Süßigkeiten als geeignet herausstellt, die von Zahnärzten als kariesfördernd eingestuft werden. Als Dauerernährung kann die phosphatarme Diät für Kinder nicht empfohlen werden.

227) STRUNK, P.
Psychotherapie bei leichtgradig hirngeschädigten Kindern
Mschr. Kinderheilk., 1977, 125, 407-408

Der Beitrag gibt eine Orientierungshilfe über die Indikation und Anwendung psychotherapeutischer Verfahren. Diese sind jedoch nur ein Aspekt des therapeutischen Gesamtplanes, der gleichermaßen Elternberatung, Psychopharmakatherapie und funktionell-übende Verfahren berücksichtigen muß. Grundlage für die Auswahl der Behandlungsverfahren ist eine umfassende Diagnostik, die keine Typisierung des Krankheitsbildes darstellt, sondern eine Individualisierung ermöglicht. Es wird aufgezeigt, daß Verhaltensstörungen immer auf das Zusammenwirken von organischen Dysfunktionen, Milieubedingungen und dem jeweiligen psychischen Entwicklungsstand des Kindes beruhen. Es werden Kriterien angeführt, mit deren Hilfe erfaßt werden kann, inwieweit das Kind integriert oder bereits stigmatisiert und damit isoliert ist. Jede Stigmatisierung liefert eine wichtige Indikation für eine intensive Elternberatung, Familientherapie oder Kinderpsychotherapie in Form einer Spieltherapie. Diese sollte anfangs als Einzeltherapie und im nicht-direktiven Verfahren durchgeführt werden, gleichzeitig aber sorgfältig abgestufte direktive Komponenten enthalten.

228) STRUNK, P./FAUST, V. B.
Die Bewertung hirnorganischer Befunde bei Verhaltensstörungen im Kindesalter
Arch. Psychiat. Nervenkr., 1967, 210, 152-160

160 gesunde Schulkinder und 150 ambulant behandelte Kinder mit Verhaltensstörungen wurden auf Anzeichen einer frühkindlichen Hirnschädigung anhand von Anamnese, neurologischem Befund, Röntgenaufnahme des Schä-

dels, EEG, Intelligenztests und Benton-Test untersucht und miteinander verglichen. Bei den verhaltensgestörten Kindern wurde wesentlich häufiger ein frühkindlicher Hirnschaden diagnostiziert, wobei die Anzahl abweichender EEG-Befunde signifikant höher war. In bezug auf Anamnese und neurologischen Befund bestand zwischen beiden Gruppen kein Unterschied, so daß diese keine ausreichenden differentialdiagnostischen Kriterien darstellen. Zwischen anamnestischen Hinweisen und den Ergebnissen des Benton-Tests bestand ein signifikanter Zusammenhang auf dem 5 %-Niveau, zwischen allen anderen diagnostischen Verfahren ergab sich kein bedeutsamer Zusammenhang. Aufgrund der Ergebnisse wird in Frage gestellt, ob der Begriff der frühkindlichen Hirnschädigung als nosologische Einheit gewertet oder einem spezifischen Psychosyndrom zugeordnet werden kann.

229) STRUNK, P./FAUST, V. B.
Frühkindlicher Hirnschaden und Omega-Stellung in der Familie
Prax. Kinderpsychol. Kinderpsychiat., 1968, 17, 1-3

Diskutiert wird die enge Wechselbeziehung zwischen frühkindlichem Hirnschaden, Verhaltensstörung bzw. Schwererziehbarkeit und Sonderstellung in der Familie. In einer Untersuchung wurde überprüft, ob bei Kindern, die von ihren Müttern als schwierig bezeichnet wurden, eine leichte Hirnschädigung nachweisbar war. Die Ergebnisse zeigen: Jungen und ältere Kinder werden häufiger als schwierig bezeichnet; schwierige und nicht schwierige Kinder unterscheiden sich nicht in bezug auf Intelligenzleistung, Anamnese, neurologischen und konstitutionsbiologischen Befund, EEG sowie Röntgenbefund. Die Diagnose frühkindliche Hirnschädigung konnte lediglich bei zwei Kindern mit hinreichender Wahrscheinlichkeit gestellt werden. Die Annahme, daß ein frühkindlicher Hirnschaden zwangsläufig zu einer Sonderstellung des Kindes in der Familie führt, konnte durch die Untersuchung nicht bestätigt werden.

230) SYGUSCH, H.-J.
Medikamente allein genügen nicht. Zur Behandlung der Hyperaktivität bei lernbehinderten Kindern
Z. Heilpäd., 1979 a, 30, 619-622

Der Beitrag beschäftigt sich mit sonderpädagogischen Behandlungsmaßnahmen als Ergänzung oder Alternative zu einer medikamentösen Behandlung, die als Hilfe zum Therapieeinstieg zwar akzeptiert, wegen ihrer Nebenwirkungen jedoch als unverantwortlich abgelehnt wird. Hieraus resultiert der Stellenwert der verschiedenen sonderpädagogischen Behandlungsmöglichkeiten in Form von "Stimulusreduktion", "strukturierter Klassenraum", Verhaltensmodifikation, Einbeziehung der Eltern, intensives Kurzzeittraining. Als weitere Maßnahmen, die zur Behandlung beitragen können, werden genannt: sonderpädagogische Didaktik, Individualisierung des Unterrichts und adäquates Lehrerverhalten. Gefordert wird eine verstärkte wissenschaftliche Auseinandersetzung mit sonderpädagogischen Behandlungsformen, insbesondere für den Bereich des intensiven Kurzzeittrainings.

231) SYGUSCH, H.-J.
Heilpädagogische Alternativen zur Stimulantienbehandlung bei Kindern
Z. Kinder- Jugendpsychiat., 1979, 7, 161-168

Unter Bezugnahme auf die drei Symptome motorische Unruhe, leichte Ablenkbarkeit und Impulsivität werden heilpädagogische Alternativen zur Stimulantienbehandlung aufgezeigt. Zur Behandlung der motorischen Unruhe werden die Grundzüge eines Programms von SAFER & ALLEN zur Verhaltensmodifikation skizziert, das von Eltern und Lehrern angewandt werden kann. Weiterhin wird ein Verstärker-Programm nach HEWETT für die Schule genannt, das im Erlernen aufeinander aufbauender Verhaltensweisen besteht, die für den Lern- und Schulerfolg maßgebend sind. Im Hinblick auf die Beseitigung der leichten Ablenkbarkeit wird auf das Modell des strukturierten Klassenraums nach CRUICKSHANK hingewiesen, das auf eine systematische Reduzierung störender Umweltreize abzielt. Zur Verminderung der Impulsivität werden verschiedene Programme genannt, die eine Verlängerung der Antwortlatenzzeit und das Erlernen effektiver Problemlösungsstrategien anstreben. Abschließend wird die Möglichkeit einer Kombination von Stimulantienbehandlung und heilpädagogischen Maßnahmen angesprochen.

232) TOUWEN, B. C. L.
Minimale zerebrale Bewegungsstörungen
Pädiat. Fortbildk. Prax., 1974, 40, 152-156

Genannt werden die Vorbedingungen, die an eine neurologische Untersuchungstechnik zu stellen sind, um eine zerebrale Verursachung von leichten Bewegungsstörungen im Kindesalter abzuklären. Wichtig für eine solche Technik sind: Altersspezifität; quantifizierte und standardisierte Untersuchungstechnik;

sich direkt auf neurale Prozesse beziehende Testaufgaben; deskriptive Diagnostik und fortlaufende Registrierung des Verhaltenszustandes. Es wird eine tabellarische Übersicht zur Untersuchung einiger Teilsymptome des Nervensystems vorgestellt.

233) VOGT, H. J./PECHSTEIN, J.
Zur Frühdiagnostik der minimalen zerebralen Dysfunktion
Fortschr. Med., 1979, 97, 1719-1722

Anhand der Studie sollen Möglichkeiten zur Verbesserung der Frühdiagnostik aufgezeigt werden, wobei das Schwergewicht darauf liegt, pathogenetisch relevante Indikatoren zu ermitteln. Rückwirkend wurden Entwicklungsdaten und Risiko-Anamnese von zwei vergleichbaren Gruppen (jeweils n=18) mit und ohne MZD verglichen. Die Ergebnisse zeigen, daß Krankheiten der Mutter vor der Geburt und Belastungen im 4. bis 9. Schwangerschaftsmonat besonders zu beachten sind. Weniger bedeutsam sind Risikofaktoren wie Früh- oder Spätgeburt, Mangelgeburt oder Lageanomalien. Die frühe psychomotorische Entwicklung war bei den MZD-Kindern allgemein verzögert, deutliche Unterschiede fanden sich beim Lallen, Greifen, freien Sitzen und Verstehen einfacher Anforderungen.

234) WALTHER, B./DIETERICH, E./SPRANGER, J.
Verändert Nahrungsphosphat neuropsychologische Funktionen und Verhaltensmerkmale hyperkinetischer und impulsiver Kinder ?
Mschr. Kinderheilk., 1980, 128, 382-385

Nach einer kurzen Darstellung der sogenannten "Phosphat-Theorie" und damit verbundener Veränderungen im Ernährungsverhalten wird auf eine Untersuchung an 35 5 bis 15-jährigen Kindern eingegangen. Je 14 Eltern beobachteten unter phosphatreduzierter Diät eine Verbesserung bzw. keine Besserung im Verhalten ihrer Kinder. Im Lehrerurteil waren 13 Kinder gebessert und 20 nicht. In der klinischen Beobachtung und in verschiedenen Testverfahren (z.B. Conners-Skala, Matching Familiar Figures Test) waren ebenfalls keine durchgehend anhaltenden oder statistisch bedeutsamen Verhaltensänderungen unter Diät festzustellen. Im Doppelblindversuch Phosphat gegen Placebo waren akute Verhaltensverschlechterungen zu beobachten. Eine richtige und eindeutige Zuordnung der Kinder zur Phosphat- bzw. Placebo-Gruppe war jedoch nicht möglich, die Häufigkeitsangaben waren zufällig. Ein eindeutiger Nachweis dafür, daß durch Phosphat Verhaltensstörungen ausgelöst werden, konnte nicht erbracht werden.

235) WEBER, A.
Das infantile psychoorganische Syndrom - eine entwicklungspsychologische Störung?
Bull. Schweiz. Akad. Med. Wiss., 1976, 32, 115-120

Es wird die Frage erörtert, ob die Symptome des infantilen psychoorganischen Syndroms sich mehr als Entwicklungsvariante oder mehr als Entwicklungsverzögerung kennzeichnen. Im Säuglingsalter handelt es sich bei den Symptomen Trinkschwäche, Apathie, Dysphorie und gesteigerte Reizbarkeit eher um eine Entwicklungsvariante. Psychomotorische Unruhe, Reizbarkeit und Aggressivität sowie mangelnde Verarbeitungs- und Steuerungsfähigkeit als typische Symptome im Vorschulalter können sowohl als Entwicklungsvariante wie auch als Entwicklungsverzögerung auftreten. Im Schulalter kommen zu den Verhaltensstörungen häufig noch Lernstörungen hinzu, bei denen zwei Formen zu unterscheiden sind, die allgemeine Hirnleistungsschwächen und die Teilleistungsschwächen.

236) WEBER, A.
Sonderschulung, Erziehungsberatung, Psychotherapie und medikamentöse Therapie beim leicht hirngeschädigten Kind
Ther. Umschau, 1977, 34, 24-28

Das Symptombild der leichten Hirnschädigung wird beschrieben unter besonderem Hinweis auf zwei psychopathologische Erscheinungsformen: Verhaltensstörungen und intellektuelle Ausfälle, die ihrerseits wieder in eine allgemeine Hirnleistungsschwäche und Teilleistungsschwächen unterteilt werden. Im schulischen Bereich können die Störungen durch eine spezielle Unterrichtsgestaltung und zusätzliche Maßnahmen in Form von Lese-Rechtschreibübungen, Wahrnehmungstraining und Sprachschulung angegangen werden. Verhaltensstörungen erfordern eine kombinierte medikamentöse, psychotherapeutische und heilpädagogische Behandlung. Hervorgehoben wird die Bedeutung einer umfangreichen, systematischen und kontinuierlichen Elternarbeit mit den Schwerpunkten der Information, Beratung und Anleitung im Umgang mit dem leicht hirngeschädigten Kind.

237) WEBER, G.
Die minimale frühkindliche organische Hirnschädigung
Bull. Schweiz. Akad. Med. Wiss., 1976, 32, 43-45

Es wird auf die Problematik der Diagnose und Differentialdiagnose eingegangen, insbesondere im Hinblick auf eine Abgrenzung gegenüber dem minimalen kindlichen organischen Psychosyndrom und der minimalen zerebralen Bewegungsstörung. Anschließend werden sowohl grundsätzliche als auch spezielle Fragen angesprochen, wie etwa die unbefriedigende Gesamtsituation bei diesem Krankheitsbild oder die Ermittlung gesicherter Abgrenzungskriterien zwischen minimaler frühkindlicher organischer Hirnschädigung, minimaler zerebraler Dysfunktion, milieureaktiven Verhaltensstörungen usw. Betont wird, daß die Klärung der vielfältigen Fragen nicht nur von wissenschaftlicher Bedeutung ist, sondern auch von sozial-medizinischer Bedeutung für die schweizerische Invalidenversicherung.

238) WEINSCHENK, C.
Über frühkindliche Pseudo-Hirnschädigungen
Prax. Kinderpsychol. Kinderpsychiat., 1968, 18, 194-202

Es werden drei Fallbeispiele beschrieben, die sich in ihrer Problematik dadurch kennzeichnen, daß die Patienten wegen therapieresistenter Verhaltensstörungen außerhalb der Klinik als frühkindlich hirngeschädigt eingestuft wurden, was jedoch nach eingehender Prüfung nicht bestätigt werden konnte. In allen Fällen wurden aufgrund einer unzureichenden Diagnose wichtige Symptome einer kongenitalen Legasthenie übersehen. Hieraus resultierten überdauernde Beeinträchtigungen des Selbstwertgefühls, die durch eine ungünstige Umgebung noch verstärkt wurden. Aus den dargestellten Fällen und einer Vielzahl anderer Fälle mit ähnlicher Problematik lassen sich zwei Typen einer kompensatorischen Verhaltensstörung ableiten. Der erste Typ entwickelt eine Überempfindlichkeit und reagiert bei kleinsten Störungen des Selbstwertgefühls mit Aggressivität. Der zweite Typ kompensiert Beeinträchtigungen des Selbstwertgefühls durch fest eingeschliffene antisoziale und kriminelle Verhaltensweisen.

239) WEINSCHENK, C.
Leichte frühkindliche Hirnschädigung und Legasthenie
Z. Kinder- Jugendpsychiat., 1979, 7, 33-42

An zwei Fallbeispielen wird aufgezeigt, daß die Annahme einer kausalen Verknüpfung zwischen Legasthenie und frühkindlicher Hirnschädigung nicht gerechtfertigt ist. Bei einem zweieiigen Zwillingspaar wurden gleiche Intelligenzleistung und symptomatisch gleiche Legasthenie nachgewiesen, obwohl nur ein Kind unter

Geburtskomplikationen geboren worden war. Das zweite Fallbeispiel zeigt ebenfalls, daß bei einem Zwillingspaar beide eine ähnliche Legasthenie aufwiesen, obwohl nur ein Kind eine frühkindliche Hirnschädigung hatte. Die Ergebnisse machen deutlich, daß Risikobedingungen in der Anamnese von Legasthenikern noch nicht als Ursache für dieses Störungsbild gewertet werden dürfen. Unter Bezug auf Ergebnisse einer amerikanischen Studie an 137 Zwillingspaaren wird eine erblich bedingte Verursachung der Legasthenie diskutiert.

240) WEISS, A.-L.
Die Bedeutung der mitmenschlichen Umgebung für depressive Reaktionen bei psychoorganisch gestörten Kindern
Acta Paedopsychiat., 1973, 40, 17-37

Bevor auf die Ergebnisse einer eigenen Untersuchung eingegangen wird, erfolgt eine definitorische Abgrenzung und eine Literaturdiskussion. Untersucht wurden 50 Kinder mit einem psychoorganischen Syndrom (POS), wovon die Hälfte zusätzlich eine depressive Komponente aufwies. Der Einfluß der Umgebung auf das depressive Verhalten wurde untersucht. Die Ergebnisse belegen, daß depressive Tendenzen in der Familie, insbesondere bei der Mutter, gestörte Familienverhältnisse und Spannungen zwischen den Eltern und in der Schule eine wesentliche Bedeutung haben. Eine gesicherte Ursache für depressive Reaktionen bei POS-Kindern konnte aber nicht nachgewiesen werden. Abschließend werden die Ergebnisse kritisch gewertet und therapeutische Gesichtspunkte angeführt. Diese beziehen sich auf eine Rehabilitation im Sinne heilpädagogischer Maßnahmen, eine medikamentöse Behandlung und Psychotherapie. Die enge Verbindung von Therapie und Prophylaxe wird hervorgehoben.

241) WEWETZER, K.-H.
Zur Differenzierung des organischen Psychosyndroms nach kindlichen Hirnschäden. Kurzbericht einer experimentellen Studie
Diagnostica, 1975, 21, 182-191

Der Bericht gibt einen Einblick in erste Untersuchungsergebnisse zur Differentialdiagnostik des organischen Psychosyndroms auf der Grundlage gestalttheoretischer Arbeitshypothesen. Mit einem umfassenden Untersuchungsverfahren wurden über 300 Kinder getestet, so daß 50 verschiedene Variablen aus den Bereichen Intelligenz, Gedächtnis, Wahrnehmung, Visuomotorik, Fein- und Grobmotorik und Persönlichkeit berücksichtigt werden konnten. Die Hinweise zur Differenzierung der Untersuchungsgruppen waren bei den verschiedenen statistischen Verfahren (Mittelwertvergleich, Faktorenanalyse, lineare Diskriminationsanalyse) unbefriedigend. Das beste Ergebnis konnte mit Hilfe einer nicht-linearen Diskriminationsanalyse erzielt werden. Aufgrund der Ergebnisse kann angenommen werden, daß eine bessere Differenzierung zu erreichen ist, wenn von einer Wechselwirkung zwischen gestörter Raum-Motorik und Wahrnehmungsentwicklung ausgegangen wird und nicht von einem gestalttheoretischen Ansatz.

242) WILLAND, H.
Kurzzeittraining zur Reduzierung von Hyperaktivität bei lernbehinderten Schülern durch Verbesserung der verbalen Mediation
Z. Heilpäd., 1983, 34, 153-158

Die empirische Untersuchung ist ein Beitrag zur Überprüfung einer sonderpädagogischen Alternativmaßnahme zur Stimulantienbehandlung.12 lernbehinderte, hyperaktive Kinder mit einem Durchschnittsalter von 10;1 Jahren wurden nach dem Zufallsverfahren in eine Versuchs- und Kontrollgruppe aufgeteilt. Die Versuchsgruppe erhielt ein Training zur Verbesserung der verbalen Mediation bei Problemlösungsaufgaben in 10 zwanzigminütigen Einzelsitzungen. Die Ergebnisse zeigen für die Versuchsgruppe einen statistisch bedeutsamen Anstieg der Gesamtpunktzahl im Handlungsteil des Hamburg-Wechsler-Intelligenztest für Kinder (HAWIK). Außerdem wurde für diesen Testbereich weniger Zeit bei gleichzeitiger Leistungssteigerung benötigt.
Die Verbesserung der verbalen Mediation führte zur Reduzierung hyperaktiver Symptome wie z.B. erhöhte Ablenkbarkeit.

243) WITTROCK, J.
Minimal Cerebral Dysfunction
Fortschr. Med., 1973, 91, 997-998

Der Kurzbeitrag gibt einen schematischen Überblick zu den wesentlichen Themen des Krankheitsbildes. Stichwortartig werden Defintion, Ätiologie, klinisches Erscheinungsbild sowie diagnostische Vorgehensweisen und verschiedene therapeutische Möglichkeiten abgehandelt.

244) WITTROCK, J./GERSTENMAIER, S./BORST, W.
Die motoskopische Untersuchung im Vorschulalter
Kinderarzt, 1974, 5, 292-298

Vorgestellt wird ein motoskopisches Untersuchungsschema zur Erkennung minimaler zerebraler Bewegungsstörungen auf der Grundlage der Erkenntnisse der BOBATH-Schule. Die Gültigkeit und Wirksamkeit der Beurteilungskriterien wurden zuvor an 302 gesunden Vorschulkindern untersucht und nachgewiesen. Das Schema beinhaltet 12 Übungen, die vier Schwerpunkten zugeordnet sind: Beurteilung von Streck- und Beugetendenz, Gleichgewicht und Rotationsmöglichkeit; Koordination und assoziierte Reaktionen sowie Prüfung der Handmotorik. Die Beurteilung erfolgt anhand eines Punktesystems und gibt Hinweise für die Notwendigkeit von Therapiemaßnahmen.

245) WOLF, H.
Welche Möglichkeiten und Aufgaben hat der jugendärztliche Dienst gegenüber dem leicht hirngeschädigten Kind? Flankierende Fördermaßnahmen
Öff. Gesundh.-wes., 1978, 40, 520-522

Die Ansätze der Versorgung von MCD-Kindern mit pädagogisch-therapeutischen Förderungsmaßnahmen aus der Sicht des Gesundheitsamtes werden skizziert. Hinweise auf Schulsonderturnen, Thermalschwimmen, Trampolinspringen und therapeutisches Reiten erfolgen unter den Aspekten Organisation, Personal und Zielsetzung. Gute Behandlungserfolge werden über bewegungstherapeutische Maßnahmen auch im psychischen Bereich gesehen. Das bestehende Defizit an solchen Übungsprogrammen und dem entsprechenden Fachpersonal wird beklagt.

246) WOLFF, D.
Kindliche Verhaltensstörungen. Retrospektive Studie zur Therapie mit Carbamazepin Sirup
ZFA, 1979, 55, 1087-1092

Nach einer Erläuterung zur kindlichen Verhaltensstörung vor dem Hintergrund einer MCD und einem Überblick über die Wirkung verschiedener zentralstimulierender Präparate wird eine eigene Untersuchung über die Behandlung von Carbamazepin Sirup (Tegretal) geschildert. Versuchspersonen waren 93 Kinder und Jugendliche (77 Jungen/16 Mädchen) zwischen 0;5 und 15 Jahren, die bisher erfolglos behandelt worden waren und folgende Symptome zeigten: Dysphorie (91,4 %), Konzentrationsschwierigkeiten (87,1 %), Hyperkinese (76,3 %), Aggressivität (58,1 %). Insgesamt konnte mit der Behandlung bei 71 Kindern (76,3 %) ein guter bis sehr guter Erfolg erzielt werden. Es zeigte sich eine deutliche Verminderung der oben genannten Symptome sowie eine zusätzliche Reduzierung von Schlafstörungen und Angst. Enuresis konnte nicht positiv beeinflußt werden. Die in 18 Fällen auftretenden unerwünschten Begleiterscheinungen in Form von Müdigkeit, Unruhesteigerung oder Hautausschlag konnten durch eine Herabsetzung der Dosis oder Absetzen des Medikaments kontrolliert werden.

247) ZIMMERMANN, K. v.
Die Benachrichtigung der Schule bzw. die Beratung des Lehrers eines unter MCD leidenden Kindes
Öff. Gesundh.-wes., 1978, 40, 466-469

Unter verschiedenen Gesichtspunkten werden Hinweise zur Information von Schule bzw. Lehrern gegeben. Der Begriff MCD oder andere Synonyme, die auf eine Hirnschädigung hinweisen, sollten weitestgehend vermieden werden und stattdessen von Auffälligkeiten oder Störungen gesprochen werden. In einer Aufhebung der ärztlichen Schweigepflicht wird eine wesentliche Erleichterung für die Beratung der Lehrer gesehen, denen bei der Behandlung der Lern- und Leistungsstörungen eine führende Rolle beigemessen wird. Obgleich das vorrangige Ziel der Verbleib des Kindes mit MCD in der Klasse ist, wird die Problematik der Verwirklichung individueller Lehrpläne innerhalb des Klassenverbandes gesehen. Konsequenzen im Sinne von zusätzlicher Förderung oder Sonderschulzuweisung werden diskutiert. Die Behandlung der Verhaltensstörungen macht eine Zusammenarbeit von Ärzten, Pädagogen und Psychologen notwendig.

248) ZÜBLIN, W.
Medikamentöse Therapie des frühkindlichen minimalen Hirnschadens
Bull. Schweiz. Akad. Med. Wiss., 1976, 32, 141-146

Die medikamentöse Therapie wird als Teil einer umfassenden Behandlung dargestellt, bei der heilpädagogische, erziehungsberaterische, schulische und zuweilen psychotherapeutische Maßnahmen im Vordergrund stehen sollten. Eine Medikation kann die pädagogische Vorgehensweise aber unterstützen, erleichtern oder manchmal erst ermöglichen. Antriebsstörungen und Schlafstörungen lassen sich relativ gut medikamentös behandeln, nicht aber kognitive Störungen oder Schulleistungsschwierigkeiten. Die Förderung der Persönlichkeit ist ausschließlich über heilpädagogische Maßnahmen möglich. Die psychogenen Effekte einer medikamentösen Behandlung werden in ihrer Abhängigkeit zu Umweltreaktionen aufgezeigt. Es folgen Hinweise zur Behandlung in bezug auf Dauer, Dosierung, Nebenwirkungen und Suchtgefahr. Amphetamine und ähnlich wirkende Substanzen sollten aufgrund einer möglichen Abhängigkeit vorsichtig verschrieben werden. Zum Zeitpunkt der Pubertät sollte eine medikamentöse Behandlung abgebrochen bzw. nicht mehr begonnen werden.

249) ZÜBLIN, W.
Störungen des Sozialverhaltens bei Kindern und Jugendlichen mit Psychoorganischem Syndrom
Sozialpädiatrie, 1981, 3, 117-119

Zu Beginn des Kurzreferates wird die Entwicklung des Sozialverhaltens in Abhängigkeit von den Wechselwirkungen zwischen der Reifung des Zentralnervensystems und den Anregungen der Umwelt herausgestellt. Anschließend wird die Entwicklung des Sozialverhaltens bei Kindern mit minimaler Hirndysfunktion aufgezeigt und mit bestehenden Funktionsschwächen im Bereich von Wahrnehmung, Gedächtnis, Vegetativum und Emotionalität in Beziehung gesetzt. Die sich daraus ergebenden Entwicklungsverzögerungen und negativen Einflüsse auf die Persönlichkeitsentwicklung, das Sozialverhalten, die soziale Anpassung und das Lernen in der Schule werden beschrieben. Insbesondere dann, wenn der Entwicklungsrückstand unerkannt bleibt, ist das Kind häufig Überforderungssituationen ausgesetzt, die zu aggressivem Verhalten, Depression und Isolation oder in seltenen Fällen zu psychotischen Zuständen führen können. Eine solche Entwicklung ist keineswegs zwingend und kann bei entsprechender Früherkennung durch heilpädagogische Maßnahmen beeinflußt werden.

3.5 REGISTER-ANHANG

3.5.1 SCHLAGWORTREGISTER

Ablenkbarkeit 33,47,59, 81,115,143,188,231,242

Achsensyndrom, hirnorganisch-psychisches 41, 140,141

Adaptation 195

Adoleszenz 79,149

Ätiologie 2,5,10,18,20, 25,27,29,32,37,39,41, 43,44,48,53,56,61,63, 73,74,75,83,96,108,115, 117,124,129,139,142, 149,150,168,169,176, 178,203,204,217,218, 243

Ätiopathogenese 221

Affektivität 57,59

Affektlabilität 8,16, 37,56

Aggrammatismus 70,72,183

Aggressivität 99,153, 235,246,249

Agnosie 45

Aktivierung 55,61,62,74, 75,157,206

Aktivierungsniveau 40, 60-62,75

Aktivierungstheorie 47, 61,62,74,75

Aktivität 46,65,117,149, 204

Aktivitätsstörung 61,62, 64,116,193

Altersspezifität 5,11, 20,60,199,232

Amnesie 95

Amphetamin 65,82,85,89, 179,248

Amplitudenwert 76

Anamnese 3,5,8,18,22,30,33, 44,60,69,86,100,108-110, 116,123,165-170,173-175, 179,192,197,200,205,208- 210,218,228,229,233,239

Anatomie 3,8,41

Angst 37,44,153,246

Anpassungsstörung 3,40,57, 86,114,140,141,149,205, 238,249

Antidepressiva 48,221,238

Antriebssteigerung 8,16, 157,193

Antriebsstörung 116,248

Aphasie 45

Apraxie 45

Arbeitsverhalten 19,54,59, 132,255

Arzt 2,21,25,27,43,69,104, 115,140,175,178,197,211, 247

Asphyxie 11,213,224

Auditive Wahrnehmung
s. Wahrnehmung, auditive

Aufgabenkomplexität/Aufgabenschwierigkeit 4,15, 38,112,182,213

Aufmerksamkeitsstörung 6, 8,18,19-21,39,40,42,77,80, 81,86,93,110,115,143,206, 216

Aufmerksamkeitstraining 19, 42

Auftretenshäufigkeit
s. Häufigkeit

Ausdauer 225

Außenseiterposition 59, 93,229,245

Autismus 26,45

Autosuggestion 162

Befund, kinderpsychiatrischer 5,30,51,97,155, 167,170,174,175,214,218

Befund, konstitutions-biologischer 8,54,137,229

Befund, neurologischer 5,8,26,27,127,152,165, 168,169,175,180,181,205, 228,229

Befund, neuropädiatrischer 167,174

Befund, psychopathologischer 100,137,168,205

Befund, (test)psychologischer 5,8,26,56,60,100, 152,168,175,180,205, 211,228

Begriffsfeld 2,4,11,18, 22,26,29,32,34,43,51,56, 61-63,67,69,71,82,83,96, 106,114-116,121,144,146, 148,158,169,210,218,240, 243,246

Behandlung, ambulante 140,147,178,211,223,245

Behandlung, (heil)pädagogische 7,10,27,30,39, 42,136,137,149,169,176-178,203,205,220,221,230, 231,236,240,242,248,249

Behandlung, medikamentöse 1,2,20-23,25,28,30,31, 37,38,43,46,48,50,53,58, 65,67,69,73,77,79,82,83, 85-87,89-94,97,99,101, 109,117,125-127,143,149, 153,154,156-161,165,168-171,176,178,179,186,193, 197,203-206,218,220,221, 227,230,231,236,240,242, 246,248

Behandlung, psychologische 20,21,27,86,93,218,225

Behandlung, psychomotorische 10,27,131,176,177

Behandlung, psychotherapeutische s. Psychotherapie

Behandlungsrichtlinien 2, 25,33,43,48,69,82,85,89, 92,125,126,176,178,179, 193,211,248

Belastungsfähigkeit 3,59, 225

Bender-Gestalt-Test 214, 228

Beruf 11,27

Berufssonderschule 1

Beschäftigungstherapie 53, 164,220

Bewegung s. Motorik

Bewegungsbeobachtung s. Motoskopie

Bewegungsentwicklung s. Entwicklung, motorische

Bewegungserfahrung 58

Bewegungserziehung 42,62

Bewegungsmangel 102

Bewegungsstörung 20,33,36, 37,54,60,64,96,97,131,132, 137,166,194-196,200,224

Bewegungsstörung, minimale zerebrale s. Zerebralparese, minimale

Bewegungsstörung, zerebrale s. Zerebralparese

Bewegungstherapie s. Mototherapie

Bewegungsunruhe s. Unruhe, motorische

Bewegungsverhalten 17,36,

172,195,196

Beziehungsstörung 30,38, 97,136,139,140,142,150, 153,167

Biochemie 6,18,25,54,74, 101,222,226

Biofeedback 42

Blindheit 45

Blut-pH-Wert 208,214

Blutdruck 101,126,159

Bohnenkaffee 90,91

Captagon 65,91

Carbamazepin 99,246

Cerebralparese s. Zerebralparese

Cerebralparese, infantile s. Zerebralparese, infantile

Cerebralparese, minimale s. Zerebralparese, minimale

Charakteropathie 29

Checklist motorischer Verhaltensweisen (CMV) 122

Coffein 90,91

Computertomogramm 197

Conners-Fragebogen 84, 94,234

Definition s. Begriffsfeld

Depression 37,240,249

Deprivationssyndrom 14, 34

Diät s. Ernährungstherapie

Diagnose 2,4,10,11,18,23, 24,27-29,33,35,36,43,45, 47-50,54,60,67-69,73,74, 83,86,95,96,98,103,104, 110,115-117,125-127,130, 131,134,139,142-145,147, 151,152,154,157,163,164, 166,169,171,173-176,178-181,184,185,194,195,197-199,202-204,209-211,225, 227,228,232,237,238,243

Diagnose, mehrdimensionale 22,30,37,51,52,56,71,97, 100,165,167-170,205,218, 223

Differentialdiagnose 5,8,9, 16,22,26,29,34,37,41,44-46,48,51,56,63,64,93,108, 122,133-135,141,156,172, 192,194,196,203,225,237, 241

Differenzierungsfähigkeit visuelle 4

Differenzierungsstörung 136,140

Dipiperon 186

Diskriminanzanalyse 134, 172,241

Distanzlosigkeit 8,173

Disziplinschwierigkeiten 44

Doppelblindversuch 25,65, 72,99,101,234

Dysarthrie 70,71,183

Dysgrammatismus s. Aggrammatismus

Dyskinesie 185

Dyslalie 70,72,182

Dysplastische Merkmale s. Merkmale, dysplastische

Echo-Encephalogramm 197

Eheberatung 177
Einschulung 1,208,214
Elektroencephalogramm/
  EEG 5,8,11,14,22,27,
  29,44,54,55,69,76,83,
  97,100,109,116,117,
  123,127,152,169,173-
  175,185,186,192,197,
  205,215,218,228
Elektromyogramm/EMG
  197
Eltern 19,20,25,27,42,
  49,69,85,94,117,136,
  153,173,179,190,231,
  240
Elternarbeit 64,69,89,
  130,197,230,236
Elternbefragung 84,94,
  101,131,185,200,234
Elternberatung 3,10,
  18-20,27,37,48,53,58,
  71,88,97,102,109,115,
  125,131,153,163,177,
  178,187,190,227,236
Elterngespräch 48,58,
  88,110,126,214,220
Eltern-Kind-Beziehung
  19,97,142,150,236
Elterntraining 48,237
Emotion 18,20,21,150,
  173,249
Emotionale Entwicklung
  s. Entwicklung, emotionale
Emotionale Störung
  s. Störung, emotionale
Encephabol 157
Encephalitis 11,45,213
Encephalopathie 95
Enkopresis 44
Entwicklung, emotionale
  173,194

Entwicklung, intellektuelle
  s. Intelligenzentwicklung
Entwicklung, kindliche 46,
  57,78,102,149,227
Entwicklung, kognitive 15,
  194,213
Entwicklung, motorische 11,
  44,129,164,170,174,189,
  194-196
Entwicklung, perzeptive 15
Entwicklung, psychische
  174
Entwicklung, psychomotorische 11,14,57,175,200,
  205,233
Entwicklung, sensomotorische 184,194
Entwicklung, soziale 14,15,
  140,194,213
Entwicklung, sprachliche
  s. Sprachentwicklung
Entwicklung, zentralnervöse
  14
Entwicklungsdiagnostik 37,
  60,166,233
Entwicklungsrückstand 14,
  56,215,224,236,249
Entwicklungsstörung 13,14,
  44,123,148,236
Entwicklungsverlauf 16,18,
  20,21,28,34,41,45,50,
  53,56,79,97,128,138,156,
  169,174,183,190,203,204,
  218,219
Entwicklungsverzögerung 11,
  16,44,97,123,166,235,249
Entwicklungsverzögerung,
  motorische 11,44,123,129,
  137,150,164
Entwicklungsverzögerung,
  sprachliche s. Sprachentwicklung
Entwicklungsvorhersage
  s. Prognose

Enuresis 44,99,246

Epidemiologie 98,209, 210

Epilepsie 26,44

Erblichkeit s. Vererbung

Erethik 161

Erfassungsstörung 8, 136,137,182

Ergotherapie 72

Ermüdung 189

Ernährungstherapie 6, 21,28,32,50,156,222, 226,254

Erscheinungsbild s. Symptomatik

Erwachsenenalter 16,18, 50,95,160,177,184,190, 203,219

Erziehung 14,19,48,61, 97,114,115,118-120, 139,175,185,190,204, 211

Erziehungsberatung 3, 19,190,191,236,248

Erziehungshaltung 42, 136,138,173,204

Erziehungsschwierigkeit 141,185,199, 229

Etikettierung 47,148, 227

Fähigkeit, intellektuelle s. Intelligenz

Faktorenanalyse 200, 201,241

Faktorenstruktur 200

Fallbeispiel 6-8,34,41, 49,102,109,130,131, 147,162,163,186,195, 196,204,207,216,219,220, 238-240

Familie 11,14,16,20,53,93, 140,163,214,229

Familienberatung 169

Familientherapie 102,117, 227

Farbwahrnehmung 113

Fehldiagnose 45,179

Fehlentwicklung 79,96,122, 138,173,183

Fehlentwicklung, psychische 3,8,11,45,100,102,136,151, 156,173,175

Feinmotorik 52,54,109,112, 144,185,241

Fenetyllin 65,91

Figur-Grund-Wahrnehmung 8, 225

Flimmerverschmelzungsfrequenz 184

Floropipamid 186

Förderdiagnostik 122,163, 165,171,244

Förderungsmaßnahme 1,97, 112,130,148,153,245,247, 248

Frostig-Entwicklungstest der visuellen Wahrnehmung (FEW) 152

Frostig-Programm 19,53

Frühdiagnostik/Früherkennung 1,23,53,97,102,104,115, 137,140,144,164,174,191, 233,249

Frühförderung 102,104,140, 191

Frühkindliches exogenes Psychosyndrom s. Psychosyndrom, frühkindliches exogenes

Frühkindliche Hirnschädigung s. Hirnschädigung,

frühkindliche
Frustration 102,149
Frustrationstoleranz 42
Funktionslust 46,149
Funktionsstörung 1,141, 165,170
Funktionsstörung, zerebrale 17,22,56,98, 110,137,148

Geburtsanamnese s. Anamnese
Gedächtnis s. Merkfähigkeit
Gehörlosigkeit 45
Genese s. Entwicklungsverlauf
Genetik s. Vererbung
Geräuschunterscheidung 183
Geschlechtsspezifität 5,11,16,34,56,84,86, 187,199,211,229
Gestaltpsychologie 216, 225,241
Gestaltwahrnehmung 15, 213,225
Gesundheitsfürsorge 23, 27,191,202,245
Gesundheitspolitik 36, 104
Gleichgewichtsstörung 119
Glukosestoffwechsel 157
Göttinger-Form-Reproduktions-Test (GFT) 112,182
Graphomotorik 9
Grobmotorik 54,109,241

Habituation 42,68
Häufigkeit 3,8,9,56,70,84, 115-117,173-176,180,211, 217,221,224
Haltungsschwäche 119
Hamburg-Wechsler-Intelligenz-Test für Kinder (HAWIK) 133-135,182,185,212,225, 242
Hamm-Marburger-Körperkoordinationstest für Kinder (HMKTK) s. Körperkoordinationstest für Kinder (KTK)
Handdominanz 45,60,182
Hand-Dominanz-Test (HDT) 182
Handgeschicklichkeit 166, 194,244
Handlungsfähigkeit 216
Hautwiderstand 68
Heilpädagogik 7,27,41,42, 46,53,61,64,71,79,117,130, 136,137,149,169,176-178, 205,219-221,230,231,236, 240,242,248,249
Heilpädagogische Behandlung s. Behandlung, heilpädagogische
Heimerziehung 14,140,185
Herzfrequenz 38,126, 159
Hirnfunktionsschwäche 96, 97
Hirnfunktionsstörung 15,27, 34,56,78,167,169,180,190, 207,208,214
Hirnfunktionsstörung, frühkindliche 56,171
Hirnfunktionsstörung, minimale 13,22,69,104,118, 125,131,137,140,171,172, 185,206,249

Hirnfunktionsstörung, partielle 102

Hirnleistungsschwäche 235, 236

Hirnlokales Kolorit s. Kolorit, hirnlokales

Hirnorganisch-psychisches Achsensyndrom s. Achsensyndrom, hirnorganisch- psychisches

Hirnorganisches Psychosyndrom s. Psychosyndrom, hirnorganisches

Hirnschädigung 15, 161, 177, 241, 247

Hirnschädigung, frühkindliche 3, 8, 15, 26, 29, 37, 41, 52, 70, 76, 95, 118, 129, 138, 150, 156, 164, 176, 202, 204, 212, 213, 217, 228, 229

Hirnschädigung, leichte frühkindliche 5, 11, 16, 27, 33, 44, 49, 53, 54, 57, 59, 60, 80, 104, 109, 112-114, 136, 139, 151, 165, 173-175, 194, 196, 199, 216, 218, 224, 225, 227, 236, 237, 239, 245, 248

Hirnstoffwechsel 101, 157, 206

Hirnstrombild s. Elektroencephalogramm

Hirntrauma 45, 140

Hirntumor 45

Hyperaktivität/Hyperaktives Syndrom 6, 12, 20, 21, 25, 28, 31, 39, 40, 43, 47, 50, 52, 56, 60-62, 69, 77, 82, 83, 86, 89, 90, 93, 94, 106, 115, 117, 120, 143, 156, 160, 162, 203, 206, 221, 242

Hyperkinesie/hyperkinetisches Syndrom 2, 30, 40, 48, 58, 73-75, 81, 83-86, 88, 91, 92, 99, 100, 101, 103, 108, 143, 155, 158-160, 176, 178-180, 186, 203-205, 220-223, 226, 234, 246

Hypertonie 159

Hypoxämie 44

Ich-Stärkung 49

Imipramin 25

Impulsivität 6, 18-21, 38, 42, 47, 77, 81, 101, 153, 156, 161, 231, 234

Indikation 49, 69, 82, 90, 100, 125, 126, 133, 143, 154, 157, 170, 193, 227, 233

Infantiles psychoorganisches Syndrom s. Psychoorganisches Syndrom, infantiles

Informationstheorie 105

Informationsverarbeitung 4, 96, 183, 213, 217, 235

Integration, soziale 1, 62, 114, 140

Intelligenz 4, 5, 26, 37, 57, 64, 106, 111, 136, 152, 164, 173, 182, 185, 211, 213, 225, 229, 239, 241

Intelligenzentwicklung 116, 173, 189

Intelligenztest 113, 134, 135, 182, 185, 212, 225, 228, 242

Interaktionsstörung 18, 59, 93, 153

Interferenzneigung 118

Intertestvariabilität 133, 134, 255

Intervall-Arbeitsmethode 80

Invarianzbildung 213

Isolation, soziale 93, 249

Jugendalter 27,79,95, 138,140,202,215,246, 249

Jugendhilfe 191

Katamnese 50,220

Katecholaminmangel 101

Kinderarzt s. Arzt

Kinderpsychiatrie 2,28, 80,128,129,155,158,175, 178,209,214,223

Kinderpsychiatrischer Befund s. Befund, kinderpsychiatrischer

Kindliche Entwicklung s. Entwicklung, kindliche

Klassifikation 9,56,193

Körperkoordinationstest für Kinder (KTK) 112, 166,194

Körperschema 57,60,207

Kognition 4,15,39,54,55, 59,111,132,160,164,213, 248

Kognitive Entwicklung s. Entwicklung, kognitive

Kognitive Leistung s. Leistung, kognitive

Kognitive Störung, s. Störung, kognitive

Kolorit, hirnlokales 41

Konstitutions-biologischer Befund s. Befund, konstitutionsbiologischer

Kommunikation, sprachliche 157,183

Kommunikationsstörung 8,18,59

Kontaktschwierigkeit 59,99, 128,153,173,195

Kontingenzmanagement 39

Konzentrationsschwäche 55, 59,89,173,189,225

Konzentrationsstörung 16, 28,33,42,56,80,82,99,101, 110,119,129,157,197,246

Konzentrationstest 38,52

Konzentrationstraining 28, 38,42,109

Koordinationsstörung 86,96, 112,166,182,244

Koordinationsstörung, visuomotorische 15,21,33,36, 57,96,145,146,182,213

Koordinationsstörung, audiomotorische 57

Krankengymnastik s. Physiotherapie

Krankenversicherung s. Versicherung

Krankheitsbild 56,140,205, 227,235,243

Kurzzeittraining 230,242

Labilität, emotionale s. Affektlabilität

Laborbefund 215

Lähmung 44,64

Längsschnittuntersuchung 181,189,199,223

Langzeittherapie 42,43,50, 131,155,160

Latenzwert 76

Legasthenie 45,80,118,211, 239

Lehrer 19,20,85,89,106,
115,126,231
Lehrerausbildung 18,19,
21,24,44,109
Lehrerberatung 109,187,
190,197,247
Lehrerurteil 24,58,80,
94,131,185
Lehrerverhalten 42,58,
153,230,231
Lehrstoff 1
Leichte frühkindliche
Hirnschädigung
s. Hirnschädigung,
leichte frühkindliche
Leistung 55,56,109,
206,242
Leistung, kognitive 54,
111,132,164,225
Leistungsanforderung
42,55,93
Leistungsbeurteilung 1,
24,58
Leistungs-Dominanz-Test
(LDT) 166
Leistungsfähigkeit 3,
60,225
Leistungsschwäche 39,
149,182,189
Leistungsstörung 18,
60-62,109,110,136,
167,184,247
Leistungsverhalten 4,
61,62,105,149
Lernbehinderung 141,
185,242
Lernen 4,42,61,101,206,
231,249
Lernmaterialien 1
Lernschwierigkeit 20,
27,42,160,203
Lernspiele 1

Lernstörung 4,18,21,39,42,
61,62,69,95,96,100,102,
106,126,171,180,247
Lerntherapie 53
Lernverhalten 61,62,105
Lese-Rechtschreibstörung
18,53,109,110,118,224,236
Lesestörung 53
Lesevermögen 5,31
Lincoln-Oseretzky-Skala
(LOS KF 18) 182
Liquorbefund 8,184
Logopädie 71,72,109,137,
164,236

Marburger Verhaltensliste
(MVL) 101
Maßnahmen, bewegungsorien-
tierte 30,37,171,245
Maßnahmen, heilpädagogische
s. Behandlung, heilpäda-
gogische
Maßnahmen, psychagogische
71
Matching-Familiar-Figures-
Test 38,94,234
Medikamentöse Behandlung
s. Behandlung, medikamen-
töse
Mehrdimensionale Diagnose
s. Diagnose, mehrdimen-
sionale
Mehrebenenanalyse 51,98,
121,209,210
Mengenerfassung 112
Merkfähigkeit 18,101,225,
241,249
Merkmale, dysplastische 54
Mephenamin 161
Methylphenidat 2,25,65,77,
82,85,91,101,125,161,178,

Milieu 11,16,34,102, 218,220,227

Minimale Hirnschädigung s. Hirnschädigung, leichte frühkindliche

Mißerfolgsorientierung 4,136

Montessori-Material 19

Montessori-Therapie 53

Morphologie 23

Motivation 4,19,49,168

Motodiagnostik 9,10,17, 29,36,58,60,116,122, 144,146,166,169,172, 178,194-197,199,200, 218,244

Motographie 172

Motometrie 60,166

Motopädagogik 165

Motor-free-Visual-Perception-Test (MVPT) 182

Motorik 9,18,22,37, 52,61,62,67,137,182, 189,190,207,241

Motorische Entwicklung s. Entwicklung, motorische

Motorische Störung s. Bewegungsstörung

Motorisches Übungsprogramm s. Übungsprogramm, motorisches

Motoskopie 9,17,58,60, 122,144,166,178,195, 197,199,200,218,244

Mototherapie 10,30,36, 37,58,165,170,195

Musiktherapie 35,178

Nachhilfe 102

Nahrungsmittelunverträglichkeit 6,32,54,65,74,222

Nahrungsphosphat s. Phosphat

Nebenwirkungen 2,39,48,78, 85,89,93,109,125,126,171, 178,193,206,230,246,248

Nervosität 44

Neurochemie s. Biochemie

Neuroleptika 48,186,193, 221

Neurologie 3,5,33,40,44,55, 138

Neurologische Störung s. Störung, neurologische

Neuropathologie 26,211

Neurophysiologie 3,22,56, 98,210

Neuropsychologie 96,98,138, 141,165,210,234

Neurose 8,34,37,47,133,134, 141,163,205

Neurotisierung, sekundäre 44,56,67,96,100,108,110, 116,120,136,137,140,156, 160,174-178,198,219

Nomifensin 25

Noradrenalin 101

Nosologie 193

Noxe, zerebrale 100

Oligophrenie 44,56

Optimalitätskonzept 167

Optomotorik 145,146

Organisation 1,24,245

Orphenadrin 161

Pädagogik 7,10,28,30,39, 148,162,197,203,216, 221,247

Pädiatrie 23

Pathogenese 27,29,48,54, 56,63,83,108,137,168, 193,203,204,233

Perseverationstendenz 59

Persönlichkeit 30,62,96, 136,196,241,248

Persönlichkeitsentwicklung 19,29,64 147,169-171,183,249

Perzeption s. Wahrnehmung

Perzeptionsstörung s. Wahrnehmungsstörung

Phosphat 6,226,234

Physiotherapie 37,53,72, 130,136,164,176,197, 220,244

Placebo 234

Prägungslernen 42

Prävention 6,23,29,202, 240

Primärsymptomatik 54,66, 96,100,102,177,203

Problemlösungsverhalten 4,38,93,105,231,242

Prognose 13,28,29,45,50, 56,71,116,137,140,147, 155,219,221

Programm s. Trainingsprogramm

Prophylaxe s. Prävention

Prozesse, psychosoziale 152,165,171

Pseudo-Hirnschädigung 238

Psychagogik 71

Psychiatrie 2,28,80,128, 129,138,155,158,175,178, 209,214,223

Psychoanaleptika 82,90

Psychoanalyse 49,138,219

Psychodiagnostik s. Test/ Untersuchungsmethoden, psychologische

Psychohygiene 8,34,104

Psychologe 26,27,39,69,175, 197,247

Psychologie 28,29,148

Psychologische Behandlung s. Behandlung, psychologische

Psychologischer Befund s. Befund, (test)psychologischer

Psychologischer Dienst 191

Psychomotorik 10,14,27,53, 66,117,130,131,172,176, 177,197,203

Psychomotorische Behandlung s. Behandlung, psychomotorische

Psychomotorische Entwicklung s. Entwicklung, psychomotorische

Psychomotorisches Übungsprogramm s. Übungsprogramm, psychomotorisches

Psychoorganisches Syndrom, infantiles 1,78,128,190, 215,219,225,236,237

Psychopathie 138

Psychopathologie 1,51,79, 97, 98,137,140,141,153, 184,196,209,210,224,236

Psychopathologischer Befund s. Befund, psychopathologischer

Psychopharmaka 25,31,39, 47,48,65,82,85,89-91,99, 179

125,143,159,161,176,
178,179,186,193,220,
221,238,246,248

Psychopharmakatherapie
s. Behandlung, medikamentöse

Psychophysiologie 38,
55,61,126,184

Psychose 249

Psychosomatik 142,202,
205

Psychosyndrom, frühkindlich exogenes 8,45,
56,78,100,137,140,141,
205,215,217-219

Psychosyndrom (hirn)organisches 26,41,45,
64,79,175,189,215,228,
240,241,249

Psychotherapie 18,22,
46,48,49,64,67,79,83,
87,102,104,117,130,
136,149,153,155,169,
171,176-178,203,221,
227,236,240,248

Pubertät 79,149,248

Raumwahrnehmung 241

Raven-Matrizen-Test 214

Reaktionszeit 19,184

Rechenschwäche/-störung
18,31,112,134,224

Rechts-Links-Unterscheidung 184

Reflexivität 19,38,42

Regelschule 1,12,189

Regulation, psychophysische s. Aktivierung

Regulationsstörung 40,
61,80,157,235,

Rehabilitation 240

Reifung, zentralnervöse 63,
94,249

Reifungsverzögerung 44,63,
74,76,102,180,181,190

Reittherapie 72,197,220,
245

Reizaufnahme 140,183,217

Reizempfindlichkeit 8,184

Reizfilter 3,161

Rhythmik 35

Richtlinien 161

Risikofaktoren, prä-, peri-,
postnatale 3,5,8,11,13,
18,23,34,44,54,74,97,116,
123,124,127,150,166,175,
192,199-201,205,210,224,
233,239

Risikokinder 104,118,209

Ritalin 25,31,82,89,90,125,
143,159,161,178,220

Röntgenbefund 22,218,228,
229

Rollenübernahme 111,187

Säuglingsalter 79,236

Schädigung, prä-, peri-,
postnatale s. Risikofaktoren

Schädigungszeitpunkt 5,15,
29,45,54,79,95,213,217

Schlafprofil 186

Schlafstörung 39,99,178,
186,246,248

Schreibstörung 53

Schrift 9

Schulalter 4,5,8,12,54,79,
80,86,116,171,201,228,235

Schulbehörde 44

Schulbildung 64

Schule 1,11,18,20,21, 24,37,39,93,102,140, 162,173,189,190,198, 208,211,231,236,247-249

Schulleistung 24,31,93, 179,189

Schulleistungsstörung 11,56,59,99,248

Schulreife 24

Schulschwierigkeit 1, 6,11,16,19,21,33,42, 44,57,119,120,129,220

Schulsonderturnen 37, 61,245

Schulversagen 11,44, 137

Schwachsinn s. Oligophrenie

Schwäche 54,58,136,149, 169,171

Schwangerschaftsanamnese s. Anamnese

Schwererziehbarkeit s. Erziehungsschwierigkeit

Schwimmtherapie 72,109, 197,245

Sehstörungen 106

Sekundärsymptomatik 54, 66,83,96,102,171,174, 203,205,217

Selbsthilfe 104

Selbstinstruktion 19, 28,40,50,242

Selbstkontrolle 19,28, 61,107,160,236

Selbstkonzept 104

Selbstverbalisation s. Selbstinstruktion

Selbstvertrauen 49,195

Selbstwertgefühl 77, 153,238

Sensomotorik 37,53,56,57, 59,62,73,184,194,197

Sensomotorische Entwicklung s. Entwicklung, sensomotorische

Sensomotorische Störung s. Störung, sensomotorische

Sensomotorisches Übungsprogramm s. Übungsprogramm, sensomotorisches

Sensorik 8,182

Soft signs 121,192

Sonderklasse 1,189,220

Sonderpädagogik s. Heilpädagogik

Sonderschule 1,12,189,236, 247

Soziale Entwicklung s. Entwicklung, soziale

Sozialhilfe 191

Sozialisation 183

Sozialisationsstörung 8, 20,56,86,141,188,205,206, 238,249

Sozialpädiatrie 170

Sozialstatus 13,34,173,202, 213,214

Sozialverhalten 59,103,132, 249

Spastizität 144

Spieltherapie 37,86,107, 176,178,220,227

Spontanverhalten 55

Sport(unterricht) 37,42, 53,61,62,66

Sporttherapie 61,62,66,72

Sprache 22,26,44,60,67,79, 110,115,157,183

Sprachentwicklung 14,44, 164

Sprachentwicklung, verzögerte 14,44,70,71, 123,129

Sprachliche Kommunikation s. Kommunikation, sprachliche

Sprachschulung s. Logopädie

Sprachstörung 44,59,60, 70,72,109,137,145,146, 164,182,183,197,224

Sprachtherapie s. Logopädie

Sprachuntersuchung 44, 60,71,197

Sprachverständnis 183

Sprechstörung 59,60,70, 72,109,164,183

Stammeln 70

Statomotorische Entwicklung s. Entwicklung, (stato)motorische

Stigmatisierung s. Etikettierung

Stimulantien 25,39,48, 159,246

Stimulantienbehandlung 39,43,50,77,86,87,89-94,101,125-127,154, 178,179,204,221,231, 242

Stimulation s. Über-/Unterstimulation

Stimulusreduktion 12, 230,231

Störung 41,42,53,54, 132,148,150,184,197, 236,247

Störung, emotionale 54, 59,93,97,139,155

Störung, hirnorganische 138,148,192

Störung, kognitive 50, 54,59,132,160,223,248

Störung, milieureaktive 8, 16,192,205,237

Störung, motorische s. Bewegungsstörung

Störung, neurologische 44, 54,56,59,97,137,180,217

Störung, neuromotorische 149

Störung, neurotische s. Neurose

Störung, organische 52, 142

Störung, pathologisch-anatomische 3,8,41

Störung, phoniatrische 72

Störung, psychische 46,50, 51,80,100,121,130,202

Störung, psychogene 69,154, 205,240

Störung, psychomotorische 14,53

Störung, psychoreaktive 16, 30,138,140,205,235

Störung, psychosomatische s. Psychosomatik

Störung, sensomotorische 37,53,59

Störung, soziale 14,54,56, 59,93,97,132,205,249

Störung, zentralnervöse 192

Stoffwechselstörung 101, 206,157

Stottern 70-72

Suchtgefahr 39,69,82,83, 86,92,125,126,248

Summationsdiagnose s. Diagnose, mehrdimensionale

Symptom 5,9,17,21,33,41,44, 46,51,54,63,71,95,115,132, 137,143,145-147,150,151, 160,168,180,183,185,203, 235,238,242,246

Symptomatik 7,10,11,
  16-22,27,28,32,34,37,
  41,43-45,48,50,53,54,
  56,60,62,63,66,71,74,
  79,83,86,89,95,96,100,
  102,117,119,127,130,
  132,137,144,148,149,
  151-156,160,163,169,
  171,173,174,177-179,
  195-198,203,205,217,
  218,221,236

Symptomkomplex 71,151,
  155,160

Symptomliste 83

Syndrom 5,17,29,39,47,
  48,51,56,82,95,96,115,
  124,153,154,158,161,
  168,209,210,218,224,
  225

Syndrom, hyperaktives
  s. Hyperaktivität/
  Hyperaktives Syndrom

Syndrom, hyperkineti-
  sches s. Hyperkine-
  sie/Hyperkinetisches
  Syndrom

Syndrom, psychoorgani-
  sches s. Psychoorga-
  nisches Syndrom

Taubblindheit 45

Teamarbeit 44,69,102,
  147,164,173,175,197,
  247

Teilleistungsschwäche
  24,26,67,136,137,168,
  171,205,235,236

Teilleistungsstörung
  41,45,56,59,69,80,97,
  98,100,102,103,105,
  117,137,141,178,210

Terminologie s. Be-
  griffsfeld

Tertiärsymptomatik 96,
  102

Test 4,17,33,38,44,52,84,
  94,101,112,122,133-135,
  149,152,166,182,185,194,
  212,214,218,225,232,234,
  242,244,245,255

Testbatterie 52,213

Testpsychologischer Befund
  s. Befund, (test)psycho-
  logischer

Therapeutenverhalten 107,
  153

Therapeutisches Reiten
  s. Reittherapie

Therapie 5,12,35,40,44,45,
  47,52,57,72,80,100,103,
  110,116,139,142,146,148,
  162,164,167,190,196,243

Therapie, medikamentöse
  s. Behandlung, medikamentöse

Therapie, psychologische
  s. Behandlung, psycho-
  logische

Therapiekombination 4,5,22,
  24,31,39,43,48,50,77,79,
  87,94,108,117,153,176,177,
  197,204,220,223,227,231,
  236,248

Therapieplanung 44,77,127,
  168,169,171,197,227

Tiaprid 25

Tiefenpsychologie s. Psy-
  choanalyse

Trainingsmaßnahme 2,19,28,
  52-54,58,109,168,203,217

Trainingsprogramm 19,38,42,
  130,170,205,217,230,231,
  245

Trampolinspringen 36,197

Trampolin-Koordinations-Test
  (TKT) 122,245

Tranquilizer 193

Trotzalter 149

Übererregbarkeit 47, 204,238

Überforderung 19,136, 249

Überstimulation 40

Übungsprogramm, motorisches 36,62,73,117, 217

Übungsprogramm, psychomotorisches 53,62, 66,130,197,203

Übungsprogramm, sensomotorisches 53,56, 57,62,73,197

Übungsprogramm, sensorisches s. Wahrnehmungstraining

Umwelt 40,59,72,64,79, 88,114,140,169

Umwelteinflüsse 5,13, 14,30,32,34,40,41,54, 56,58,60,74,83,96,97, 102,103,121,124,130, 151,160,171,203,211, 218,238,240,248,249

Umweltgestaltung 114

Ungeschicklichkeit, motorische 33,64,189

Unruhe 42,46,47,55,108, 149

Unruhe, choreiforme 108

Unruhe, milieureaktive 7,117

Unruhe, neurotische 46, 108,117,149

Unruhe, (psycho)motorische 7,25,33,46,58, 59,99,103,129,149,156, 173,189,193,203,231, 235

Unruhe, psychoreaktive 161

Unruhe, psychovegetative 46,108,149

Unruhe, zerebrale 7,46,117, 149

Unterricht 1,12,24,48,162

Unterrichtsgestaltung 1,12, 230,236,247

Unterrichtsmodell 1,12,24, 162,230,231

Unterstimulation 14,40,62, 221

Untersuchung, epidemiologische 98,209,210

Untersuchung, motorische s. Motodiagnostik

Untersuchung, neurologische 5,18,33,44,69,83,110,121, 169,173,218

Untersuchung, neuropädiatrische 166,170

Untersuchung, neuropsychologische 165,167,169,170,197

Untersuchung, psychiatrische 208

Untersuchung, psychologische 29,33,52,69,83,173, 174

Untersuchung, tachistoskopische 112

Untersuchung, topologische 11

Untersuchungsmethode 17,22, 81,181,184,195,197,241, 244

Untersuchungsmethode, neurologische 17,30,52,120, 144,146,232

Untersuchungsmethode, neuropädiatrische 115,197

Untersuchungsmethode, neurophysiologische 22

Untersuchungsmethode, psychologische 3,5,11,18,44, 60,94,115,126,140,211

Ursachen s. Ätiologie

Ursachen, biochemische 6,18,25,54,74,101

Ursachen, genetische s. Vererbung

Ursachen, hirnorganische s. Hirnschädigung

Ursachen, psychogene 83

Ursachen, zentralnervöse s. Aktivierung

Urteil, ästhetisches 113

Varianzanalyse 172

Verdrahtungsstörung 34,142,150

Vererbung 16,18,32,56, 63,70,74,118,124,176, 218,139

Verfahren, funktionell-übende 22,24,37,67, 71,97,168,170,171,227

Verhalten 12,31,34,42, 43,55,56,61,65,109, 126,148,181,232,234

Verhalten, affektives s. Affektivität

Verhalten, antisoziales s. Sozialisationsstörung

Verhalten, motorisches s. Bewegungsverhalten

Verhalten, soziales s. Sozialverhalten

Verhaltensanalyse 60

Verhaltensbeobachtung 60,94,108,122,232,234

Verhaltensbeurteilung 3,4,27,51,94,98,101, 131,185

Verhaltensmodifikation s. Verhaltenstherapie

Verhaltenspsychologie 138

Verhaltensstörung 6,8,11, 16,18,20,30,34,38,44,50, 61,64,66,67,82,86,100,106, 107,110,120,126,128,131, 138,140,144,153,160,167, 168,180,181,184,185,189, 190,197,199,203,205,227-229,234-238,246,247

Verhaltenssyndrom 165,169

Verhaltenstherapie 21,28, 31,46,48,50,73,74,77,86, 87,117,151,169,217,230, 231

Verhaltenstherapie, kognitive 19,28,39,77,94,98

Verhaltenstraining 102,109

Verhaltensunreife 128,181

Verhaltensvariabilität 42

Versicherung 104,191,237

Verstärkung 12,21,39,40, 42,59,77,231

Versuch- und-Irrtum-Lernen 42,105

Verursachung s. Ätiologie

Verwahrlosung 133,134

Vigilanz 52

Visuelle Differenzierungsfähigkeit s. Differenzierungsfähigkeit, visuelle

Visuelle Wahrnehmung s. Wahrnehmung, visuelle

Visuomotorik 5,15,21,33, 36,57,79,96,145,146,182, 213,241

Vorschulalter 9,13,14,72, 77,79,103,171,199,201, 235,244

Wahrnehmung 4,8,18-20,
 22,67,132,152,182,206,
 212,241,249

Wahrnehmung, auditive
 27,52,60,137,188

Wahrnehmung, soziale
 103,111

Wahrnehmung, taktile
 52,60

Wahrnehmung, visuelle
 15,52,59,60,137

Wahrnehmungsentwicklung
 s. Entwicklung, perzeptive

Wahrnehmungspsychologie
 216

Wahrnehmungsstörung 56,
 96,109-111,119,132,
 137,150,190,195,197,
 249

Wahrnehmungstraining
 72,73,109,236

Werkzeugstörung 34,41

Wesensänderung 45,215

Zeichnen 9,207

Zerebralparese 144,164

Zerebralparese, infantile 56

Zerebralparese, minimale 9,60,63,64,119,
 120,124,144-146,164,
 197,198,201,232,237,
 244

Zungenkoordinationsstörung 72

Zusammenarbeit, interdisziplinäre s. Teamarbeit

Zwillingsstudie 214,
 239

3.5.2 AUTORENREGISTER

Ackermann-Behringer, U. 1
Adam, R. 3
Allehoff, W. 98,209,210
Appel, E. 101
Asam, U. 63
Asperger, H. 64
Axelrod, P. 115
Ayllon, T. 31

Bachmann, P. 2,32
Bahl, R. 200,201
Bahr, F. 65
Bauer, A. 66
Berger, E. 22,67,68
Bernuth, H.v. 33
Bienefeld, Ch. 81
Biermann, G. 34
Bleek, G. 69
Botzler, R. 72
Borst, W. 244
Böhme, G. 70-72
Brocke, B. 73-75

Camman, R. 76
Carlsen, I. 189
Coburger, A. 35
Coburger, I.-M. 35
Cohen, N.J. 77
Corboz, R.J. 78,79
Costa, D. 101

Deegener, G. 52
Detzner, M. 155
Dieterich, E. 234
Doll-Tepper, G. 36
Dordel, S. 37
Dorfmüller, M. 69
Dornette, W. 38
Droese, W. 226
Duhm, E. 3

Ehrhardt, K.J. 80,81
Eichlseder, W. 82-91
Eisele, U. 38
Eisert, H.G. 39,40,92-94
Eisert, M. 94
Elert, R. 23
Engels, H.J. 95
Esser, G. 98,99,209,210
Esser, O. 96,97

Faust, V.B. 228,229
Focken, A. 100,101
Friedrich, M.H. 24,67,102
Friese, H.-J. 103
Frischknecht, W. 104
Fritz, A. 4,105

Geisel, B. 98,209,210
Gellis, S.S. 106
Gerstenmaier, S. 244

Gierow, W. 76
Gmelin, W.B. 172
Goetze, H. 12
Göbel, S. 107
Göllnitz, G. 41,76
Groh, Ch. 108
Groß-Selbeck, G. 109, 110
Grüneberg, B. 111
Gutezeit, G. 42,112, 113
Gwerder, F. 5,114

Hafer, H. 6
Haller, J.S. 115
Harbauer, H. 116,117, 208
Harth, H. 118
Hauenstein, C. 172
Hechtman, L. 43
Hellbrügge, Th. 198
Henselmann, P. 44
Heyse, I. 128
Hochleitner, M. 119,120
Höger, H.-Ch. 121
Hüter, K.A. 23

Irmischer, T. 122

Jahn, J. 134
Jungmann, J. 123

Kalbe, U. 124

Kandel, H.J. 31
Kersting, M. 226
Kind, C.R. 125
Kleinpeter, U. 189
Klicpera, Ch. 126-128
Klosinski, G. 129
Knölker, U. 130,131
Kobi, E.E. 7
Koch, H. 29
Krenmayr, M. 132
Krisch, K. 133-135

Laucht, M. 209,210
Laymann, D. 31
Lempp, R. 8,45,129,136-142
Lesigang, Ch. 9,143-147
Leyendecker, Ch.H. 148
Liebig, W. 66
LLanos, R. 65
Löwnau, H.-W. 46,149
Lüpke, H.v. 150

Machemer, P. 151
Macke, A. 199
Mai, P. 112
Mangold, B. 152-154
Martinez, S. 155
Martinius, J. 47,48,69,91, 156-158
Maschmeier, G. 10
Matussek, N. 65
Meier-Koll, A. 186
Merian, D. 49

Minde, K.K. 50,160
Müller, D. 3
Müller, P. 161
Müller-Küppers, M. 11, 129

Neffe, F.-J. 162
Neira, E. 180,181
Neraal, A. 163
Neuhäuser, G. 164-172
Neukäter, H. 12
Nissen, G. 25,173-178

Ondarza-Landwehr, G.v. 13
Osterwald, B. 113

Padan, P. 179
Padilla de Olivares, A. 180,181
Palm, D. 101
Pechstein, J. 14,233
Perthes, D. 182
Petersen, U. 183
Pfromm-Tittmann, S. 184
Pothmann, R. 81
Poustka, F. 51

Rafael, S. 181
Randolph, R. 200,201
Rautenstrauch, T. 185
Rein, H. 186
Reichert, W.J. 210

Reinken, L. 226
Remschmidt, H. 111,213
Rett, A. 26
Riegels, V. 187,188
Riquelme de K., R. 180, 181
Rösler, H.D. 189
Rossel, E. 101
Ruf-Bächtiger, L. 190
Rutz, M. 191

Sanhueza, F. 180,181
Schaefer, K.-P. 3
Schellhase, R. 189
Schenck, K. 52,192
Schier, E. 193
Schilling, F. 194-196
Schippan, D. 197
Schirm, H. 53,54,59,60, 198-201
Schlack, H.G. 55,96,97
Schlange, H. 202
Schmidt, M.H. 56,94,98,99, 155,203,204,208-210
Schmitt, B.D. 211
Schneider, R. 15,212-214
Schnüringer, V. 215
Schönberger, F. 216
Schuch, B. 68
Schütze, G. 217
Schüller, R. 135
Schweizer, C. 218
Seidmann, P. 219
Seitz, H. 220
Sieber, M. 16
Spranger, J. 234

Specht, F. 3
Städeli, H. 27
Stähelin, M.-L. 57
Stapper, G. 58
Stein, B. 202
Steinhausen, H.-Ch. 28, 221-224
Stieger, A. 225
Stolley, H. 226
Strasser, G. 132
Strunk, P. 227-229
Stückler, J. 135
Stutte, H. 29
Sygusch, H.-J. 230,231

Taneli, S. 202
Tanner, R. 214
Thiesen-Hutter, M. 53, 54,59,60
Touwen, B.C.L. 17,232
Trautner, H.M. 182
Trotzek, P. 34

Ulrich, I. 202

van der Schoot, P. 61, 62
Vogt, Ch. 18
Vogt, H.J. 233
Voll, R. 209,210
Voß, R. 30

Wagner, I. 19

Walther, B. 234
Waßhuber, Ch. 135
Weber, A. 235,236
Weber, G. 237
Weinschenk, C. 238,239
Weiß, A.L. 240
Weiss, G. 43
Wellstein, A. 101
Wender, P.H. 20,21
Wender, E.H. 21
Wewetzer, K.-H. 241
Willand, H. 242
Witkop, H.-J. 99
Wittrock, J. 69,185,243, 244
Woerner, W. 210
Wolf, H. 245
Wolff, D. 246
Wurst, E. 135

Zimmermann, K.v. 247
Züblin, W. 248,249

MIX
Papier aus verantwortungsvollen Quellen
Paper from responsible sources
FSC® C105338

If you have any concerns about our products,
you can contact us on
ProductSafety@springernature.com

In case Publisher is established outside the EU,
the EU authorized representative is:
**Springer Nature Customer Service Center GmbH
Europaplatz 3, 69115 Heidelberg, Germany**

Printed by Libri Plureos GmbH
in Hamburg, Germany